Ascessi, fistole anali e retto-vaginali

Mario Pescatori

Ascessi, fistole anali e retto-vaginali

Esperienze e riflessioni di un coloproctologo

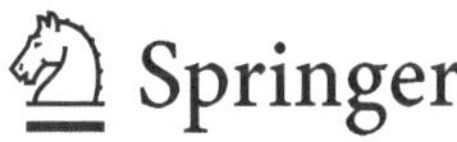 Springer

Mario Pescatori
Unità di Colonproctologia
Casa di Cura "Ars Medica"
e Università "La Sapienza"
Roma

ISBN 978-88-470-1913-3   e-ISBN 978-88-470-1914-0

DOI 10.1007/978-88-470-1914-0

A chi mi ha insegnato.
M.P.

Questo non è un libro scientifico in senso stretto, per vari motivi.

Niente voci bibliografiche al termine di ogni capitolo, ma riferimenti sparsi nel testo (circa 200) e una lista di letture suggerite alla fine. Niente indice analitico. Nessuna tabella di casistiche altrui e non molti dati personali. Prosa piuttosto colloquiale.

Capitoli che non si susseguono con ordine standard, ma saltano da un argomento all'altro.

In compenso però vedrete molte figure: ecografie, risonanze, campi operatori e schemi anatomici.

Leggerete qualche storia divertente e incontrerete dei personaggi, diciamo pure dei Maestri.

Sì, descrizioni colorite... fatte anche per alleggerire il testo. E per appassionarvi, spero.

Sentirete i pro e i contro delle varie opzioni chirurgiche e troverete descritti anche i casi andati male perché ritengo siano i più istruttivi. Ci saranno forse più dubbi che certezze.

Capirete che, dietro alla lesione di un piccolo segmento di corpo, ci sono fattori occulti ma determinanti e non basta operare bene per guarire il paziente. Che, dati alla mano, è importante la psicosomatica. Che se una ferita non cicatrizza, può dipendere dall'ipofisi o dallo stress o dagli ossiuri o da un corpo estraneo ritenuto che si può far uscire con agopuntura elettrostimolata.

Che se un lembo rettale cede, può essere a causa di medicazioni malfatte. Che forse c'è un ruolo per la videoendoscopia e la stapler. Che le ghiandole intersfinteriche, anche se si chiamano così, non sempre sono tra gli sfinteri. E il chirurgo lo deve sapere per cercarle, poiché la loro suppurazione rappresenta spesso la lesione primitiva.

Che talvolta è importante sapersi fermare, a costo di lasciare del tessuto in apparenza patologico.

Che la colostomia può essere una tattica e non un fallimento. Che una terapia può durare a vita.

Questo libro è basato principalmente su un'esperienza personale di quasi quarant'anni. Delle varie patologie ano-retto-coliche che ho trattato, le fistole anali sono le più numerose.

Ho avuto naturalmente pazienti con incontinenza fecale, una complicanza molto temuta. Per evitarla il chirurgo talvolta si ferma davanti allo sfintere e non esegue un'operazione radicale.

Phillips in un suo libro la definisce "il prezzo che a volte va pagato per la guarigione definitiva".

Quella delle fistole è la chirurgia che preferisco, c'è quasi sempre qualcosa di diverso. Sapeste quante volte ho pensato o detto, convinto: "Una fistola così brutta, no, non l'avevo mai operata!".

Ci sono un paio di metodi nuovi e costosi, che credo siano importanti da sapere: sono la colla di fibrina e il "plug" di collagene o sintetico. Li ho lasciati a due chirurghi che li usano spesso.

Altri collaboratori compaiono perché mi hanno aiutato in sala operatoria o hanno lavorato alla vasta iconografia. Li ringrazio molto, senza di loro questo volume non sarebbe stato scritto.

L'approccio al tavolo operatorio, la classificazione delle fistole e il tipo di intervento che faccio più spesso li ho imparati da Alan Parks, col quale ho lavorato negli anni Ottanta al St Mark's Hospital di Londra. Sir Alan era forse il più grande e il suo insegnamento è presente in queste pagine.

Il libro migliore sulle fistole che mi è capitato di leggere? Quello di Phillips e Lunniss.

Il commento più interessante? Quello di Goligher: "È più difficile operare bene una fistola anale complessa e recidiva che un cancro del retto". E prima di lui Lockart-Mummery disse, più o meno: "Un paziente col cancro… se muore va sottoterra e non parla; invece uno con fistola non guarita andrà sempre in giro a criticare il chirurgo e a rovinargli la reputazione".

Sì, perché ascessi e fistole sono difficili da curare.

Eppure ricordo che, nelle cento tesine per l'idoneità a Primario di Chirurgia, delle fistole anali non vi era traccia. Quindi è bene che il paziente, specie per i casi complessi, si rivolga allo specialista, ovvero al chirurgo colorettale, una figura presente nel nostro Paese, anche se non istituzionalizzata.

Qualcuno lo chiama coloproctologo. Ci sono quelli più esperti in malattie infiammatorie, quelli dediti alla chirurgia del cancro colo-rettale, e ancora chi cura soprattutto le patologie benigne, sia dell'anoretto che del pavimento pelvico.

Una sepsi anale può capitare a chiunque, per cui spero che molti colleghi leggano questo libro e riflettano sui vari tipi di intervento. Che sappiano scegliere tra una messa a piatto e una fistulectomia e imparino a valutare bene una risonanza magnetica e un'eco transanale. Che usino un approccio olistico e tengano conto non solo dell'aspetto organico, ma dei molti fattori che possono determinare l'esito della cura. Il paziente va sempre considerato nella sua globalità: questa può essere la chiave del successo.

Roma, luglio 2010   **Mario Pescatori**

Ringraziamenti

Hanno contribuito alla realizzazione di questo volume:

(immagini sulla iniezione di colla di fibrina, Figg. Caso 18)
Donato Francesco Altomare, Professore Associato, Clinica Chirurgica, Università di Bari. Membro dell'Editorial Board di *Colorectal Disease* e di *Techniques in Coloproctology*, Commissione Ricerca e Training delle Società Europea e Mediterranea di Colonproctologia (ESCP e MSCP), Past President della Società Italiana di Chirurgia Colo-Rettale (SICCR). Autore di molti articoli su riviste indexate ed Editor di un volume Springer

(aiuto in sala operatoria a Roma e relativa iconografia)
Ferruccio Boffi, Unità di Colonproctologia, Casa di Cura "Ars Medica", Roma. Co-fondatore della Società Mediterranea di Colonproctologia. Autore di vari articoli scientifici su riviste indexate

(dati sulla psicosomatica delle fistole anali)
Veronica Monica Cioli, psicologa, Dipartimento di Neuroscienze, Ospedale Universitario "Le Scotte", Siena

(selezione e preparazione dell'iconografia, correzione del testo)
Bernardina Fabiani, specializzanda, Chirurgia Apparato Digerente, Università "La Sapienza", Roma

(aiuto in sala operatoria a Telese Terme)
Alberto Falzarano, Responsabile della Chirurgia, Casa di Cura "San Francesco", Telese Terme (BN)

(aiuto in sala operatoria ad Arezzo e relativa iconografia)
Alessandro Palazzi, Responsabile della Chirurgia, Casa di Cura "Poggio del Sole", Arezzo

(ricerche bibliografiche)
Lorenzo Carlo Pescatori, Interno nell'Istituto di Gastroenterologia, Università "La Sapienza", Ospedale Sant'Andrea, Roma

(immagini di fistolografia, RMN ed ecografia perineale nella Parte I del volume, Figg. da 51.1.1 a 51.3.4)
Vittorio Piloni, Responsabile della Sezione Imaging della Casa di Cura "Villa Silvia", Senigallia (AN). Coordinatore della Commissione Imaging della SICCR, Membro dell'Editorial Board di *Techniques in Coloproctology*. Autore di molti articoli su riviste indexate

(immagini sul "plug" nelle fistole trans-sfinteriche, Figg. Caso 19)
Carlo Ratto, Clinica Chirurgica, Università Cattolica del S. Cuore, Policlinico "Gemelli", Roma. Co-fondatore e già Segretario della SICCR, co-Editor di *Techniques in Coloproctology* per il biennio 2011-2012. Autore di molti articoli originali su riviste indexate ed Editor di una monografia

(tutto il resto)
Mario Pescatori, Coordinatore della Unità di Colonproctologia, Casa di Cura "Ars Medica", Roma. Professore a contratto all'Università "La Sapienza" di Roma e all'Università di Firenze. Presidente onorario di SICCR, MSCP ed ECTA (Eurasian CR Technologies Association). Editor-in-Chief di *Techniques in Coloproctology*, Editorial Board di *Int J CR Diseases*. Autore ed Editor di sei fra volumi e atlanti. Autore di oltre 150 articoli su riviste indexate (elencati - e alcuni riportati - sul suo sito: www.ucp-club.it)

Devo anche ringraziare le pazienti e capaci Antonella Cerri, Elisa Geranio e Corinna Parravicini della Springer-Verlag Italia, che mi hanno aiutato nella preparazione del libro inserendo nuove immagini fin quasi in cianografica! Poi la proctologa Stella Ayabaca per alcune foto e il gastroenterologo Ezio Stortini per l'assistenza in ambulatorio. Infine, naturalmente, la mia segretaria storica, Caterina De Bono.

Indice

Parte I La teoria e la pratica

Parte II   Rassegna di casi clinici

Parte I
La teoria e la pratica

L'ascesso anale

1

Ascessi, fistole anali e retto-vaginali. Mario Pescatori
© Springer-Verlag Italia 2011

Vi dico un po' di cose, forse scontate o noiose, ma si deve pur cominciare.

Un ascesso anale si forma quando si ostruisce il dotto delle ghiandole anali.

In genere la sequenza è: feci, corpo estraneo, trauma, stasi, infezione, ascesso.

I maschi hanno più ghiandole anali e quindi sono più colpiti. Non sarà anche per il fumo, che abbassa le difese immunitarie e rallenta la circolazione del sangue nella zona?

O per la composizione del muco secreto dalle ghiandole? O per fattori ormonali?

O perché le femmine, almeno in alcuni Paesi, sono più restie a farsi esaminare, come ha scritto Kesarwani nel 1984?

Chissà… *work in progress*… comunque l'età più colpita è dai 30 ai 50 anni. Torniamo all'ascesso.

Può essere appunto criptogenetico, ovvero che origina dalle cripte anali.

In questo caso si chiama anche **aspecifico** o criptoghiandolare. È il più frequente.

Oppure può essere **specifico**, legato a infezioni, come la tubercolosi (mai visto) o associato a IBD, specie morbo di Crohn (visti eccome), o dovuto a traumi (corpo estraneo, episiotomia, emorroidectomia, prostatectomia ad esempio) o a neoplasie, come la leucemia (ahimè, visto).

O, più spesso di quanto non si pensi, legato a germi cutanei e alla idrosadenite suppurativa.

Si cura con gli antibiotici?

Non più di tanto, **si deve incidere e drenare al più presto**, anche in anestesia locale (ma attenzione, non è facile che la locale "prenda" bene con i tessuti infiammati).

Con che incisione? Radiale? Curva?

No, meglio **crociata**, asportando i quattro piccoli lembi di cute per drenarlo meglio.

Ascessi, fistole anali e retto-vaginali. Mario Pescatori
© Springer-Verlag Italia 2011

Oppure a ellisse.

Non aspettiamo che sia fluttuante, suggeriscono Beck e Wexner nel loro libro *Fundamentals of Anorectal Surgery*, McGraw-Hill, prima edizione nel 1992, altrimenti il pus si può estendere nei vari spazi perianali o perirettali e complicare le cose.

Hanley, *Surg Gynec Obst* 1989, suggerisce di non limitarsi a drenare, ma cercare il tramite fistoloso e, in caso di orifizio interno, mettere un setone lasso che aiuti a identificarlo quando si tornerà sul paziente per l'intervento radicale "a freddo". Attenzione però, **non** mettiamoci a cercare l'orifizio interno con i metodi convenzionali, che so... iniettando nella cavità drenata del blu di metilene o, **peggio**, cercando di incannulare il tramite fistoloso con uno specillo infilato dalla cute perianale (casomai meglio usare un cateterino di plastica semirigida). Con una probe metallica inserita dal perineo rischieremo di fare false strade.

Piuttosto meglio fare due cose, una semplice, l'altra un po' meno.

La prima: facciamo pressione sull'ascesso perianale prima di inciderlo e guardiamo bene nel canale anale in cui avremo inserito un divaricatore: è possibile che si veda uscire il pus da una cripta. Quello è l'orifizio interno della fistola.

La seconda: con uno specillo ricurvo a una estremità sondiamo la cripta sospetta. Così non c'è pericolo di mandare il pus dell'ascesso in giro nei tessuti.

L'ascesso più semplice da drenare è quello **perianale**, non c'è dubbio.

Solo che non pochi chirurghi pensano che sia tutto lì.

Ma in realtà spesso c'è dell'altro, in profondità, da cercare subito o da cercare dopo un po' di tempo, pena la non guarigione.

L'ascesso **pelvirettale** (quello al di sopra degli elevatori) e l'ascesso **intersfinterico** non vanno drenati **né attraverso il retto né attraverso gli elevatori stessi e la fossa ischiorettale**. E comunque, quando vi trovate di fronte a un ascesso pelvirettale, dovrete cercare di capire se il pus viene dalla pelvi, o dallo spazio intersfinterico o dalla fossa ischiorettale, facendosi strada attraverso il diaframma degli elevatori.

Se c'è soltanto un ascesso **ischiorettale**, questo va drenato attraverso **la cute perianale**. Al più presto, pena la formazione di un ascesso a ferro di cavallo. Se questo già c'è o si sta formando, è bene fare almeno una controapertura dalla parte opposta, sulla cute perianale.

Mai suturare le ferite in fase acuta.

Che succederà dopo aver drenato un ascesso? Che cosa dobbiamo dire al paziente?

Che ha il 50% di probabilità che si formi un altro ascesso o una fistola, anche se l'abbiamo drenato bene. Meglio comunicarlo, onde evitare sgradite sorprese.

Ma dobbiamo reintervenire **noi stessi**?

Se siamo chirurghi generali è meglio mandare il paziente da uno specialista. Se invece siamo chirurghi "dedicati", con interesse e competenza per la proctologia, allora spesso sì, dovremo reintervenire con una valutazione in narcosi. La cosiddetta EUA, ne parleremo più avanti.

In particolare, al momento del drenaggio sarà bene prendere del pus e farne un **esame colturale**.

Se vi sono microrganismi fecali, allora la revisione è d'obbligo, entro una-due settimane, alla ricerca di una comunicazione con il canale anale, tipo fistola trans-sfinterica.

Tuttavia, uno studio dell'americano Mazier su *Dis Colon Rectum* del 1971 dimostra che non vi è rapporto tra fistola, recidiva e tipo di germi trovati nel pus. Però l'inglese Grace, che è stato Presidente dei Coloproctologi britannici, avendo notato che spesso i germi trovati nel pus di un ascesso anale non erano coliformi ma stafilococchi, si è chiesto: ma sarà vera l'ipotesi di Parks che **tutti o quasi** gli ascessi e le fistole vengono da un'infezione delle ghiandole anali?

Si è dato da fare e ha trovato che **nessuno** dei pazienti il cui ascesso era da **stafilococco** aveva una fistola! Il che vuol dire che si può avere un ascesso anale **non** causato da un'infezione delle ghiandole da coliformi. Generalmente si tratta di **idrosadenite** suppurativa.

Teniamolo presente e indaghiamo per una idrosadenite suppurativa. Ovvero... c'è sepsi inguinale o ascellare? Andiamola a cercare. Il paziente è obeso? Facciamolo dimagrire. È diabetico? Curiamolo bene. È fumatore? ...Beh, il fumo è anche alla base delle fistole criptogenetiche da coliformi, abbassa comunque le difese immunitarie.

Torniamo allo studio di Grace (*Br J Surg*, 1982).

I pazienti il cui pus conteneva invece non stafilococco aureo ma **batteri coliformi** hanno sviluppato una fistola in oltre **metà** dei casi, il 54% per l'esattezza.

Lo studio è stato poi rifatto, approfondito, sempre da Grace con un "senior" microbiologo (Eykyn, *Ann R Coll Surg Eng*, 1986).

Stessi risultati.

Che vuol dire tutto questo?

Che la teoria di Parks ("la causa della sepsi è sempre un'infezione delle ghiandole anali ad opera di microrganismi che provengono dal retto") non è totalmente vera. **Ci sono ascessi anali in cui le ghiandole intersfinteriche non c'entrano nulla.**

Ecco perché non bisogna trovare l'orifizio interno **a tutti i costi**.

Si può supporre che, se la causa è lo stafilococco aureo, una volta drenato l'ascesso la faccenda sia chiusa. Invece, se alla base c'è un coliforme e non si asporta la ghiandola colpita trovando l'orifizio interno, la sepsi resterà o tornerà in circa metà dei casi. Questo è un buon motivo per **fare una coltura** del pus quando dreniamo l'ascesso. Cosa che mi pare si faccia di rado. E, **quando si trovano** *Escherichia coli*, è bene revisionare in narcosi dopo sette-dieci giorni i pazienti.

Il che pure, almeno in Italia, almeno che io sappia, si fa di rado.

Ecco, vi ho un po' annoiato riferendovi di questi studi, ma l'ho fatto perché ne è derivata una indicazione pratica, una cosa da fare in sala operatoria: il prelievo del pus per esame **colturale**.

E, aggiungo rapidamente, si potrebbe o dovrebbe fare anche l'esame **istologico** della parete dell'ascesso per escludere un adenocarcinoma mucinoso delle ghiandole anali (Ramanujan et al.

Dis Colon Rectum, 1984).

Torniamo ad altre manovre chirurgiche.

In caso di ascesso anale, dobbiamo fare sempre un **curettage**?

Ovvero "raschiare" con il cucchiaio di Volkmann lo spazio perianale, se l'ascesso è perianale, o ischiorettale, se l'ascesso è ischiorettale?

Nel primo caso **sì**, ma delicatamente.

Nel secondo caso **meglio di no**, perché rischieremmo di diffondere l'infezione in alto, attraverso gli elevatori, nello spazio pelvirettale. O di entrare nel retto.

È pericoloso un ascesso anale?

Può esserlo, anche se di rado.

Può essere **mortale** se dà luogo a un'infezione necrotizzante. I rischi sono alti nei diabetici, nei cardiopatici, negli immunodepressi, nei pazienti con insufficienza renale.

Cosa va fatto in caso di **ascesso pelvirettale**?

Qui il discorso è complesso, perché l'origine può essere una patologia pelvica o addominale, che so, una diverticolite, un'appendicite, un morbo di Crohn, un corpo estraneo. Oppure l'ascesso pelvirettale può essere l'estensione in alto di un ascesso intersfinterico. È uno dei rari casi in cui va fatta una incisione nel retto distale, in genere posteriormente, "bucando" con una Kelly curva e lunga la muscolare propria del retto a livello dell'anello anorettale, subito sopra allo sfintere interno, aprendo uno spazio e lasciando un tubo di drenaggio. Una manovra delicata.

Direte voi: "Ma un ascesso pelvirettale può anche derivare da un ascesso ischiorettale che dal basso si fa strada in alto passando tra le fibre degli elevatori!".

Vero, verissimo, infatti la questione non finisce qui. Parleremo degli ascessi anche più avanti.

Come non fare gli interventi proctologici **2**

Ora vi voglio raccontare di quando avevo quasi 24 anni e mi sono laureato, nel luglio 1972, con una tesi... udite udite... in **cardiochirurgia**... "Vuoi mettere fare il cardiochirurgo?" pensavo.... Poi ho lasciato il cuore e i grossi vasi dopo che, nel bel mezzo di una sostituzione valvolare, un attimo prima di "entrare in macchina" (cuore-polmone), ho lasciato spenzolare a tre centimetri da terra l'aspiratore coronarico, meritandomi le urla dell'operatore imbestialito.

Però sono rimasto dalle parti del torace e ho lavorato un anno sull'esofago. Per la precisione: sulla motilità dell'esofago. Sapete... acalasie, ernie jatali, il LES, manometrie, pH-metrie.

Dopodiché (per puro caso) sono passato alla motilità del colon.

Per prendermi in giro, al Policlinico Gemelli mi chiamavano "Pescatori: glicemia, azotemia, manometria". La facevo quasi a tutti i pazienti. Sempre col consenso informato, ovvio...

Mi capitava di trovarmi in sala operatoria alle due, le tre del pomeriggio, a fine seduta, con gli anestesisti stufi di addormentare e con i chirurghi anziani stufi di operare.

E magari c'era in lista un paziente con ascesso anale e magari dicevano a me di farlo.

"Dài, sbrigati che è tardi!" mi soffiavano in un orecchio.

La posizione era quella che era. Anche gli infermieri erano stanchi e dovevano tirare su le staffe e mettere i gambali e levare la parte di sotto del lettino operatorio. Tutte manovre che costavano tempo e fatica. E per cosa? Per un semplice, stupido ascesso anale!

E così mi trovavo con la fretta addosso, col paziente in posizione approssimativa, con l'anestesista che si affacciava dietro ai teli verdi ogni momento per chiedere: "Fatto? Ancora no... ma come?!". Insomma, con quell'agitazione intorno... mettersi a pensare dov'erano lo spazio intersfinterico, la fossa ischiorettale e tutto il resto era un'impresa. Figuriamoci chiedere le provette per l'esame colturale! "Taglia qui, profondo... – mi dicevano – e ora metti il dito... e giralo, così, di qua e di là! Devi rompere i sepimenti, se no

Ascessi, fistole anali e retto-vaginali. Mario Pescatori
© Springer-Verlag Italia 2011

si riforma"… una mezza battaglia.

Questa era la proctologia (negletta) in un Istituto di Chirurgia Generale in quegli anni.

D'altra parte non vi meravigliate. Erano i tempi in cui un noto (e bravo) gastroenterologo, di un'ottima scuola, alla riunione del Consiglio Direttivo di una Società Scientifica, a me, pivello neo-arrivato, però chirurgo, chiedeva: "Senti un po', Pescatori… ma il rettocele… cos'è?".

Insomma, l'avete capito, all'epoca la cultura proctologica in Italia non era molto avanzata.

E fu così che decisi di andare un paio di mesi all'estero.

Sì, a Londra. Andai al St Mark's Hospital.

"St Mark's Hospital for Fistula & C"

3

City Road, Londra, dicembre 1975. Piove, naturalmente.

Appena uscito da "Angel", la fermata dell'*underground* sulla Northern Line, prendo a sinistra e m'incammino in discesa per una strada con smog e traffico pesante. A trecento metri vedo una specie di grattacielo. "Eccolo. Sì, bello alto... è lui" penso. Invece no. Quella è la Pilgrim's House. Vicino, molto più basso, c'è un vecchio edificio di mattoni rossi, annerito dalla fuliggine, finestre bianche scrostate. Se non fosse per qualche macchina parcheggiata intorno parrebbe abbandonato.

Sulla facciata, a sei metri da terra, vedo la scritta indicata qui su nel titolo. "...*Fistula & C...*"

Ma allora è quello il leggendario St Mark's. Possibile?

Entro e chiedo dov'è lo studio di Basil Morson, il famoso patologo, per il quale ho una lettera "di raccomandazione" del Professor Torsoli, gastroenterologo e mentore indimenticabile, dell'Università "La Sapienza", toscano tagliente e sapiente, famoso all'estero, ma relegato in un modesto scantinato a Roma ("*nemo propheta in patria...*").

Una piccola segretaria indiana mi fa aspettare cinque minuti e poi mi introduce in una stanza. Alla scrivania c'è un uomo sui cinquanta, distinto, capelli grigi lisci, occhiali. Davanti a lui un microscopio.

Legge la lettera in cui, bontà di chi me l'ha data... c'è scritto che sono un promettente giovane chirurgo (giovane sì, in effetti ho 27 anni).

Morson decide di mettermi alla prova e mi invita a guardare nel microscopio.

"Cosa vedi?" mi chiede.

Cominciamo bene... penso. Cosa vedo?... Vedo un affare bianco-giallastro, una specie di cristallo, che prende la maggior parte del campo, e intorno una struttura che evidentemente è intestino, perché ha villi e ghiandole. Non ho la minima idea di cosa sia.

Guardo Morson con aria dubbiosa, rassegnata. Già mi sento depresso.

"È un granuloma da bario" mi fa lui, sorridendo incoraggiante.

Ascessi, fistole anali e retto-vaginali. Mario Pescatori
© Springer-Verlag Italia 2011

Questo è il mio inizio nel tempio mondiale della chirurgia colorettale, dove, dico la verità, sono andato essenzialmente per imparare la colonscopia e la polipectomia endoscopica da Christopher Williams. All'epoca è lui il migliore. Almeno in Europa.

Ma la chirurgia mi attira come un'ape sul miele e dopo appena un'ora, grazie a un ascensore scricchiolante permeato di odori di cucina, crema Custard e *"sausages"*, sono in sala operatoria.

Con Lockart-Mummery. Che inaspettatamente mi fa lavare e mi mette vicino a lui nel tempo basso di una colo-anale per stipsi da megacolon, ad aiutarlo.

"Aiutare"... si fa per dire... In Inghilterra l'aiuto non è come in Italia, dove muove le mani e cerca di fare pezzi d'intervento. No, lì sta quasi fermo, regge i fili, li taglia. Ma li deve tagliare giusti...

"A quarter of an inch", mi dice l'anziano Consultant.

Io non ho idea di quanto sia... ma taglio come taglio a Roma.

Lui non fa una piega e la seduta prosegue nel silenzio, con qualche rara battuta cordiale. Nulla a che vedere con l'aria arroventata, la tensione e le urla della mia sala operatoria patria.

Guardo e prendo appunti. La sera faccio dei disegni.

Li accludo al paragrafo, scusate se la qualità non è brillante, roba di 35 anni fa. Rivedendoli, capisco (e capirete anche voi) perché al St Mark's Hospital nelle fistole abbiano pochissime recidive.

Ma non poche incontinenze.

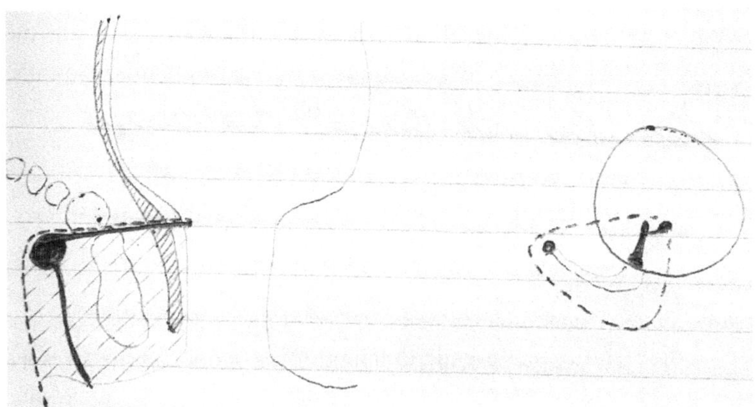

Fig. 3.1 Schema del primo caso clinico di fistola anale visto operare dall'Autore al St Mark's Hospital, nel dicembre 1975. Si tratta di un ascesso ischiorettale con fistola trans-sfinterica alta posteriore messa a piatto (fistulotomia). Il paziente era un maschio e il chirurgo inglese ha scelto l'intervento più radicale. Evidentemente confidava, per la continenza, nel muscolo puborettale intatto

Revisione chirurgica in narcosi

4

Nell'intervallo tra un intervento e l'altro, guardo la lista appesa al muro.

Ci sono almeno cinque fistole. In due-tre, vicino al nome del paziente, c'è scritto "EUA".

"Che roba è?"... mi chiedo.

Significa *"Evaluation Under Anesthesia"*, mi spiega l'infermiere nero che sembra il batterista di Bob Marley. Ed è già una cosa nuova che imparo: vi sono casi, non rari, in cui il chirurgo, giorni o settimane o mesi dopo un'operazione per fistola complessa, fa una revisione in narcosi, per tagliare o stringere un setone, per asportare un ascesso cronico residuo, per mettere a piatto un recesso patologico o più spesso solo per controllare che tutto proceda per il verso giusto.

Sul numero di dicembre 2009 di *Techniques* c'è un articolo del chirurgo americano Kaiser sulle fistole a ferro di cavallo, il cui pregio, quando s'è deciso coi *referees* se accettarlo o no, era l'alta percentuale di guarigioni col minimo di incontinenza. Ebbene, molti casi erano stati operati così, "a tappe", e avevano tenuto un setone per mesi.

Cosa che né noi né i nostri pazienti amiamo fare.

Appena tornato a Roma, provai ad adottare la stessa tattica: riaddormentare il paziente nei casi più complessi. Ebbene, dopo un po' mi arresi: quasi impossibile reinserire, fra tanti casi in lista da operare per altre patologie, una "vile" fistola. E quando ci si riusciva, era a fine seduta, con la fretta addosso. Per carità...

All'epoca, a Londra, in mezzo ai vari Peter Hawley, Ian Todd e Charles Mann, davvero fior di chirurghi, il "Consultant" più addetto alle fistole e ascessi anali era James Thomson, occhialetti metallici, camicie con colletto e polsini bianchi e tessuto a righine azzurre, relativamente giovane, che poi quando andò in pensione decise di dedicarsi alle opere di beneficenza.

Da lui e dagli altri imparai un bel po' di cose, ma i progressi principali li feci anni dopo, dal 1981 al 1982, quando lavorai come Research Fellow per Sir Alan Parks.

Ascessi, fistole anali e retto-vaginali. Mario Pescatori
© Springer-Verlag Italia 2011

Pochi mesi fa, nell'aprile del 2010, i chirurghi di Minneapolis hanno pubblicato su *Dis Colon Rectum*, tra gli *abstracts* ASCRS, la casistica di 50 **fistulectomie di Parks**: nessun caso di incontinenza alle feci solide. La loro conclusione: l'operazione ha ancora un suo ruolo e dà risultati comparabili a quelli delle altre tecniche ideate negli ultimi vent'anni.

La preparazione e la posizione del paziente 5

Non tutti i chirurghi fanno fare al paziente la **preparazione meccanica**.

Figuriamoci, ora pare che non serva nemmeno per una resezione del colon!

Io non ho regole precise, in genere un clistere la mattina dell'operazione, però almeno 3 ore prima, per non avere feci liquide che disturbino all'intervento o che si infiltrino nelle suture se si fa una plastica. Se penso di fare un lembo rettale, ricorro a una preparazione più drastica, come per colonscopia, per avere l'intestino vuoto, poiché preferisco che per giorni le feci non passino sul lembo (ma faccio così perché credo sia ragionevole, non ho prove scientifiche che sia giusto, ovvero che questo riduca le deiscenze).

Lunniss e Thomson, quando erano al St Mark's, facevano fare al paziente un clistere la sera prima.

Lo trovate scritto nel capitolo sul tema nel libro di W.E. Longo e J.M.A. Northover, tradotto da Nano e Ferronato per Minerva Medica nel 2006. Il libro si intitola *Reinterventi in chirurgia colon-retto-anale* e i due inglesi suggeriscono di ricoverare il paziente, di fare la profilassi tromboembolica, di evitare clisteri la mattina, di fare una tricotomia perineale in sala operatoria subito prima dell'intervento. Molti, pensiamo allo scomparso Marti e al suo allievo Roche a Ginevra, a Kosorok a Lubiana, a Ferrara a Orlando, a Pulvirenti a Catania, a Binda a Genova e a Milito a Roma (tre colleghi italiani della SICCR con ottima "day-surgery") tendono a operare senza ricovero, eccettuati i pazienti fragili e quelli con fistole complesse. Io opero in day-surgery un quinto delle mie fistole; ne opererei di più (quasi tutte le intersfinteriche e trans-sfinteriche basse dei pazienti ASA I e ASA II) se non fosse per le regole di alcune Assicurazioni o di alcune Case di cura.

Adopero sempre un **tavolino basso** davanti al perineo e spesso una posizione di lieve Trendelenburg. Non è complicato trovare un tavolino in qualsiasi sala operatoria. Comunque ne ha messo in commercio un surrogato la Sapi Med: è un supporto di plastica con tasche porta-oggetti.

Ascessi, fistole anali e retto-vaginali. Mario Pescatori
© Springer-Verlag Italia 2011

Si chiama Sapipouch. Il paziente lo metto sempre in posizione litotomica (salvo che non abbia una fistola pilonidale associata). Così usano al St Mark's Hospital.

Invece, una volta che operai con lui a Roma, il famoso Stan Goldberg mi convinse a fare un paio di interventi in *"jack-knife"* ovvero genu-pettorale, la posizione preferita dagli americani. A me che, perplesso, cercavo di protestare, disse: *"Mario, don't worry, I taught the best* (ho insegnato ai migliori)"*, che la dice lunga sulla differenza della didattica nelle sale operatorie in Italia e in USA.

Quasi tutti gli anestesisti con cui lavoro fanno la **spinale** e lasciano un elastomero con antidolorifici e gastroprotettore per 24-48 ore. In caso di anestesia generale (la facevano al St Mark's, e alcuni la preferiscono perché permette di apprezzare meglio il tono degli sfinteri anali), è bene iniettare al termine dell'intervento della Naropina nelle ferite per ridurre il dolore al risveglio, se non si mette l'elastomero. In caso di dimissioni veloci, si fa più spesso l'anestesia **locale** o la **tronculare** sul nervo pudendo.

Parks e la classificazione (intra-operatoria) delle fistole

6

Parks aveva pubblicato la classificazione delle fistole che ancora adesso è di gran lunga la più usata (*Br J Surg*, 1976). E, poiché ogni tipo di fistola (con varianti, s'intende…) ha il suo tipo di operazione, capii che la prima cosa da fare, all'inizio dell'intervento, è spendere alcuni minuti per palpare, esaminare e specillare, in modo da rispondere alla domanda "che tipo di fistola è questa?".

Se lo si fa con attenzione, dicono Nicholls e Seow Choen che hanno un po' ridimensionato, ma sostanzialmente appoggiato l'ipotesi criptogenetica di Parks in un loro articolo su *Br J Surg* del 1991, si riesce a definire bene il tipo di fistola otto volte su dieci. All'epoca non erano diffuse l'ecografia transanale con sonda rotante, né la risonanza magnetica, per cui questo esame clinico digitale al tavolo operatorio era fondamentale. Ma è importante ancora adesso, poiché la diagnostica preoperatoria è talvolta fallace. Perciò, quando mi capita di avere dei colleghi con me in sala, li invito a mettersi un guanto e a palpare.

Non di rado, come vedrete nella seconda parte, si trovano sorprese, come orifizi fistolosi inaspettati.

"*Feel the induration, Mario*" mi diceva Sir Alan, traducendo poi in italiano maccheronico: "l'indurazione". Una nocciola, una mandorla, una specie di matita, a seconda che fosse un ascesso o una fistola. E io sentivo. Usando non solo un dito, ma pollice e indice come minimo, se non le dita di due mani, come faceva lui. Una nel retto e una in vagina per le fistole anteriori. Le più difficili da curare, mi veniva detto, specie nelle donne, perché anteriormente non c'è il muscolo pubo-rettale e lo sfintere esterno è assottigliato dall'età e dai parti. E con un dito nel retto e uno in vagina si sente benissimo quanto sfintere c'è o quanto ne manca. Quindi ogni taglio anteriore "vale doppio" ai fini della continenza. A parte il rischio di "sconfinare" nella vagina o nell'uretra.

In caso di fistola anteriore, sempre meglio mettere un catetere vescicale, specie nei maschi.

Ascessi, fistole anali e retto-vaginali. Mario Pescatori
© Springer-Verlag Italia 2011

Una volta mi capitò di prendere uretra e catetere con un punto di sutura... La uretrocistografia postoperatoria mostrò e permise di risolvere il problema (fu sufficiente una trazione) e ho dei video in cui una fistola anoretto-scrotale appare grande come un'uretra e potrebbe essere scambiata per l'uretra, possiamo immaginare con quali conseguenze. Del resto famoso è il caso di quel chirurgo che asportò un uretere in un bambino, convinto che fosse una lunga appendice retrociecale.

Come si dice nel nostro mestiere "tutto può succedere a tutti" e le precauzioni non sono mai abbastanza. Dunque, **catetere** di Foley nelle fistole anali **anteriori**.

La prima mossa quindi è una palpazione meticolosa.

Solo dopo si prende lo specillo e si cerca di incannulare e seguire il tramite, sempre, ovvio, che vi sia un orifizio fistoloso esterno. Magari c'è, ma può essersi chiuso. In tal caso si forza appena con lo specillo per riaprirlo. Se non si riesce subito o quasi, meglio **non insistere**, per non creare false strade. Secondo Phillips (lo scrive in un articolo appena inviato a *Techniques*), l'orifizio interno non si trova soltanto nell'11% dei casi. Ma Phillips è un chirurgo molto esperto e quasi tutti i suoi pazienti sono ben studiati con RMN ed ecografia anale prima dell'intervento.

A questo punto due parole sugli specilli e la strumentazione in genere.

Specilli, coloranti e divaricatori anali 7

Una scena non insolita quando si vede un intervento proctologico è la caduta di uno strumento per terra. Una volta capitò a un famoso chirurgo, all'estero, davanti a un pubblico sbigottito. Ebbene, semplicemente si chinò, lo raccolse e continuò tranquillamente a usarlo. Ora… non che fosse un intervento di cardiochirurgia… ma insomma, non fu il massimo. Ebbene, proprio per evitare questi problemi, chi opera dovrebbe avere un tavolino davanti, come già detto. Basso, non profondo, per non costringervi ad allungare le braccia.

Poi, gli specilli.

Non bastano un paio di specilli qualsiasi, in dotazione a una sala operatoria standard di una divisione di chirurgia standard. È bene avere quelli **molto sottili**, malleabili, utili per incannulare i tramiti secondari o le fistole dal lume molto sottile. Si chiamano "probe lacrimali". In Inghilterra li faceva la Steward, poi la Rocket, poi la Tackerej. In Italia li distribuisce la Sapi Med, ma costano cari perché sono cari all'origine. Se passate da Londra li trovate in un negozio a New Cavendish Street, se c'è ancora come vent'anni fa, quando ogni tanto lì facevo un po' di spese. Era vicino a Oxford Circus. Potrete risparmiare qualcosa.

Ci sono gli specilli dritti e quelli a manico d'ombrello, che servono per sondare le cripte ed evidenziare meglio l'orifizio interno della fistola. Male che vada, se non li avete, si può piegare a uncino uno specillo normale.

Poi ancora le sonde scanalate per eseguire meglio una messa a piatto o fistulotomia.

Infine gli specilli con un'asola in cima, per passare i setoni. Ce n'è uno "disposable", si chiama Antrosond, col filo già montato, pure questo di Sapi Med. Il tutto di vari calibri e lunghezze.

Serve poi un **divaricatore** anale.

Potrebbe andar bene quello di Parks, anche se è poco manovrabile. Meglio l'Eisenhammer, o il Fansler, quello originale in acciaio o quello che produce sempre Sapi Med e che si chiama The Beak. O anche un Ferguson. Oppure, ma è un po' eccessivo per operare una fistola (a meno che non dobbiate

Ascessi, fistole anali e retto-vaginali. Mario Pescatori
© Springer-Verlag Italia 2011

preparare e suturare un lembo rettale), il Lone Star, quello con elastici e gancetti. O, come surrogato, pur di non dovere aprire per questo una confezione di PPH altrimenti costerà molto, il divaricatore che si usa con il CAD, quello ad ali di farfalla.

Li vedrete tutti nelle foto della seconda parte del libro.

Il concetto comunque, e ne riparleremo a proposito della continenza, è di non divaricare troppo né troppo a lungo per non danneggiare gli sfinteri.

Altra cosa utile: il liquido (ma c'è chi inietta solo aria…) per evidenziare l'orifizio interno.

Io uso più spesso il blu di metilene **molto diluito**, che sia azzurro, altrimenti imbratta i tessuti e ostacola la visione di sfinteri e tramiti secondari. Non vi meravigliate se poi l'urina del paziente diventa blu! Non avete lesionato l'uretra (spero…) ma è il colorante che si assorbe.

La prima volta che mi capitò mi prese un colpo, ma ero un principiante.

Alternative al blu: latte o Intralipid. O acqua ossigenata. Vedrete tutto nella seconda parte.

Attenzione però a pulire bene poi, perché esiste la proctite da acqua ossigenata.

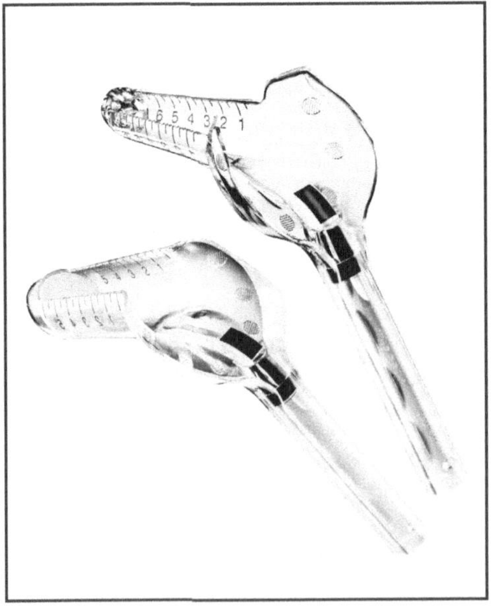

Fig. 7.1 I retrattori The Beak di Sapi Med

Come scoprire l'orifizio fistoloso interno 8

Innanzitutto ricordandosi che nel 66% dei casi è **posteriore** e nel 22% anteriore.

Di rado è laterale sinistro. Quasi mai laterale destro (Marks e Ritchie, *Br J Surg*, 1977).

E poi, pensando alla legge di Goodsall, di recente "rinfrescata" da Andrew Zbar su *Techniques in Coloproctology*. La conoscete... comunque dice così: tracciando una immaginaria linea trasversale che interseca l'ano, se l'orifizio esterno è anteriore, il decorso della fistola è rettilineo, radiale e quindi l'orifizio interno è nella cripta corrispondente all'orifizio esterno. Se invece è posteriore, allora il decorso del tramite è curvilineo diretto posteriormente e l'orifizio interno è nella cripta posteriore. Non è un dogma: secondo Cirocco e Reilly (*Dis Colon Rectum*, 1992) è vera in metà dei casi. Comunque serve a orientarci. Secondo Phillips, lo ha scritto da poco, è vera quasi sempre.

Sempre tenendo a mente frequenza di sede e decorso, ispezionate il canale anale col divaricatore.

Osservate le cripte: quella patologica appare in genere più profonda, più "infiammata".

Ricordate che studi anatomici di Parks hanno evidenziato che le cripte sono da sei a dieci e che in una cripta può non sbucare nessuna ghiandola, mentre fino a tre ghiandole possono sbucare in una sola cripta.

Specillate le cripte con la "probe" a manico d'ombrello, o curvate l'estremità di uno specillo.

Se c'è un orifizio la punta dello specillo entra bene all'interno della cripta.

Se la faccenda non è chiara, fate la manovra col colorante o con l'acqua ossigenata. Ma attenzione se usate il blu, non fatelo refluire dall'orifizio esterno, quello attraverso cui iniettate. Non spingete troppo l'ago bottonuto della siringa contro i tessuti profondi, altrimenti il liquido non avrà spazio per uscire. Serrate bene l'ago alla siringa, o con la pressione rischierete di "innaffiare" voi e la ferrista.

Ascessi, fistole anali e retto-vaginali. Mario Pescatori
© Springer-Verlag Italia 2011

Si intende che, se possibile, l'orifizio fistoloso interno dovrà essere stato evidenziato con l'ecografia. Ne parleremo.

Qualcuno penserà: con la fistolografia. Beh, con la fistolografia potremmo dire se c'è e non c'è (e con molti falsi negativi come vedremo), ma **difficilmente dov'è**, ovvero se anteriore, posteriore eccetera.

Piuttosto, se non vi è un orifizio esterno, è utile la **fistolografia eva-cuativa**, proposta dal radiologo Piloni (*Pelviperineology,* 2010): si mette nel retto attraverso l'ano m.d.c. idrosolubile e si fa evacuare il paziente. Se vi è un orifizio interno pervio, il contrasto entrerà nel tramite e lo evidenzierà alla radiografia. Vedrete delle figure alla fine di questa prima parte.

Attenzione, come già vi ho detto, l'orifizio fistoloso interno non c'è sempre!

Non cercatelo a tutti i costi.

Non createlo voi forzando con lo specillo. Potrebbe non esserci se la fistola non è criptogenetica. Oppure potrebbe essersi obliterato. D'altra parte, se non lo trovare subito o quasi subito, non vi arrendete, magari il decorso della fistola è tortuoso, il lume è sottile… occorre provare e riprovare.

Il motivo? Se l'orifizio fistoloso **c'è e non** lo trovate, aumenta il rischio di **recidive**.

"Decision making": fistulotomia o fistulectomia? 9

Una delle cose più delicate in questa chirurgia è la scelta dell'intervento, in genere tra fistulotomia (o messa a piatto) e fistulectomia. Questa scelta dovrebbe essere "tailored", fatta su misura, in base al tipo di fistola e al tipo di paziente. Almeno secondo me. Tenete presente che al St Mark's Hospital negli ultimi 15 anni è stata fatta la fistulotomia nel 98% delle fistole basse (che hanno al di sotto fino a un centimetro di sfintere) e nel 57% di quelle alte – con il 4% di recidive.

In realtà la scelta **fistulotomia/fistulectomia** non poteva sfuggire, nella nostra impostazione occidentale del confronto e della ricerca dell'**opzione migliore**, ai trial prospettici randomizzati.

Ne dà conto una bella *review* sistematica di Malik e Nelson, pubblicata nel 2008 su *Colorectal Disease*. Due sono i trial tra fistulotomia e fistulectomia presi in considerazione perché veramente ben fatti. Uno, di Kronborg, del 1985, ci dice che la guarigione della ferita è più rapida, a parità di recidive, dopo fistulotomia. L'altro, di Belmonte Montes, 1992, ci dice (ma con un *follow-up* breve) che il rischio di incontinenza è simile.

È chiaro comunque che una fistola intersfinterica bassa posteriore in un maschio adulto mai operato all'ano potrà, o meglio **dovrà**, essere messa a piatto. Primo perché è l'intervento più radicale. Secondo perché la ferita guarirà presto. Terzo perché il sacrificio sfinteriale è minimo: solo la porzione distale dello sfintere interno, e per di più posteriormente, dove c'è il puborettale e quindi la massa muscolare residua è abbondante.

Ben difficilmente si avrà incontinenza, mi verrebbe da scrivere.

Eppure non è esattamente così. Occorre una precisazione.

Su *Colorectal Disease*, marzo 2010, è uscito un articolo spagnolo, di Vial et al., una *review* sistematica sugli effetti della sfinterotomia interna per fistola anale, una manovra che vedrete fotografata in diverse figure nella parte seconda del libro. Ebbene, su 19 casistiche e 448 pazienti, è risultato che un danno della continenza **c'è**. Conservando l'integrità dello sfintere interno non solo si ha migliore continenza, ma ciò non avviene a scapito di un aumento delle recidive.

Ascessi, fistole anali e retto-vaginali. Mario Pescatori
© Springer-Verlag Italia 2011

Nell'ultimo paziente con fistola intersfinterica bassa che ho operato, un maschio 17enne, ho infatti evitato la sfinterotomia interna, contrariamente a quanto avrei fatto di solito.

D'altra parte leggere la letteratura scientifica serve a questo: modificare l'atteggiamento chirurgico se non è basato sull'evidenza dei fatti.

Dicevamo: chiaro che si può mettere a piatto la fistola intersfinterica bassa di un maschio.

È altrettanto chiaro che una fistola trans-sfinterica alta anteriore in una donna anziana e pluripara, con perineo discendente, neuropatia del pudendo e sfinteri deficitari, **non** potrà essere messa a piatto, pena **l'incontinenza fecale**.

Quindi ritorna il concetto che un esame intraoperatorio accurato è fondamentale.

Già la semplice ispezione aiuta: se l'orifizio esterno è vicino all'ano, la fistola è in genere intersfinterica. Se è lontano è trans-sfinterica.

Però… alta, media, bassa? Anteriore, laterale, posteriore? Primitiva, recidiva? Con uno o più tramiti? E il paziente… è maschio o femmina? Giovane o anziano? Già operato all'ano o no?

Stitico o diarroico? Con proctite o senza? Con ascesso acuto o cronico?

C'è come vedete una serie di parametri, di situazioni intermedie, in cui c'è da pensare bene prima di agire. Oppure, come spesso faccio, si può iniziare con una fistulectomia, asportando "a carota" la fistola a partire dall'orifizio fistoloso esterno e man mano vedendo bene i rapporti della fistola (e degli ascessi) con gli sfinteri, in modo da rendersi conto di quanto sarebbe il sacrificio muscolare.

E a un certo punto decidere se e quanto muscolo sezionare.

È essenziale sapere qual è la continenza anale del o della paziente **prima** dell'intervento, in modo da sapere in anticipo quanto si potrà essere aggressivi.

Come?

Con l'anamnesi, l'esame obiettivo e delle indagini, in genere manometria ed ecografia anale.

I pazienti a rischio di incontinenza e quindi i pazienti nei quali è meglio **non** fare una fistulotomia con sacrificio sfinteriale maggiore della parte sottocutanea dello sfintere esterno e della parte distale dell'interno sono i seguenti:

1. donne **pluripare**, ovvero con più di un parto vaginale
2. pazienti **anziani**
3. pazienti che hanno **già subito** interventi all'ano
4. pazienti che riferiscono **incontinenza anale**
5. pazienti con IBD, rettocolite ulcerosa o morbo di Crohn o comunque

con alvo **diarroico**.

Se avete l'opportunità di fare o far fare una manometria preoperatoria, evitate una messa a piatto di fistole intersfinteriche alte o trans-sfinteriche medie e alte, nei casi in cui il canale anale è corto, il tono di base basso, la contrazione volontaria ridotta.

Idem nei pazienti con capacità e sensibilità rettale alterate, come abbiamo dimostrato in un articolo su *Colorectal Disease* di qualche anno fa.

Sensibilità rettale... Come misurarla? Servono attrezzature sofisticate?

Assolutamente no: è sufficiente montare un palloncino (lo comprate in edicola o in cartoleria) su una sonda rettale (c'è in qualsiasi reparto) e insufflare aria con un siringone, lentamente. Potete farlo anche domani. In un soggetto normale il primo stimolo sarà a 20 cc, la sensazione di dovere evacuare a 60, la massima urgenza a 120.

L'ideale è poter fare un'ecografia anale con sonda rotante, magari iniettando nel tramite acqua ossigenata, per vedere bene il livello della fistola rispetto agli sfinteri e sapere se questi sono integri o lesionati. Stesse notizie le può dare la risonanza magnetica, se ben eseguita.

Ne riparleremo alla fine di questa prima parte e nella seconda potrete vedere delle immagini. Di recente il Dott. Meinero ha studiato con Sapi Med un dispositivo per la valutazione della sensibilità rettale: l'MFA Multi-Functional Anoscope.

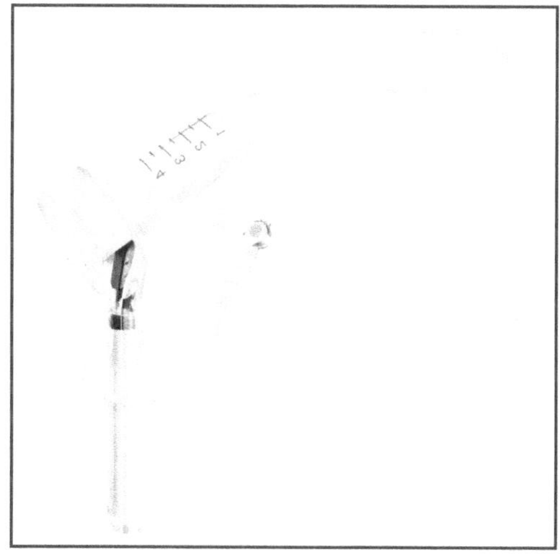

Fig. 9.1 MFA Multi-Functional Anoscope, dispositivo studiato dal Dott. Meinero con Sapi Med

Fistulotomia 10

Descritta per la prima volta da Giovanni di Arderne nel XIV secolo, assicura una guarigione più veloce rispetto alla fistulectomia (Kronborg, 1985). È risultata molto efficace, solo il 3 e il 4% di recidive, rispettivamente in due articoli di McElwain (1975) e di Adams e Kovalcik (1981).

Il rovescio della medaglia è ovviamente il rischio concreto di incontinenza, a meno che la fistola non sia bassa e intersfinterica. Nelle fistole trans-sfinteriche messe a piatto, Parks e Stitz (*Dis Colon Rectum*, 1976) riferiscono infatti il 33% di *soiling* e perdite di aria.

Nessun caso però di reale **grave** incontinenza.

Ecco perché la prima fistola che vidi operare al St Mark's (quella che trovate nel disegno allegato a questa prima parte) venne messa a piatto benché trans-sfinterica alta. L'articolo dei due inglesi risale proprio a quell'epoca e i chirurghi erano piuttosto tranquilli sugli esiti funzionali.

Il metodo più semplice per fare una fistulotomia è inserire nel tramite una sonda scanalata e mettere a piatto con lama fredda o elettrobisturi. Poi eseguire un curettage del fondo della ferita con cucchiaio di Volkmann, in modo da "grattar via" la parete posteriore della fistola. Al tatto si sente se residuano tessuti morbidi, nel qual caso è improbabile che si sia lasciata indietro sepsi cronica.

È bene provare a sondare con la "probe lacrimale" il fondo della ferita chirurgica per essere certi che non vi siano tramiti secondari.

Piccola parentesi. Cosa si intende esattamente per **tramite secondario**?

Al St Mark's Hospital mi hanno insegnato che ve ne sono di due tipi:

a) un tramite di rilievo che si diparte dalla fistola primitiva e che richiede un trattamento specifico;

b) un tramite sottocutaneo associato con orifizi multipli, che può essere messo a piatto senza problemi. Quest'ultimo caso è fotografato nella seconda parte, dove si riferisce di un paziente con fistola trans-sfinterica bassa e tramite secondario anteriore sottocutaneo.

Torniamo adesso a quanto stavo descrivendo e cioè alla fistulotomia

Ascessi, fistole anali e retto-vaginali. Mario Pescatori
© Springer-Verlag Italia 2011

effettuata semplicemente con una sezione su sonda scanalata, seguita poi da curettage.

Questo tipo di messa a piatto la faccio solo in caso di fistole intersfinteriche basse posteriori oppure di fistole superficiali (dette anche intrasfinteriche o sottomucose) o di tragitti sottocutanei. Altrimenti preferisco fare una fistulectomia "a carota", ovvero non semplicemente **sezionare** e "**curettare**" i tessuti patologici, ma **asportarli**, tenendo tutte le strutture sotto visione diretta e sezionandole a gradi. Lasciando poi ovviamente una ferita aperta che guarisca per seconda intenzione. Quasi sempre, salvo che la ferita non sia molto piccola, meno di 3 cm per 2, faccio la marsupializzazione.

Marsupializzazione

11

Curioso: se andate a vedere il capitolo sulle fistole in un libro americano la troverete sempre.

In un libro europeo mai o quasi mai. Per lo meno se il libro non è molto recente.

Perché?

L'ho chiesto dieci anni fa a Stan Goldberg, forse con Fazio il miglior chirurgo americano colorettale, che era a un nostro workshop. Il vecchio Maestro (non tanto vecchio poi, aveva l'età mia di adesso...) ha allargato le braccia, come a dire: "Non so che dirti, noi in USA facciamo così".

Però al St Mark's avevo imparato diversamente, **mai** vista una marsupializzazione a Londra.

All'epoca in letteratura c'era poco o niente. Solo un articolo di Ho e uno di Seow Choen secondo il quale la sutura dei bordi della ferita dopo fistulotomia rimpicciolisce la ferita.

Ma... domande: provoca più dolore? Dà rischi di sepsi postoperatoria? Allunga di molto i tempi dell'intervento? Accorcia la guarigione? Altera la continenza?

È per questo che abbiamo fatto un trial prospettico randomizzato (*Colorectal Disease*, 2006): fistulotomia/fistulectomia **senza** marsupializzazione vs. fistulotomia/fistulectomia **con** marsupializzazione.

Ebbene: no, la marsupializzazione non dà più dolore; dimezza la ferita e i tempi di guarigione; non dà più sepsi; non altera la continenza; migliora l'emostasi.

Simili risultati in un trial di Ho et al., che prima ho menzionato, su *Br J Surg* nel 1998, in cui la marsupializzazione era però stata fatta solo dopo **fistulotomia**.

Anche le Linee-guida inglesi (*Colorectal Disease*, pochi anni fa) la consigliano.

Io la faccio così: se parte della ferita è endoanale, metto il primo punto nel canale anale, in genere all'altezza della cripta che ho asportato perché infetta o sede dell'orifizio fistoloso interno (c'è una foto su questo nella

Ascessi, fistole anali e retto-vaginali. Mario Pescatori
© Springer-Verlag Italia 2011

Parte seconda del libro). Prendo con il punto l'epitelio, il plesso venoso sottomucoso (così mi fa da emostasi) e, se ho inciso lo sfintere interno, prendo pochi millimetri dello sfintere esterno sottostante, in genere nella sua parte profonda o superficiale, dipende dal livello della fistola. Stringo il nodo, incaviglio il filo e procedo oltre, verso il basso, entrando col punto successivo sempre nell'epitelio del canale anale a un centimetro dal punto precedente. E così via. A livello della cute, prendo col punto la cute stessa, a circa 3-4 mm dal margine della ferita, poi all'interno prendo il margine distale della parte sottocutanea dello sfintere esterno. Esco, incaviglio e procedo oltre: ancora cute, muscolo ecc.

In genere con un solo filo si riesce a suturare il bordo di tutta la ferita. Se la ferita è ampia, possono occorrere due fili. L'aspetto finale lo vedete nella foto acclusa a questo paragrafo (Fig. 11.1).

La marsupializzazione si può fare anche a punti staccati.

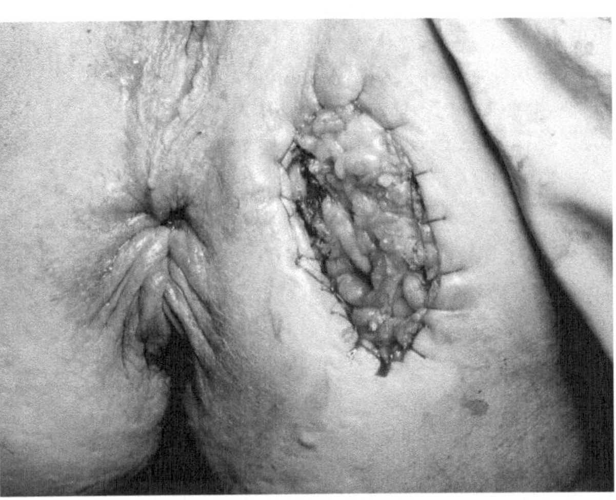

Fig. 11.1 Marsupializzazione della ferita chirurgica esterna dopo fistulectomia (da: Pescatori, Bartram e Zbar [a cura di], *Clinical Ultrasound in Benign Proctology,* Springer 2006)

"Zaffo" **12**

Al termine della fistulotomia avremo in genere una ferita esterna e una ferita interna, comunicanti tra loro, più o meno piccole, a seconda di quanto profonda o alta era la fistola, quanti tramiti, quanti e quali ascessi. Questa ferita sarà stata rimpicciolita dalla marsupializzazione.

Ho l'abitudine di mettere uno "zaffo", di garza iodoformica se c'era pus, di garza imbevuta di Betadine se non c'era pus, di garza grassa alle stimoline se la ferita è piccola e interna. Per evitare che lo zaffo si attacchi ai tessuti e causi sanguinamento alla prima medicazione, lo si può avvolgere in una garza di Tabbotan emostatico, che diventa una sorta di "pastetta" semiliquida antiadesiva dopo 24-48 ore. In alternativa lo si può bagnare bene di fisiologica prima di asportarlo al momento delle prime medicazioni.

Prima di zaffare è importante controllare l'**emostasi**.

Non pensate che il fatto di comprimere con lo zaffo sia sufficiente.

Può esserlo se vi è un minimo sanguinamento a nappo, ma, in caso di piccolo vaso sezionato, beante e non coagulato, l'emorragia si può protrarre nonostante la compressione della garza. O riprendere quando la pressione arteriosa si alza. Non di frequente (due volte) sono reintervenuto per un'emorragia. In un caso tamponando con catetere di Foley, non chirurgicamente quindi, per un sanguinamento vicino al piano intersfinterico, penso dal plesso emorroidario, dopo circa 10 ore, in piena notte.

E in un altro caso riportando la paziente in sala, mezz'ora dopo l'intervento, per suturare il muscolo "sbrecciato" che sanguinava. Si trattava del margine inferiore degli elevatori, dal quale avevo asportato un voluminoso e aderente ascesso cronico ischiorettale. In entrambi i casi non avevo fatto bene l'emostasi e mi ero "fidato" della compressione della garza, cioè dello zaffo. Al tempo del primo sanguinamento non facevo la marsupializzazione.

Un terzo caso è illustrato nella seconda parte. Operato da me, ha sanguinato pochi giorni dopo quando era già a casa. Anche in quel paziente la ferita non era stata marsupializzata.

Ascessi, fistole anali e retto-vaginali. Mario Pescatori
© Springer-Verlag Italia 2011

Se si mettono troppe garze nella ferita o si comprimono troppo, aumenta il dolore postoperatorio. Quindi il mio consiglio è: buona emostasi e **"zaffo leggero"** nel cavo residuo.

Ne fa uno la Sapi Med, si chiama Spongy.

Anni fa tenevo a lungo lo zaffo nella ferita, per settimane. Specialmente, ovvio, se la ferita era profonda. Poi mi sono reso conto che questo causava un ristagno delle secrezioni nella ferita stessa. Ora credo sia bene lasciare lo zaffo all'interno solo per pochi giorni e preferisco poi far tenere la ferita non zaffata, semplicemente coperta da una garza. È chiaro che si dovrà stare attenti a non far chiudere la parte esterna della ferita prima di quella interna.

Consiglio al paziente di eseguire almeno due-tre semicupi al dì, molto accurati dopo l'evacuazione, con acqua tiepida e disinfettanti. Attenzione: l'uso prolungato di Betadine o Euclorina "irrita".

Consiglio di alternarli con Anestin, Anonet, Fertomcidina.

Raccomando al paziente di "strusciare" il fondo della ferita almeno una volta ogni tre giorni, mentre è seduto sul bidet, con una garzina imbevuta di acqua tiepida, piuttosto energicamente, fino a sentire un po' di fastidio o dolore, in modo da asportare batteri, fibrina e detriti dalla ferita stessa e aiutare il processo di granulazione e guarigione. Qualche collega (ad esempio il Dr. Arcanà a Messina) suggerisce al paziente di "sfregare" leggermente la ferita con uno spazzolino da denti.

Naturalmente sarà bene che il chirurgo esegua periodicamente un **curettage** con cucchiaio di Volkmann. Ma non tutti lo tengono in ambulatorio, purtroppo.

Fistulectomia 13

È vero che nei testi c'è scritto che otto o nove fistole su dieci si possono mettere a piatto... ma è anche vero che oggi la tendenza è fare **meno fistulotomie**, come riferisce il gruppo di Abcarian, primo autore Blumetti, su *Dis Colon Rectum*, aprile 2010, in occasione del congresso ASCRS, sulla base di una vasta casistica, oltre 2200 pazienti.

Se pensiamo che la fistulotomia faccia rischiare l'incontinenza è bene eseguire una fistulectomia. Anche perché pare che i pazienti siano più preoccupati di avere incontinenza, che non di rischiare la recidiva della fistola. Lo dice Ellis dopo un'indagine su 74 casi, riferita allo stesso congresso americano. Ricordiamo però che la fistulectomia, rispetto alla fistulotomia, **allunga** i tempi di cicatrizzazione.

Interessante notare che i chirurghi usano di più l'antibioticoprofilassi in caso di fistulectomia. Abcarian, di Chicago, un simpatico chirurgo americano di origine iraniana, uno dei più grandi esperti di fistole anali in USA, arriva a proporre cinque giorni di metronidazolo prima dell'intervento, nel capitolo da lui scritto sul libro di Phillips e Lunniss. Suggerisce anche, in caso di più orifizi fistolosi esterni, di iniziare da quello posteriore, per limitare il fastidio del sangue sul campo operatorio. Come si usa per l'emorroidectomia secondo Milligan-Morgan: il gavocciolo anteriore per ultimo.

In genere, quando mi trovo di fronte a una fistola trans-sfinterica media o alta, faccio una incisione circolare con lama piccola fredda intorno all'orifizio esterno, dopo aver incannulato la fistola con uno specillo. Prendo con una pinza di Kocher **cute e specillo**, così faccio trazione sulla fistola e poi continuo a isolarla dai tessuti circostanti, con le forbici piuttosto che con l'elettrobisturi per non "mascherare" con tessuti coagulati e ustioni gli eventuali tramiti secondari. Comprendo nella resezione anche un po' di tessuto fibrotico, per assicurare meglio la trazione, come suggerito da Lewis (*Int J Colorect Dis*, 1986).

Asporto ovviamente anche l'ascesso perianale e ischiorettale, se ci sono.

Arrivato al punto in cui la fistola attraversa lo sfintere esterno... rallento, guardo bene a che livello sono, ovvero quanto sfintere c'è al di sotto

Ascessi, fistole anali e retto-vaginali. Mario Pescatori
© Springer-Verlag Italia 2011

della fistola, per avere conferma che è giusto risparmiarlo, e isolo un po' (pochi millimetri) il tramite dal muscolo intorno, cercando ovviamente di risparmiarne il più possibile.

Può darsi che a questo punto si incontri l'ascesso intersfinterico, con sepsi acuta o più spesso cronica, da cui è partito il processo patologico.

Notate bene: siamo nel contesto dello sfintere esterno, ma, come scrivevo nella Prefazione, è stato dimostrato da uno studio di Seow Choen pubblicato circa dieci anni fa sul *British Journal of Surgery*, su pezzi anatomici dopo intervento di Miles, che il cosiddetto ascesso intersfinterico si può trovare nello sfintere esterno. Se c'è, lo isolo dal muscolo.

Poi mi fermo. Lascio lì il tratto di fistola isolata fino a quel momento. O, se è stato il caso di "staccarla" ovvero se si è "staccata" spontaneamente, la invio per esame istologico. Da fare sempre, per escludere Crohn, displasia, neoplasia... anche se in genere è uno scrupolo. Metto una garza nella ferita extra-anale (quella della fistulectomia parziale appena fatta) dopo aver fatto emostasi, se necessario. Difficile che si abbiano sanguinamenti importanti; si possono incontrare rami dei vasi emorroidari inferiori, niente di più. Si possono interrompere dei rametti del nervo pudendo, ma non c'è nessun problema per gli sfinteri, che ricevono innervazione anche controlaterale. Il muscolo puborettale poi è innervato anche omo- e controlateralmente dall'alto, dal terzo paio di nervi sacrali che corre sulla culla degli elevatori, ben lontano dalla dissezione.

Uno strumento utile per la fistulectomia, da inserire nella fossa ischiorettale, autostatico, per risparmiare le mani degli aiuti, sono le Selfist, valvette dentate monouso inventate dal Prof. Dodi in collaborazione con Sapi Med. Io adopero spesso un divaricatore autostatico metallico con "dentini" che si usa in genere per la chirurgia vascolare.

O un divaricatore di Eisenhammer, che permette di vedere molto bene la parte esterna degli sfinteri striati, l'apice della fossa ischiorettale e la faccia inferiore dell'imbuto dei muscoli elevatori.

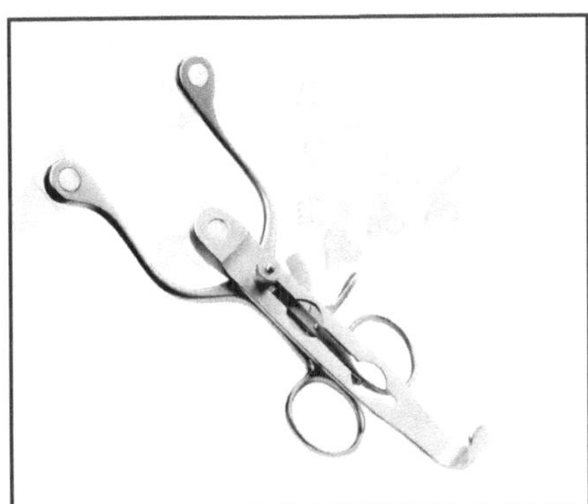

Fig. 13.1 Le valvette Selfist di Sapi Med, ideate per l'intervento di fistulectomia

Criptectomia e drenaggio del piano intersfinterico

14

A questo punto metto il divaricatore anale e inquadro la cripta che, per gli esami preoperatori, per la legge di Goodsall, per le manovre con il colorante e lo specillo o semplicemente per il sospetto all'ispezione iniziale, è sede della sepsi. Ovvero punto all'orifizio interno della fistola.

Anche qui faccio una piccolissima incisione circolare, con l'elettrobisturi questa volta, perché il sanguinamento dal plesso emorroidario altrimenti potrebbe essere copioso, e asporto la cripta patologica. E mi trovo nel contesto dello sfintere interno. Vi sono delle foto nella parte seconda.

Ne rimuovo o ne seziono il tratto distale (una striscia larga 2-3 mm e lunga poco più di un centimetro) dalla linea dentata fino al margine inferiore, come descritto da Parks, allo scopo di drenare adeguatamente il piano intersfinterico che in genere, come sapete, è sede della sepsi primitiva.

Se il paziente è a rischio di incontinenza e se non vedo o non palpo sepsi intersfinterica, evito questa sezione parziale dello sfintere. Inutile dire che, essendo adesso in pieno spazio intersfinterico, all'altezza della cripta patologica, è probabile o possibile che si incontri l'ascesso intersfinterico primitivo. In tal caso lo si asporta.

O, se è "sfumato", poco consistente, lo si "gratta via" col curettage.

Attenzione: come dirò più avanti, la manovra che ho descritto, di incisione o di asportazione di una sottile striscia distale di sfintere interno, che Parks faceva quasi sempre, è dimostrato da una recente metanalisi che può nuocere alla continenza. D'altra parte pare che, non facendola, non si aumenta il rischio di recidive.

"Allora perché ce la spieghi e perché dovremmo farla?" chiederanno i lettori…

Beh, ricordate la Prefazione? Come anticipato, io riporto certezze e incertezze, pro e contro.

Quel che sembrava vero ai tempi di Parks potrebbe non esserlo più oggi, per via di studi fatti dopo di lui. D'altra parte gli studi si possono poi rilevare fallaci… per cui io riferisco e voi elaborate e decidete.

14

Ci si potrebbe regolare così: se il piano intersfinterico, appena sondato attraverso il solco intersfinterico, senza sezione muscolare, appare "vergine", non "bloccato" da sepsi cronica, allora è improbabile che vi siano problemi a quel livello ed è ragionevole non fare la sfinterotomia.

Ma se si avverte sepsi, fibrosi, aumentata consistenza, allora la sfinterotomia va eseguita per un drenaggio adeguato del piano stesso. Dopotutto uno studio di Belliveau (gruppo Parks) su *Dis Colon Rectum* del 1983 riferisce che solo un paziente su 12 sottoposto a sfinterotomia distale ha avuto incontinenza anale.

Fatte queste manovre, mi sono in genere congiunto al tratto di fistola asportato nella dissezione perianale. È questa una fase molto delicata: l'apertura nello sfintere esterno che è stata fatta asportando la fistola deve essere **piccola**, il più possibile, specie se poi si posiziona un setone.

Il motivo è il seguente: se l'apertura è grande, intendo maggiore di 2-3 mm, la discesa del setone potrebbe non essere accompagnata da una chiusura dell'orifizio residuo nel contesto dello sfintere esterno e potrebbe crearsi una nuova fistola, perché nell'orifizio passeranno le feci causando sepsi.

Mi è capitato, purtroppo.

Se invece abbiamo deciso, al termine della fistulectomia, di "fare un flap", ovvero di confezionare un lembo mucoso rettale, allora non è così importante che il "minitunnel" nello sfintere esterno sia piccolissimo: potremo sempre suturarlo o verrà comunque coperto dal lembo.

"Decision making": setone o lembo rettale? 15

Dovrei scrivere forse: setone, lembo rettale, colla di fibrina o "plug"?

Ma degli ultimi due metodi non ho esperienza personale. E non sono in ogni caso ancora ben affermati. E sono costosi.

Ne parlerò comunque in un paragrafo più avanti, citando dati della letteratura.

O dovrei ancora scrivere: lembo **cutaneo** o semplice sutura del tramite fistoloso interno?

Sì, potrei, perché questi due metodi sono stati descritti. Ma sono davvero poco usati.

Veniamo quindi a ciò che si fa abitualmente, in particolare alla tecnica che uso io.

Ricordo che stiamo parlando di fistole **trans-sfinteriche medie e alte**.

Terminata la fistulectomia, se vi è continuità tra cute perianale e lume anorettale, cioè se i due epiteli sono comunicanti, diciamo che, in base alla mia esperienza, le possibilità sono due.

O un setone (tagliente) o un lembo rettale.

Nel caso invece che lume e cute non siano comunicanti (ovvero se non è stato trovato l'orifizio interno e ci si è saggiamente fermati senza creare noi la comunicazione) ci si limita a "zaffare la ferita". Ma non sarebbe male dare un "second look", cioè fare un'EUA, dopo 7-10 giorni.

Dicevo: setone o lembo rettale?

Consideriamo innanzitutto i "pro" e i "contro" delle due opzioni.

Vantaggi del setone: è semplice; economico; si fa in day-surgery o richiede degenza molto breve; non può dare incontinenza grave.

Svantaggi: bisogna seguirlo nel tempo; va "stretto" periodicamente; c'è il rischio che "scenda" troppo velocemente mentre resta un'apertura nello sfintere al di sopra (come dicevo prima e come è illustrato con foto nella seconda parte del libro).

Oppure che "scenda" troppo lentamente, con il rischio che si creino dei recessi, sede di sepsi.

Ascessi, fistole anali e retto-vaginali. Mario Pescatori
© Springer-Verlag Italia 2011

15

Può dare incontinenza lieve da deformità anale e da sezione dell'epitelio sensitivo.

Mi riferisco al cosiddetto "setone tagliente" che discende e seziona con lentezza mentre si crea fibrosi a monte. C'è poi il "setone drenante" come sapete, che si usa nei casi di sepsi acuta o nel morbo di Crohn, che non si stringe e che non "esce". Va asportato quando non serve più.

C'è infine il "setone ayurvedico", fatto di sostanze curative e caustiche, che "brucia" l'epitelio patologico della fistola, che è abbastanza usato in Oriente (nasce in India) e pochissimo in Europa.

Secondo Shukla, rispetto a quello "occidentale" dà meno recidive e meno incontinenza.

Vantaggi del lembo rettale: non si seziona epitelio sensitivo, il che è vantaggioso per la continenza; non ci sono cavità interne; non occorre seguirlo a lungo; non costa.

Svantaggi: bisogna saperlo fare bene; le deiscenze non sono rare (20-30% in mani esperte); la degenza può essere più lunga; il paziente va osservato attentamente per sette-dieci giorni.

Vediamo che cosa ci dice la letteratura, sempre secondo Malik e Nelson, *review* sistematica del 2008. Tre trial ben condotti da considerare. Tutti e tre escludono le fistole di Crohn. Tutti e tre riguardano fistole alte e/o complesse.

Il primo: su *Techniques*, nel 2005. Risultati: cicatrizzazione, incontinenza e recidive simili in frequenza con o senza lembo, ma non rettale, bensì di anoderma. Ecco perché si usa più il lembo rettale che quello cutaneo, perché quest'ultimo non dà vantaggi particolari.

Il secondo: Perez et al., *Am J Surg* 2006. Lembo rettale vs. fistulotomia e ricostruzione sfinteriale. Idem, risultati simili.

Il terzo: lembo rettale da solo vs. lembo rettale più una sponge imbevuta di antibiotici. Pure questo nessuna differenza significativa.

Ma, come avete letto, nessuno dei tre trial confronta il lembo rettale col setone.

C'è un quarto trial, di Zbar, l'amico Andrew Zbar, che confronta invece proprio il lembo rettale con il setone tagliente nelle fistole trans-sfinteriche alte. Ecco: questo è più interessante. Lo trovate su *Techniques*, nel 2003. Le differenze ci sono, ma non significative: cicatrizzazione in 14 (lembo) vs. 12 settimane; recidive 11% (lembo) vs. 6% (setone); incontinenza 5% (lembo) vs. 12% (setone). Beh, peccato che siano "solo" 34 casi, magari con più pazienti poteva risultare che il lembo preserva di più la continenza. D'altra parte è stato inventato per questo.

Attenzione: nel lavoro di Zbar i pazienti **non** avevano subito una sfinterotomia interna (o sfinterectomia parziale a striscia, la manovra di

Parks). Ecco il perché del minor numero di incontinenze, probabilmente.

Allora, torniamo al titolo del paragrafo: la **decisione setone o lembo**; come si prende?

Io mi regolo così: se non posso tenere ricoverato il paziente o non posso controllare personalmente la sutura della plastica rettale entro sette-dieci giorni, oppure se c'è del pus (ascesso acuto) oppure se c'è proctite **non** faccio il lembo.

Se è un paziente a rischio d'incontinenza o non può tornare ogni due settimane per i controlli o se la breccia nello sfintere esterno dopo fistu-lectomia è troppo ampia, **non** metto il setone.

16

Una specie di setone stretto intorno allo sfintere lo usava anche Ippocrate (lino e crine di cavallo) nel 500 avanti Cristo. E un secolo prima lo usavano i medici indiani, imbevuto di sostanze medicamentose, come ho scritto prima, una sorta di fistulotomia e fistulectomia lenta combinata. Pensate... la medicina tradizionale orientale! Ho provato a farlo importare da Mumbai tramite una ditta italiana, senza successo.

Ma veniamo a noi. Uso in genere un filo di seta, zero o due zeri. La seta è intrecciata, fa reazione cioè fibrosi ed è quello che vogliamo. Tuttavia c'è chi usa il nylon e c'è chi, leggete un articolo di Bulent Mentes, turco, su *Techniques*, usa un dito di guanto. E chi usa caucciù. O Silastic.

Autori importanti *extra*-St Mark's, ad esempio Mike Keighley, allievo di Alexander Williams a Birmingham, e Norman Williams, allievo di John Goligher a Leeds, usano (e suggeriscono di usare, nel loro libro) un laccio di gomma, che stringono man mano col metodo della legatura elastica.

Vi racconto cosa faccio io.

Seziono la cute, per cui il setone viene stretto intorno allo sfintere. Moderatamente, se no fa male e "scende" troppo in fretta. C'è chi lo attacca con un cerotto alla radice interna della coscia (lo illustra in una figura Gathwright, su *Perspectives in Colon and Rectal Surgery*, anni Novanta).

Non appendo assolutamente nulla al setone per aumentare la trazione, darei dolore al paziente o rischierei lacerazioni. Ahimè, in un ospedale romano c'è chi attacca (o attaccava) al setone una boccia di flebo penzolante dalla spalliera distale del letto! Tortura medievale...

Ogni due settimane stringo il setone.

Come?

Vedo il paziente in ambulatorio, in posizione di Sims, cioè sul fianco sinistro (scusate se dico cose ovvie, meglio dire che non dire). Occorre tranquillizzarlo, eventualmente fargli o farle mettere pomata di Emla mezz'ora prima sull'ano e nel canale anale, o metterla personalmente e aspettare. Una fiala di Toradol e qualche goccia di Lexotan se è un paziente eretistico. Meglio farsi aiutare da un'infermiera o un collega.

Ascessi, fistole anali e retto-vaginali. Mario Pescatori
© Springer-Verlag Italia 2011

Servono due pinze sottili di Kelly (o di Mixter). Meglio ancora due Mosquitos. Con una si prendono i capi del nodo del setone e si tira, piano se no fa male. In questo modo il nodo che abbiamo fatto due settimane prima si distacca dai tessuti e si crea una lacuna, uno spazio tra nodo e sfintere. Si chiude l'altra Kelly alla base dei due fili tirati, rasente al perineo, e poi si lega un filo di seta o di altro materiale alla base della pinza.

Automaticamente il setone sarà stretto.

Questo metodo si chiama della "legatura sequenziale". Ce ne sono altri, io uso questo.

Attenzione però: c'è un "timing" diciamo… variabile, nello stringere il setone. Va stretto se a monte si è creata fibrosi. Se c'è ancora una lacuna muscolare a monte, il setone non va stretto.

Se mettete uno o più setoni dovete essere pronti, nei casi difficili o complicati, a fare una o più EUA al paziente. Ci vuole quindi una certa organizzazione.

Raramente il setone "esce" da solo. Spesso si arresta a pochi millimetri dal margine distale dello sfintere esterno. In tal caso si fa una piccola sezione di muscolo per asportarlo, in anestesia locale. Al massimo si "sacrifica" qualche fibra della parte sottocutanea dello sfintere esterno, il che influisce poco o niente sulla continenza. La manovra è mostrata in una foto nella seconda parte.

I risultati del setone "tagliente"?

Buoni ancora adesso. Lo dimostra la casistica di Abarca et al., di Chicago, presentata all'ultimo congresso della ASCRS e pubblicata come *abstract* sul numero di aprile 2010 di *Dis Colon Rectum*. Su 65 casi di **fistole complesse**, solo il 10% di recidive. Nove su dieci guariti, quindi. E solo un caso di incontinenza alle feci solide. Ma attenzione: il chirurgo e il paziente devono saper aspettare: il tempo medio di guarigione della ferita è stato di circa tre mesi!

Se avete di fronte un paziente con ascesso acuto e mettete un setone nel tramite fistoloso, lasciatelo largo e stringetelo solo quando la fase acuta si è risolta.

Quanta parte dello sfintere esterno viene in genere compresa nel setone? **Poco più di metà.**

Quanto ci mette il setone ad "uscire"? **Circa un mese e mezzo.**

Ce lo dicono Goldberg e Garcia-Aguilar in un capitolo scritto per il libro di Phillips e Lunniss.

Ma non è che deve necessariamente passare tanto tempo… Altri autori riferiscono una permanenza del setone più breve, da due giorni a due settimane. Dipende ovviamente dalla quantità di muscolo preso (leggete a proposito, se volete, i lavori di Hanley, 1978; Culp, 1984; Ustynosky et al., 1990).

17

Serve in genere per drenare un ascesso cronico, nel morbo di Crohn. O per "marcare" il decorso del tramite principale di una fistola operata d'urgenza quando c'è un ascesso acuto, in attesa di "tornarci" poi sopra quando c'è meno edema e il pus è stato eliminato (la tattica di Hanley).

Si usa spesso, come suggerisce Rosa, che di questa chirurgia se ne intende e parecchio, nelle fistole a ferro di cavallo, come risulta da un suo articolo su *Techniques in Coloproctology* del 2006.

Non occorre sezionare la cute alla base. Si lascia anche mesi. Talvolta anni, nelle fistole di Crohn. Nel Crohn è bene usare un filo di Silastic o caucciù, anallergico. Parks insisteva molto su questo. Phillips nelle fistole alte usa quasi sempre il setone lasso (Ethibond) e ha avuto solo un caso (su 28) di incontinenza ai gas.

Ellis e collaboratori, di Mobile, Alabama, sul numero di maggio 2010 di *Diseases of the Colon and Rectum*, descrivono un tipo di "setone" drenante fatto dall'associazione di due drenaggi di plastica, Penrose e Jackson Pratt, che ha il vantaggio di permettere al paziente delle auto-irrigazioni, allo scopo di mantenere detersa la ferita chirurgica e ridurre il rischio di sepsi.

Mobile… Alabama, USA… Quel che mi fece molta impressione, essendo io abituato a vedere un paesino dopo l'altro viaggiando per l'Italia, fu che da New Orleans a Mobile, per quasi mille chilometri, non vidi mai le case di un borgo, una frazione, una cittadina. Niente. Mi direte: che c'entra con le fistole anali? C'entra, perché a New Orleans ero appena stato ad un congresso della Società Americana dei Chirurghi Colorettali e avevo sentito diverse presentazioni sull'argomento.

Chi fa questa chirurgia sa che la gestione del setone non è cosa facile, specie a distanza, se coinvolge altri colleghi che, per quanto dedicati e volenterosi, esiteranno giustamente a fare manovre drastiche in pazienti che non sono stati operati da loro.

Da tener presente che, secondo uno studio di Garcia-Aguilar pubblicato nel 1996 sul *Br J Surg*, la cosiddetta "staged fistulotomy", ovvero quella che si fa usando un setone drenante, lasciandolo "lavorare" a tappe e

Ascessi, fistole anali e retto-vaginali. Mario Pescatori
© Springer-Verlag Italia 2011

controllandolo più volte in EUA, non è più efficace della fistulotomia con il setone tagliente descritto nel precedente paragrafo.

C'è un bel lavoro sul setone drenante (di seta o di nylon) accompagnato o meno da un catetere a fungo, il depezzer. È stato scritto da due australiani, Thornton e Solomon, di Sydney. Ventotto pazienti con morbo di Crohn, seguiti per 13 mesi. In totale 43 fistole complesse. Il 21% ha avuto recidive o nuova sepsi e l'11% è stato rioperato, ma **nessuno** ha presentato un peggioramento della continenza.

Nota interessante per gli ecografisti: un fattore prognostico negativo è stato lo **spessore** dell'epitelio del canale anale all'eco endoanale con sonda rotante. Questo non lo sapevo e d'ora in poi ci farò caso prima di operare il paziente.

Chi ha scritto cose interessanti sull'associazione di fistulotomia e setone lasso "a tappe" sono gli israeliani di Haifa, Tel Aviv, Holon e Znfin. Tra essi un paio di amici, Rabau e Ziv, opposti come carattere: mansueto il primo, dirompente il secondo.

La loro casistica è di 77 pazienti con fistole complesse: 107 interventi in 60 casi di fistole aspecifiche, 29 interventi in fistole di Crohn. Dopo due anni le recidive erano del 47% nei non-Crohn e di 40% nei Crohn. Non poche quindi, come ammettono gli stessi Autori.

In compenso solo 6 casi di incontinenza: meno del 10%.

Vedete, cari lettori, come emerge un dato già notato più volte **per le fistole complesse**.

Se la continenza postoperatoria è buona le recidive sono tante.

E viceversa (esempio clamoroso le zero recidive di Parks col 39% di incontinenza).

Fanno eccezione rare casistiche, come quella di Kaiser su *Techniques* 2009 per gli ascessi a ferro di cavallo, in cui sia i risultati in termini di sepsi che quelli in termini di funzionalità sono ottimi.

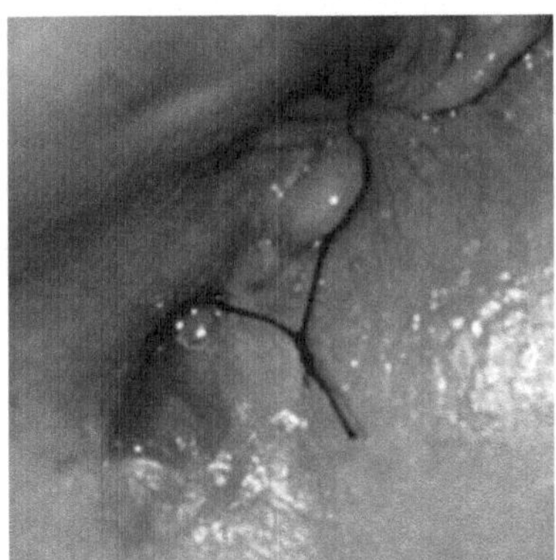

Fig. 17.1 Setone drenante per fistola trans-sfinterica in una paziente con morbo di Crohn

Lembo di avanzamento rettale

L'ho illustrato a fine paragrafo in una sequenza di figure con i colori del melone e del cocomero, visto che sto scrivendo questo libro d'estate…

Il proctologo che opera incontinenza, stenosi, esiti di traumi e di radioterapia, tumori, prolassi e fistole complesse… quello che io chiamo "il Proctologo con la P maiuscola", ebbene, io credo debba avere delle cognizioni di **chirurgia plastica**.

Il lembo rettale è stato descritto per la prima volta da Noble nel 1902 per una fistola retto-vaginale. Elting nel 1912 ne ha puntualizzato i principi. Poi ne ha ampiamente scritto Laird, un nemico del setone, nel 1948. E infine, meglio ancora, Aguilar nel 1985 ha riferito i buoni risultati della sua casistica di quasi 200 pazienti.

Ci sono, come ben illustra Tracy Hull su *Perspectives* 1999, diversi tipi di lembo.

Quello curvilineo, quello lineare e quello "sleeve" circonferenziale, che faceva Fazio per coprire le brecce di vari tramiti fistolosi e che ha mostrato anche Robin Phillips, il quale arriva a fare una sorta di Delorme, abbassando un cilindro completo di mucosa (ma ha fatto solo due lembi mucosi su 84 fistole alte). **Ciò che è essenziale**, come sottolineano Soltani e Kaiser in un *Current Status* su *Dis Colon Rectum* del 2010, è che il margine inferiore del lembo venga suturato **al di sotto** della linea dentata.

Tracy Hull, che ora lavora a Cleveland, suggerisce di mettere sempre il catetere vescicale e sconsiglia l'anestesia locale. La chirurga americana, una alta, simpatica, sorridente e di buona conversazione, ha pubblicato assieme a Fazio, suo mentore alla Cleveland Clinic, descrivendo agli inizi degli anni Novanta su *Dis Colon Rectum* anche altri tipi di lembo. Ad esempio uno è un lembo doppio, longitudinale, da fare quando l'orifizio fistoloso è alto o quando la breccia dopo fistulectomia, che lei sutura sempre, è alta e ampia.

Sul lembo qualcosa ho imparato al St Mark's, qualcosa guardando in giro: Marti e Roche a Ginevra, altri colleghi in video, tra cui Tibor, un simpatico e mite slovacco di Nitra.

Ascessi, fistole anali e retto-vaginali. Mario Pescatori
© Springer-Verlag Italia 2011

Mi "tengono" sette-otto lembi su dieci (sei su dieci nelle fistole retto-vaginali). Sono gli stessi risultati riferiti da Phillips e Lunniss nel loro libro. Altri autori riportano risultati positivi dal 55 al 98% dei casi (Kodner, Sonoda). In particolare Soltani e Kaiser ("Stato dell'Arte" su *Dis Colon Rectum* 2010), dopo aver esaminato 1654 pazienti e 35 studi con un follow-up da uno a 168 mesi, riferiscono un successo dell'81% in caso di fistola criptoghiandolare, del 64% in caso di fistola di Crohn. Ci sono quelli bravi-bravi o fortunati-fortunati, come Tyler et al. (*Dis Colon Rectum* 2007), che nei loro lembi rettali hanno avuto deiscenze zero e guarigione del 100%. Ma i casi erano pochi: 26.

Il lembo rettale sembrerebbe l'ideale per preservare la continenza: non si asporta l'epitelio sensitivo al di sotto della linea dentata, non si rischia deformità anale come col setone. Tuttavia lo stesso Aguilar riferisce che il 15% dei suoi pazienti ha avuto difetti della continenza e Soltani e Kaiser, nella loro *review*, confermano: 13% (e 9% nel Crohn).

Ma Tracy Hull riporta suoi studi manometrici che hanno rilevato solo una lieve riduzione del tono di base nel canale anale negli operati di lembo rettale e riferisce che il deficit della continenza è trascurabile e che anzi vi sono talvolta dei miglioramenti.

Il fatto è questo: l'incontinenza che si può avere dopo lembo rettale **non** è dovuta al lembo, che anzi alla continenza "fa bene" perché permette di evitare la messa a piatto (cioè la sezione dello sfintere striato) e di conservare l'epitelio sensitivo, **ma** all'uso prolungato di certi tipi di divaricatore anale. Lo ha dimostrato Schouten nel 1999, su *Dis Colon Rectum*, valutando in 35% l'incidenza dei disturbi della continenza dopo impiego prolungato di divaricatore di Parks.

Mentre il dato cala nettamente se si usa il Lone Star.

Mi spiace per l'eredità del Maestro... ma il divaricatore di Parks è meglio lasciarlo nel cassetto.

O usarlo per divaricare la vagina nelle fistole retto-vaginali.

Fumare riduce la vascolarizzazione del retto e "fa male al lembo" perché aumenta il rischio di deiscenze (lo dimostrano almeno due lavori, uno di Zimmerman et al. sul *Br J Surg*).

Cosa faccio in caso di **deiscenza** della sutura?

Se cedono uno o due punti poco male, continuo dieta povera di scorie e Imodium (loperamide) o Stopper (caolino). Il paziente non evacua, mette una pomata o un gel o una garza cicatrizzante nel canale anale (Vulnamin, Cicatrene, VEA olio base, Colostrum o Fitostimoline) oppure prende per os il nuovo Abound della Abbott, e in genere le cose si sistemano.

Se la deiscenza è più importante e durante l'evacuazione escono feci dalla ferita perianale o si sporca di feci la garza poggiata sulla ferita, semplicemente "trasformo" il lembo in un setone.

Metto cioè un setone nel "tunnel", chiamiamolo così, dell'ex-fistola, dopo aver fatto, in anestesia locale, in ambulatorio, una piccola incisione cutanea, perché il setone va stretto intorno al muscolo e non intorno alla pelle.

In un paio di pazienti in cui pensavo che il lembo fosse a rischio, ho predisposto il setone già durante l'intervento di lembo rettale. Se volete vedere le immagini cercate su *Techniques* di qualche anno fa una "Last image" a firma Pescatori, Mungo e Guarino.

Nulla vieta tuttavia un "re-do flap".

Se fallisce il primo lembo se ne può costruire un altro. Su questo la letteratura è chiara.

Beh, ho anticipato la gestione delle complicanze...

Ora un passo indietro: ecco come faccio il lembo di avanzamento rettale. Guardate le figure "del melone e del cocomero".

Con il divaricatore anale inserito, senza "stirare" troppo gli sfinteri, cerco di avere una buona esposizione del canale anale e del retto distale, dalla parte dove si trovava l'orifizio fistoloso interno. In genere posteriormente. Poco al di sopra dell'anello anorettale, faccio una incisione curvilinea con la concavità verso l'alto. Probabilmente è meglio usare il bisturi freddo per non ischemizzare il lembo. L'incisione è profonda circa 3-4 mm e comprende mucosa, sottomucosa e una parte della **muscolatura** del retto. Per motivi di buona vascolarizzazione, la base del lembo che io costruisco è nettamente più larga dell'altezza, diciamo 3-4 cm per 2,5 al massimo.

Per lo stesso motivo cerco di usare poco la diatermocoagulazione per l'emostasi. Con del due o tre zeri di vicryl, possibilmente con un ago T2, T3 Ethicon, ago rinforzato per meglio reggere la torsione, ancoro il lembo, preso a tutto spessore, al margine superiore della parte sottocutanea dello sfintere esterno, controllando che non vi sia tensione.

Se usate il Fansler o il Ferguson o l'Eisenhammer potete lasciarli inseriti, se usate il The Beak di Sapi Med arretratelo di molto. Essendo chiuso all'estremità, altrimenti tiene il lembo spinto in alto e non lo fa scendere bene. Ricordate che esistono due calibri di The Beak, usate il migliore per il paziente.

Passo un punto ogni 0,6-0,8 cm. Anche lateralmente. Prendo con il punto quasi mezzo centimetro di sfintere e quasi un centimetro di lembo rettale. Poi controllo l'integrità della sutura.

Potreste chiedervi: prima di ancorare il lembo, che fare con la breccia che è residuata nello sfintere esterno dopo la fistulectomia? In genere gli Autori pubblicano figure in cui la breccia viene suturata, ad esempio Withlow e Gathright scrivono su *Perspectives* nel 1996 che la breccia va chiusa.

Lo aveva scritto anche Fazio, con Jones e Jagelman, nel 1987, su *Dis Colon Rectum*.

Potremmo ben fidarci… *"ipse dixit"*, Fazio è un'autorità e le sue casistiche alla Cleveland Clinic, Ohio, erano impressionanti. Ricordo una mia visita lì nel 1979. In un giorno a Cleveland vidi i casi che avevo visto in una settimana al St Mark's e in un mese al Policlinico Gemelli.

Ma mi ha colpito un articolo di John Goligher intitolato "Scetticismo in chirurgia", su *Perspectives* di 13 anni fa circa. Non tutto va preso per buono, dice il vecchio Maestro.

E allora consentitemi un dubbio.

Non so se questa breccia muscolare della ex-fistola sia meglio chiuderla o lasciarla aperta, nel senso che non mi risulta sia stato fatto un trial prospettico randomizzato in materia. Ho l'impressione, basata su alcuni casi, che se la si sutura "ermeticamente" si potrebbe "intrappolare" qualche residuo di sepsi tra i punti. Sapete… per fare un richiamo alla chirurgia oncologica, quando resta una breccia nella muscolare del retto dopo l'escissione transanale di un tumore, c'è chi dice: non suturate la breccia per non intrappolare cellule neoplastiche e causare recidive.

Perciò negli ultimi tempi evito la sutura, che invece verrebbe naturale fare.

A meno che la breccia non sia particolarmente larga, diciamo più di un centimetro. In questo caso metto uno o due punti per restringerla. Sono impressioni… non vi è nulla di "evidence based".

Con questa tecnica che vi ho descritto, essenzialmente quella standard con alcuni accorgimenti maturati nel tempo, ho costruito oltre 50 lembi rettali e ho avuto una dozzina di deiscenze (scusate la non assoluta precisione dei numeri, avevo messo le mani avanti nella Prefazione… L'ultimo follow-up sistematico sui miei lembi risale a cinque anni fa e non l'ho aggiornato).

In uno dei casi con deiscenza semitotale ho dovuto fare una sigmoidostomia temporanea, che sta per essere chiusa. Ecco un caso in cui ho rimpianto di non aver avuto a disposizione il "plug".

Una sola volta il setone che ho messo dopo il cedimento del lembo non ha funzionato e ho mandato la paziente a un collega (Altomare) per una iniezione ambulatoriale di colla di fibrina nel tramite residuo. Ho telefonato a Donato e ho saputo che la ferita della paziente si è cicatrizzata senza bisogno di iniettare il Tissucol. Meglio così.

È bene "cementare" il lembo con qualche sostanza? No, meglio non farlo.

In letteratura esistono almeno due lavori recenti, uno dei quali pubblicato da Alexander et al. su *Techniques* del 2008, che riportano **insuccessi** con la combinazione di lembo rettale e Tissucol.

Infine, sul lembo: attenzione a come **medicate il paziente**.

In genere la ferita esterna perianale va generosamente irrorata con acqua e Betadine o Euclorina, talvolta irrigata "schizzando" nella cavità il contenuto di una siringa. Ebbene, se è stato confezionato un lembo rettale, il nostro generoso getto di liquido farà pressione e rischierà di provocare una deiscenza della sutura endoanale.

A conclusione del paragrafo sul lembo rettale, vi ricordo che "i giochi non sono ancora fatti" su quale sia il "**gold standard**", se "il lembo o la colla o il tappo".

La *review* di Soltani e Kaiser termina con queste parole: "i dati sul lembo di avanzamento rettale hanno un basso livello di evidenza".

È di 4 (il massimo è 1).

Però un po' di evidenza c'è… Al momento dunque il chirurgo e in particolare il proctologo devono saperlo fare.

E nel modo giusto.

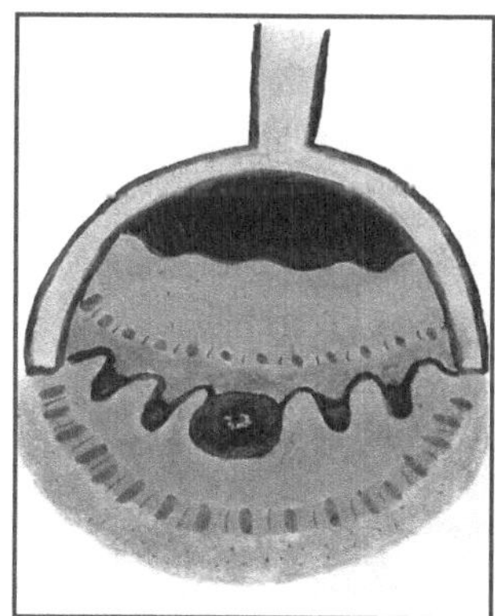

Fig. 18.1 a Campo operatorio con paziente in posizione litotomica e un divaricatore di Fansler inserito nell'ano-retto. Dall'alto si osservano: il lume rettale (*nero*), la mucosa del retto distale (*rosa*), l'anello anorettale (*punteggiato*), la porzione alta del canale anale (*arancione scuro*), le papille anali con le cripte e, al centro, l'orifizio fistoloso interno (*nero*), la parte distale del canale anale (*arancione chiaro*), la rima anale (*tratteggiata*) e la cute perianale (*arancione-rosa*)

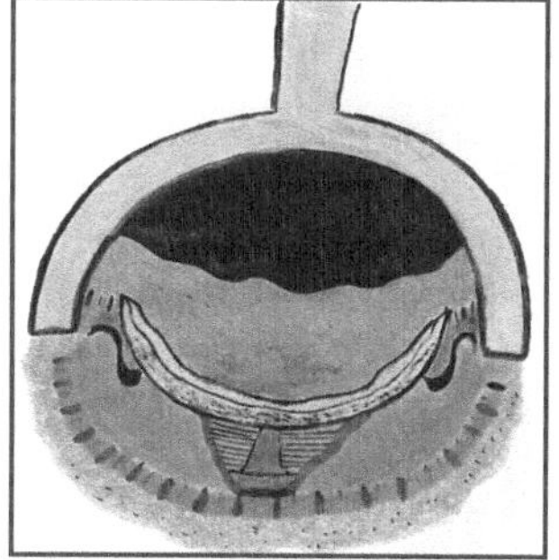

Fig. 18.1 b Il lembo rettale è stato preparato. Si noti che non è a forma di "lingua" ma a forma di "sorriso", con la base nettamente maggiore dell'altezza, in modo che sia ben vascolarizzato. È composto di mucosa, sottomucosa e una porzione della parete muscolare. Il piano intersfinterico è stato esplorato e drenato con una sfinterotomia interna posteriore distale. Al di sotto delle fibre muscolari sezionate si osserva la parte superficiale dello sfintere esterno; al di sotto ancora la parte sottocutanea (*rosa*). Più in basso la rima anale

18

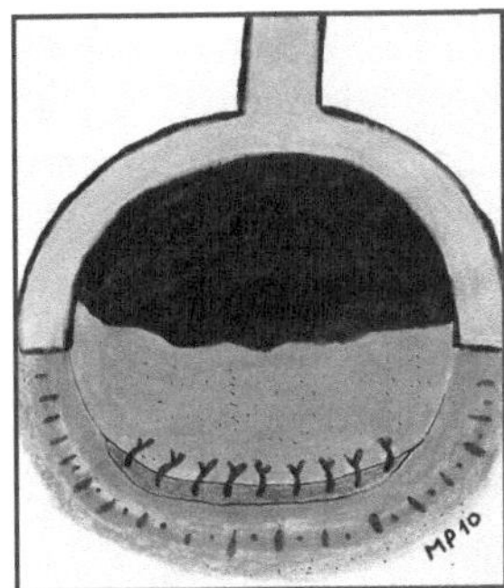

Fig. 18.1 c Il lembo è stato suturato senza tensione, con punti staccati a lento riassorbimento, al margine superiore della parte sottocutanea dello sfintere esterno, al di sopra della rima anale

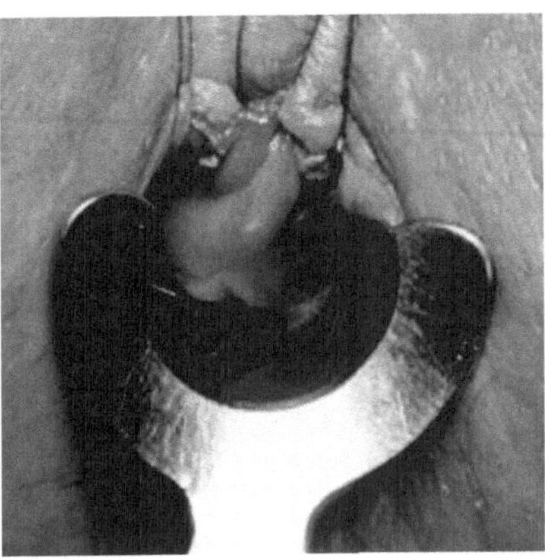

Fig. 18.2 Paziente in posizione litotomica. Il lembo rettale, in questo caso anteriore, è stato suturato al margine prossimale della parte sottocutanea dello sfintere esterno (da: Pescatori, Bartram e Zbar [a cura di], *Clinical Ultrasound in Benign Proctology,* Springer 2006)

Vecchie e nuove alternative al setone e al lembo rettale nelle fistole trans-sfinteriche

19

19.1
"Re-routing" della fistola: da trans- a intersfinterica

Metodo descritto al St Mark's da Mann e Clifton nel 1985 per le fistole trans-sfinteriche alte, quelle che non si possono mettere a piatto pena l'incontinenza. È un'alternativa al setone e al lembo rettale. Consiste nello "spostamento" (del tratto della fistola che attraversa gli sfinteri) al piano intersfinterico, senza sacrificio definitivo dello sfintere esterno.

Il tragitto fistoloso viene prima marcato con un setone che farà da guida.

Poi si inizia la fistulectomia "a carota" a partire dall'orifizio interno, come descritto nel paragrafo della fistulectomia. Fino a isolare la fistola dal muscolo striato che essa attraversa.

Se necessario, ovvero se non si riesce a isolare bene il tramite trans-sfinterico, si divide lo sfintere esterno, temporaneamente, quel che basta per "spostare" appunto la parte extrasfinterica della fistola che l'attraversava. La si sposta medialmente e la si colloca nel piano intersfinterico. Poi si sutura lo sfintere esterno, cioè se ne ricostituisce l'integrità. A questo punto la fistola è diventata intersfinterica, per cui la si tratta come tale. Ovvero si mette a piatto il piano intersfinterico e la si finisce di asportare.

Non ho esperienza personale con questo metodo che è interessante, direi ingegnoso, ma può implicare una sezione e sutura dello sfintere striato che credo poi sia a rischio di cedimento del passaggio delle feci.

Il metodo di Mann è stato adottato in qualche centro, ma grandi casistiche non ce ne sono.

Charles Mann, lo ricordo bene...

Era uno degli "anziani" Consultants. In UK i Consultants sono come da noi i Primari, con la differenza che non ce ne sono uno o due per ospedale, ciascuno a capo di una separata Divisione, che so, di 20 o 30 o 40 letti. No, al St Mark's, con i suoi 90 letti, ce n'erano cinque. Charles Mann era, nell'era pre-Parks, il più importante con Ian Todd. Ed era l'unico che fosse non **cortese** ma **cordiale**. Il tutto con un "look" a metà tra il bonario parroco di campagna e l'aristocratico inglese in missione archeologica sul Nilo. Ma al tavolo operatorio aveva una mano pari se non più abile degli altri: gesti lenti, piani scollati esangui con perizia, metodico.

Era il contrario di Ian Todd, che pareva un etereo Sommo Sacerdote del Tempio intento in pratiche divinatorie, muto e assorto, e mai lo avresti incontrato alla mensa dell'ospedale a fine seduta per scambiare due chiacchiere.

O di Peter Hawley, che in cinque ore era capace di levare colon, mezzo pancreas, mezzo fegato e poi fare un'anastomosi a mano tirando i fili tipo marionette di Podrecca nella profondità dello scavo pelvico (era l'epoca pre-stapler circolare). Il tutto senza una piega, un rimprovero, una scossa emotiva.

No, invece Charles Mann, lo "spostatore di fistole", era un compagnone.

19.2
Colla di fibrina e "plug"

Alternative più moderne e più costose, ma non per questo più efficaci, al setone e al lembo rettale.

Volendo sintetizzare: danno ben **più recidive** ma molta **meno incontinenza**.

Su *Techniques in Coloproctology* di un paio d'anni fa c'è una *review* di autori inglesi sull'uso di colla di fibrina, in genere Tissucol. La nostra Società, la SICCR, ha anche condotto un trial multicentrico, coordinato da Donato Altomare, che in questo libro illustra due suoi casi clinici.

Il successo del Tissucol varia dal 30 al 70% nei vari articoli. Mi riferisco all'esperienza di Tyler et al., *Dis Colon Rectum* 2006 e di Loungnarath et al., *Dis Colon Rectum* 2004.

Tre, almeno fino al 2008, i trial randomizzati con ampie casistiche che confrontano la colla di fibrina con altri metodi convenzionali: Cintron et al., *Dis Colon Rectum* 2000; Patrlj et al., *Dig Surg* 2000 e Sentovich, *Dis Colon Rectum* 2003.

Nessuno di questi riferisce buoni risultati a lungo termine, cioè oltre 28 mesi.

In sostanza, come sottolineano Adams et al., americani, nella conclusione del loro articolo su *Dis Colon Rectum* dell'ottobre 2008, la colla di fibrina guarisce il 50% delle fistole con buoni risultati sulla continenza.

Risultati simili in uno studio israeliano, primo autore Zmora, sempre su *Dis Colon Rectum,* ma nel 2005: 60 pazienti con fistole anali complesse criptogenetiche, completa guarigione della fistola nel 53% e miglioramento nel 23% dei casi. Otto pazienti sono stati sottoposti due volte al trattamento.

Nessun caso di incontinenza anale dovuta all'intervento, questo va sottolineato, ma quattro volte su dieci vi sono stati "eventi avversi" (sapete, non solo complicanze, ma malfunzionamenti ecc.).

La maggior parte di questi comunque si sono risolti spontaneamente.

Come dicevo nella Prefazione, non ho esperienza personale, se non in un paio di casi. Il metodo è relativamente costoso. Ha il vantaggio di essere semplice e innocuo (come si dice... "male non fa") e può essere usato in ambulatorio, quindi c'è chi lo considera una prima opzione nelle fistole trans-sfinteriche medie e alte, quando non è il caso di fare una fistulomia per evitare l'incontinenza.

Il tramite non deve però essere breve e non vi devono essere ascessi concomitanti. Il che è ben raro. O meglio, gli ascessi devono essere drenati o asportati chirurgicamente.

Il "plug", invece, lo conosco per aver letto su quello della Cook e aver visto e toccato quello della Gore. È una sorta di "tappo" o meglio "striscia" o "barretta" di materiale che varia a seconda della ditta (quello della Cook è biologico, quello della Gore è sintetico, entrambi sono bioassorbibili al 100%). Viene inserito nel tramite, trans-sfinterico in genere, in modo da "riempirlo" o "chiuderlo". L'estremità prossimale si sutura all'epitelio del canale anale.

Ora la Gore fa un nuovo modello che pare un polipo o una medusa perché ha una testa, piatta per la verità, che simula un lembetto rettale circolare, e una coda "multi-plug" usabile per tramiti multipli o per uno solo, accostando tutti l'uno all'altro in poco spazio.

A seconda delle varie esperienze (in questo libro ci sono foto di campi operatori di Carlo Ratto, che mi parla bene del "device") il "plug" può dare successi da una fino a otto volte su dieci.

Otto su dieci anche nelle fistole di Crohn, scrivono O'Connor et al. su *Dis Colon Rectum* 2006, follow-up mediano di 10 mesi su 20 pazienti. Risultati migliori nei tramiti singoli piuttosto che nelle fistole complesse. Buoni risultati, ma attenzione, il "senior author", come onestamente scrive, prende percentuali dalla Ditta sui "plugs" usati.

Per saperne di più leggete gli articoli di Champagne et al., su *Dis Colon Rectum* 2006; oppure di Ellis et al., sempre su *Dis Colon Rectum*, ma nel 2010. Secondo Wexner si ha successo col "plug" cinque volte su dieci. Pur

19

se costoso, ma non troppo, può essere usato come prima opzione in casi selezionati, essendo davvero mini-invasivo.

C'è un articolo che vi consiglio di leggere. Viene dall'Università di Minnesota ed è firmato, tra gli altri, da Goldberg e Madoff. Si riferisce a 64 "plug" usati in una cinquantina di pazienti con fistole anali complesse, seguiti per sei mesi. Ebbene, il 43% sono guariti e gli insuccessi sono stati più frequenti quando le fistole coinvolgevano larga parte dello sfintere esterno. Precisiamo: per "insuccessi" in questo caso si intende più spesso la persistenza della fistola (ad esempio per dislocazione del "plug") che non vere recidive (solo cinque a Minneapolis). Follow-up breve e risultati non eccelsi quindi. Però si trattava di fistole complesse, quasi tutte trans-, alcune soprasfinteriche. Buona, come ci si aspettava, la continenza post-operatoria.

Vi riferisco di uno studio in cui sono stati confrontati "plug" (della Cook) e colla di fibrina.

Primo autore Eric Johnson, *Dis Colon Rectum* 2006: fistole trans-sfinteriche alte non di Crohn, 25 pazienti, 10 con colla di fibrina e 15 con "plug". Anche qui il "senior author" ha ricevuto percentuali dalla Ditta (almeno lo dicono; sapeste quante volte succede e non viene dichiarato…).

Erano comprese anche fistole a ferro di cavallo.

Follow-up breve. Risultati: **meglio dopo il "plug"**.

Una recentissima review sistematica apparsa su *Colorectal Disease* nell'ottobre 2010, scritta da Garg et al., ha esaminato 25 studi, di cui 12 considerati ben fatti, per un totale di 317 pazienti. In caso di fistole complesse, studi prospettici hanno riferito un successo che oscilla dal 34 all'87% dei casi; nel Crohn dal 29 all'86%; in pazienti con più tramiti fistolosi, dal 20 al 71%. Tra gli inconvenienti riportati: la formazione di ascessi (11 su 108 casi ovvero il 10%) e la fuoriuscita del plug (42 su 232 pazienti, ovvero il 19%). Mi sembrano risultati più che discreti, se consideriamo lo scarso rischio di incontinenza, peraltro qui non valutata in dettaglio. Anche secondo questi autori che, fatto positivo, negano di aver avuto sponsorizzazioni, è meglio impiegare il plug in caso di un solo tramite fistoloso.

Sempre sull'uso di materiale protesico, un articolo interessante viene dall'Alabama, per la precisione da Mobile. Il chirurgo è Neal Ellis, che ha scritto tutto da solo (purtroppo senza nemmeno una figura del suo intervento) su *Dis Colon Rectum* di fine 2010. L'operazione è la LIFT, legatura del tratto intersfinterico della fistola. Ne parliamo qui perché c'è appunto l'impiego di una protesi, come è il caso del plug, e perché 18 dei 31 pazienti operati da Ellis avevano già subito un intervento con il plug. Guarigione nel 94% dei casi. Follow-up minimo di un anno, studio attendibile quindi. La variante tecnica rispetto alla LIFT, che abbiamo descritto altrove, è questa: dopo aver legato e sezionato la fistola e averne asportato il tratto prossimale e uno distale, il chirurgo ha posizionato nel piano intersfinterico, come barriera, un doppio lembo di bioprotesi Surgicis della Cook. Anche qui però manca, e l'autore lo ammette, uno studio della continenza postoperatoria. In più, lo studio è retrospettivo. In più, il dr Ellis è consulente pagato della Cook.

Almeno lo dice onestamente. Anche perché in USA così va fatto per legge.

È apparso pochi mesi fa su *Dis Colon Rectum* e io ve lo riporto qui, abbreviato: vi può essere utile.

Interventi d'urgenza

20

Da anni non opero le urgenze, tranne i reinterventi dei miei casi. Quindi non sono in grado di dirvi un granché sulla mia esperienza personale in caso di ascessi acuti da drenare.

I pazienti più spesso vanno al Pronto Soccorso di un ospedale.

Qualcosa comunque vi ho già scritto all'inizio, quando abbiamo parlato dell'ascesso anale.

Molti pensano che, se c'è pus o edema, non si possa fare con successo un intervento radicale, perché eventuali tramiti secondari possono essere non visibili. Perciò si ricorre più spesso a incisioni limitate per drenare e al posizionamento di setoni "drenanti".

Per poi rioperare il paziente in situazione non acuta.

In realtà, per stare ai numeri e all'evidenza scientifica, c'è un trial prospettico randomizzato di Schouten e Vroonhoven, pubblicato su *Dis Colon Rectum* nel 1991, che dimostra quanto segue: se si fa subito l'intervento di fistulotomia, in fase acuta, la recidiva della sepsi è solo il 3%; se invece si drena soltanto, la recidiva della sepsi è il 41%.

E ce ne sono altri di Hebjorn, 1987, di Tang, 1996, di Ho, 1997, e di Oliver, 2003.

Tutti dimostrano che operando direttamente la fistola d'urgenza, cioè non limitandosi al solo drenaggio dell'ascesso, la recidiva ovvero la persistenza della sepsi ovvero la necessità di reintervenire è nettamente ridotta.

C'è un rovescio della medaglia?

Sì, c'è.

Con la fistulotomia immediata l'incontinenza è del 39%, con il solo drenaggio è del 21% (Schouten). Ed è 10 vs. 0 e 6 vs. 0 secondo Hebjorn e Oliver.

Ma è 0 vs. 0 secondo Ho.

Di recente, all'ultimo congresso della Società Mediterranea di Colonproctologia a Salonicco, un collega greco del gruppo di Ioannis Kanellos ha esposto uno studio prospettico controllato in cui aveva ottenuto buoni risultati operando radicalmente in condizioni d'urgenza.

La letteratura però suggerisce **cautela**.

Ascessi, fistole anali e retto-vaginali. Mario Pescatori
© Springer-Verlag Italia 2011

Ne abbiamo parlato nel primo paragrafo, ma approfondiamo.

Poniamo il classico caso: vi arriva in ospedale o in clinica o in ambulatorio un paziente con ascesso perianale o ischiorettale.

Cosa fate?

Ce lo dicono Abcarian, Gordon e Kodner in un movimentato Simposio pubblicato nel 1993 su *Perspectives in Colon and Rectal Surgery*.

L'ascesso deve esser **subito** drenato e non occorre che la cavità sia zaffata in modo consistente: ciò provocherebbe dolore. Si può inserire un tubo (depezzer, quello con l'estremità a fungo) per assicurarne meglio il drenaggio prolungato. Occorre pensare: ha per caso il paziente delle malattie sistemiche (ad esempio la leucemia)?

Se l'ascesso è al di sopra degli elevatori è meglio agire in anestesia.

Se si rende visibile un tramite apribile è bene metterlo a piatto subito, sostiene Abcarian, mentre su questo Gordon è in disaccordo: prudenza e attendismo, pena l'incontinenza.

La locale "prende" poco in questi casi, perciò meglio portare il paziente in sala operatoria dove può essere adeguatamente sedato.

Va sfatata l'idea, insegnata ancor oggi agli specializzandi da alcuni chirurghi generali, universitari e non, che col dito si debbano rompere con vigore i sepimenti dell'ascesso. Occorre invece muoversi con prudenza, per non lesionare strutture anatomiche e non estendere la sepsi in compartimenti dove non c'è. Meglio fare un delicato curettage con cucchiaio di Volkmann e casomai, se si ha l'impressione che del pus possa essere rimasto, lasciare un drenaggio depezzer nella cavità, specie se è la fossa ischiorettale. **Almeno metà** dei pazienti che si presentano con un ascesso svilupperanno una fistola e di ciò vanno **avvertiti**.

In conclusione, una cosa è certa e raccomandata da tutti gli Autori (e scusate se mi ripeto): se non siete chirurghi esperti di fistole e vi capita un ascesso acuto… drenatelo e basta. Poi manderete il paziente da uno specialista. Altrimenti **fate rischiare** (e rischiate) parecchio in termini di recidiva e incontinenza.

Fistole di Crohn

21

È bene sapere che, nel morbo di Crohn, circa il 15% delle fistole (più spesso associate a un Crohn del grosso intestino che dell'ileo) possono insorgere **in assenza** di lesioni intestinali.

Questo è emerso da un nostro studio multicentrico pubblicato circa 15 anni fa su *Dis Colon Rectum.*

Pertanto, se il vostro paziente con fistola ha intorno ai 30-35 anni, se la fistola è recidiva, se ha anche stenosi o ulcere anali, è bene porsi il problema del Crohn.

Figuriamoci poi se riferisce diarrea, febbre, rettorragia, dolori addominali!

Allora sono d'obbligo: proctoscopia, colonscopia e ileoscopia e/o clisma del tenue *per os* con sondino nasogastrico e/o ecografia seriata del tenue con studio dell'ultima ansa ileale e/o capsule endoscopiche.

La colonscopia va accompagnata da biopsie, anche se l'intestino appare normale (ma su questo alcuni endoscopisti non sono d'accordo).

Potete prescrivere naturalmente esami ematologici tipo calprotectina fecale eccetera.

Su 225 pazienti con lesioni anali di Crohn riportati nel nostro studio multicentrico del 1995, il 73% aveva **fistole anali**.

Ora parliamo di chirurgia pratica. Vediamo come si operano queste fistole.

Nei pazienti con morbo di Crohn preparate un campo perineale molto ampio. Cioè mettete i telini larghi, in modo da lasciare scoperti ed esaminare bene lo scroto e le regioni inguinali. Non è rarissimo infatti che vi siano delle fistole extrasfinteriche o delle estensioni lontane dall'ano e non c'è di peggio che andare a trovare il paziente in camera dopo l'intervento e sentirsi dire: "Dottore, ma questo ascesso non me l'ha tolto?" oppure "Vede, qui, da questo buco… mi esce pus!".

A volte la sepsi si estende in regione glutea o persino al cavo popliteo. Mi è capitato.

Se operate una fistola di un paziente con morbo di Crohn siate più limitati nell'exeresi chirurgica e siate preparati a usare il setone, più drenante che tagliente. Il setone può essere lasciato per mesi o per anni e può mantenere il paziente asintomatico e continente. Così pure un piccolo tubo depezzer.

Il Crohn è un po' come il diabete, ci saranno difficoltà nella cicatrizzazione ed eventuali suture saranno più a rischio di deiscenza. Ovviamente andrà fatta una cura medica specifica.

Nei casi peggiori sarà opportuna terapia con Infliximab, gestita da un buon gastroenterologo.

Si può usare il **lembo** di avanzamento rettale nelle fistole trans-sfinteriche di Crohn dopo la fistulectomia?

La risposta è **sì**, purché il retto non sia visibilmente infiammato, il che aumenterebbe i rischi di deiscenza. La tenuta del lembo rettale, come abbiamo detto, nel Crohn diminuisce dall'81 al 64%.

Oakley, americano, propone come alternativa al lembo a forma di lingua il lembo "smile", ovvero a forma di sorriso, che ha una concavità meno accentuata e una base nettamente più larga dell'altezza.

Questo per la verità è il lembo che io uso anche nei pazienti senza morbo di Crohn, poiché ritengo sia più vascolarizzato e perché richiede meno suture.

Miglior afflusso di sangue e meno suture = probabilmente meno deiscenze.

Oakley, su *Perspectives in Colon and Rectal Surgery* 1991, suggerisce una variante che è quella di suturare con due punti supplementari il lembo sulla breccia muscolare della ex-fistola. Devo dire che, senza aver letto il suo articolo, da un paio di casi uso anch'io questo artifizio, ritenendo che tale sutura sia un ulteriore ancoraggio del lembo alla sede in cui lo spostiamo dopo la sua preparazione.

Uno è andato bene, l'altro non lo so ancora. È un'esperienza "aneddotica".

Come gestisce (o meglio gestiva... ché ora sarà andato in pensione) il postoperatorio dopo lembo rettale in morbo di Crohn questo chirurgo americano della Cleveland Clinic?

Antibiotici per 3-4 giorni; dieta liquida, poi semiliquida, per 4 giorni. Poi favoriva l'evacuazione.

Come gestisco io il lembo rettale nel Crohn e anche non nel Crohn?

L'ho in parte già detto, ma se permettete lo ripeto.

Antibiotici doppi ovvero cefalosporine di ultima generazione e metronidazolo, digiuno e liquidi e.v. per tre-quattro giorni, per evitare che il paziente evacui. Poi, se il lembo ha tenuto, dieta ricca di fibre. Se non ha tenuto ma la deiscenza è minima, dieta povera di scorie. Se non ha tenuto ma la deiscenza è ampia, ancora fluidi e.v, antibiotici e Imodium o Stopper. Se la deiscenza guarisce, fibre e lassativi blandi idrofili. Se non guarisce metto un setone tagliente dopo aver inciso la cute, per passare il setone intorno al muscolo.

Non c'è prova scientifica che questo mio comportamento attendista sia quello giusto da perseguire. Faccio così per prudenza, non "evidence based", *sorry*… Per quel che ne so, esiste un solo trial di Wexner che dimostra che questo attendismo è eccessivo e che mangiare o non mangiare dopo l'intervento non fa differenza. Ne esiste però un altro di Keighley che addirittura consiglia di proteggere le suture del lembo con una stomia. E Parks, quando faceva una plastica anorettale, la proteggeva con una sigmoidostomia escludente, specie per fistole retto-vaginali.

Su questo ci sono delle figure poco più avanti.

So che esistono chirurghi kamikaze i quali fanno il lembo e mandano il paziente a casa.

Una sorta di "Fast track" proctologico.

Comunque… chissà… i fattori che determinano il successo o l'insuccesso sono probabilmente altri, lo si evince anche dalla letteratura: ad esempio il fumo, le corrette medicazioni, l'assenza di parassiti nelle feci, lo stato immunitario del paziente.

D'altra parte, siamo sicuri che ogni cosa in chirurgia **debba per forza essere fatta in quel determinato modo**? Che ce ne sia per forza uno migliore? Non potrebbero essercene tre o quattro egualmente efficaci?

Cellule staminali 22

Sapete che si usa ora ricavare le cellule staminali multipotenti dal tessuto adiposo.

Lo fanno per esempio gli otorinolaringoiatri per far ricrescere le corde vocali deteriorate o lese e far riparlare i pazienti.

Queste cellule sono particolari perché hanno due proprietà biologiche, utili per rigenerare i tessuti danneggiati: *a*) la capacità di sopprimere l'infiammazione e *b*) la capacità di differenziarsi.

Gli autori spagnoli Garcia-Olmo et al. hanno deciso di usarle per curare le fistole di Crohn.

L'articolo è su *Dis Colon Rectum* 2009.

Cosa fanno i colleghi?

1. Identificano il tramite, in particolare l'orifizio interno.
2. Curettano la fistola, in particolare il tratto intersfinterico.
3. Chiudono l'orifizio interno con filo Vicryltm 2/0 (sì... vicryl-elle-ti-emme, della Ethicon).
4. Riempiono il tramite fistoloso con colla di fibrina.

Inoltre (e qui entrano in gioco le cellule staminali):

a) preparano la sospensione di cellule;

b) le iniettano con un sottile ago nelle pareti della fistola, metà verso la parte interna, metà verso la parte esterna e

c) chiudono gli orifizi della fistola con colla di fibrina.

Gli spagnoli hanno trattato 50 pazienti, 25 con la sola colla di fibrina, 25 con colla di fibrina più cellule staminali. Nel secondo gruppo sono guariti **più pazienti** e la qualità della vita è stata **migliore**, anche se non con una differenza statisticamente significativa.

Dopo otto settimane, nel gruppo con cellule staminali il 70% delle ferite erano cicatrizzate, mentre lo erano solo il 16% nel gruppo colla di fibrina. Dopo sette mesi nessuno dei pazienti curati con cellule staminali presentava recidive. Dopo un anno le recidive erano del 17,6%.

Ecco aperta quindi, con il prelievo di cellule staminali dal tessuto adi-

Ascessi, fistole anali e retto-vaginali. Mario Pescatori
© Springer-Verlag Italia 2011

poso, una nuova frontiera nella cura delle fistole. Gli spagnoli hanno studiato il loro impiego anche per le fistole retto-vaginali.

Vi ricordiamo che stiamo parlando di fistole con **morbo di Crohn**, quindi una categoria di pazienti con risultati meno buoni delle fistole criptogenetiche aspecifiche.

Tanto per ricordarvi... Il successo del lembo rettale nelle fistole di Crohn è spesso intorno al 60%.

Qui siamo a più dell'80%. Se confermato da più ampie casitiche con lunghi follow-up, sarebbe davvero un bel progresso.

Fistole retto-vaginali

23

Ne parlo ora, subito dopo il paragrafo sulle staminali nel morbo di Crohn, perché, come sapete, le fistole retto-vaginali (FRV) si possono associare a questa malattia.

Nella Parte Seconda troverete delle foto operatorie.

In questa Prima Parte invece ho accluso dei disegni un po' "storici", la prima riparazione di FRV che ho visto fare da Alan Parks nel 1981. Una tecnica che poi ho usato anch'io.

Scusate se i disegni sono un po' "old fashioned", su carta ingiallita a righe.

Non mi dilungo sull'eziologia delle FRV.

Vi ricordo solo che Rothemberger le divide in **semplici** (quelle piccole, basse e con retto indenne) e **complesse** (con orifizio ampio, più di 2,5 cm, alte e con retto patologico).

David Rothenberger, uno dei cardini della Minnesota University dopo Stan Goldberg… Ho ancora in mente il suo simpatico faccione da svedese allegro, gran sorriso, biondo, con due belle figlie bionde anche loro: classico esempio dell'emigrazione scandinava in Minnesota.

Ma torniamo alla Proctologia: ci sono anche le fistole ano-vaginali e le ano-vulvari.

Le più frequenti FRV, che sono anche per fortuna quelle con la migliore prognosi, derivano da traumi ostetrici. Il retto è "sano" e la paziente giovane, in genere: due fattori prognostici positivi.

Le FRV si possono operare per via transanale, transperineale e transvaginale (beh, più di rado anche per via addominale, se c'è da asportare il retto).

Un buon articolo in italiano, da leggere, è quello scritto per *Pelviperineologia* da Diego Segre ed altri, nel dicembre del 2005. Espone i principi di terapia, con degli esempi clinici istruttivi.

Vi riassumo qui la mia esperienza, riportata sulla stessa rivista, nel 2007, in un articolo con primo nome Gagliardi. Si tratta di 40 pazienti operate in 17 anni, con un successo nell'81% dei casi (follow-up medio: 42 mesi).

Dopo averlo scritto (anzi, l'ha scritto Giuseppe Gagliardi) ne ho operate altre cinque.

Sette su 10 erano complesse. La maggior parte erano FRV post-ostetriche o da morbo di Crohn.

In 20 anni 45 casi: da questo capite che le FRV non sono frequenti.

Per la precisione rappresentano il 5% delle fistole anorettali.

Forse quel che più mi colpisce, nel rileggere quel lavoro, è che sono state usate 10 diverse tecniche. Infatti il titolo è "Risultati clinici e funzionali dopo **chirurgia su misura** delle FRV".

Quello dell'eclettismo è un mio "pallino" ed è in fondo quello che rende affascinante la colonproctologia.

Molte patologie ano-retto-coliche richiedono differenti procedure chirurgiche, ecco perché una paziente con FRV dovrebbe essere operata da uno **specialista**. È impensabile, o almeno molto improbabile, che un chirurgo generale o un ginecologo sappiano fare tanti interventi diversi.

Prima di entrare nel merito delle operazioni per curarle, vorrei dirvi in che modo un chirurgo può **provocare** una FRV.

Ad esempio facendo una resezione anteriore del retto (Khubchandani, *Dis Colon Rectum*) o una STARR (Bassi, *Tech Coloproctol*) o una Delorme (è capitato a me ed è illustrato con foto nella Parte Seconda: anche se la FRV era stata provocata da una STARR, si è evidenziata dopo la deiscenza della Delorme) o una PPH (MC Donald, *Colorect Dis*).

Del resto la STARR e la PPH possono dare anche fistole anali rettali "cieche", una sorta di pseudodiverticoli, come dimostrato da una *Last Image* di Boffi su *Techniques*, giugno 2007, o più di recente da Selvaggi et al., stessa rivista, o ancora da un mio articolo, *Colorectal Disease* 2006, sulla "rectal pocklet syndrome". Ma anche l'emorroidectomia manuale e la sfinterotomia per ragade possono dare fistole anali o sinus, in genere per una sepsi postoperatoria che si cronicizza e una ferita chirurgica che non guarisce e diventa profonda. Me ne sono capitate.

Torniamo alle FRV **iatrogene**.

Ne provocai una con una proctocolectomia e reservoir ileoanale per rettocolite ulcerosa, dieci anni fa; purtroppo non fu possibile chiudere la ileostomia di protezione.

C'è un articolo di Khubchandani su *Dis Colon Rectum*, fine anni Novanta, un'inchiesta tra i chirurghi colorettali americani con una percentuale di FRV iatrogene del 7%. Non poche!

E pensate che la letteratura ha ormai dimostrato che i chirurghi colorettali operano il cancro del retto meglio dei chirurghi generali (Abcarian, *Techniques* 2000, "Time has come")... Questi ultimi quindi sono più a rischio.

Torniamo all'utilità di saper fare un po' di chirurgia plastica: in sette dei miei 45 casi è stato eseguito un lembo rettale da scivolamento, in uno un "Martius flap" interponendo il muscolo bulbo-cavernoso. Il cinese Long Cui ne ha pubblicati una decina su *Int J Colorect Dis* molto di recente, con buoni risultati.

Ma, quando il retto è malato, una buona plastica può non essere sufficiente: in un caso di FRV post-radioterapia per cancro dell'utero, con proctite post-attinica, ho dovuto fare una proctectomia con anastomosi colo-anale, ovviamente protetta da una ileostomia. Il 20% delle FRV, secondo il nostro studio multicentrico del 1995 su *Dis Colon Rectum*, richiedono una resezione del retto.

Torniamo alla stomia di protezione.

Parks, che era Parks, cioè un grandissimo chirurgo dal perineo, proteggeva quasi sempre le sue plastiche per FRV, come quella illustrata nei disegni, con una sigmoidostomia.

Io l'ho fatta tre volte. Ma **tre volte** mi sono pentito di non averla fatta.

Vi dico quando: in una FRV dopo STARR e Delorme (di cui sopra), in una FRV di eziologia sconosciuta in una giovane ballerina di night e in una cinquantenne dopo trauma di parto, con una sorta di cloaca retto-vaginale. Tutte e tre hanno avuto deiscenze, la prima con sanguinamento grave. E la stomia ho dovuto farla dopo. Anzi, una paziente mi ha anche fatto causa, benché io le avessi proposto la stomia e lei l'avesse rifiutata. Che mestieraccio...

L'impostazione inglese, c'è su questo un articolo di Keighley, è di proteggere sempre o quasi con una stomia. L'impostazione americana, come da trial di Wexner, è di non proteggere. Scusate se non vi do i riferimenti bibliografici precisi... dovrete lavorare un po' sulla Medline per conoscere i dettagli.

Adesso, di fronte a una FRV, la mia abitudine è di **non** fare la stomia di protezione se l'intervento è medio-piccolo, cioè dopo fistulotomia, fistulectomia e sutura diretta, fistulectomia e lembo rettale, fistulectomia e levatorplastica. Specie in pazienti "vergini", ovvero mai operate sull'ano-retto.

Il che vuol dire, nella mia esperienza, tre volte su quattro.

Ma di farla in caso di lembi muscolari o di plastiche complesse o anastomosi coloanale.

Talvolta, anzi spesso, la paziente protesta, ma le spiego e cerco di convincerla.

Se no, specie dopo quella causa... pazienza, andrà altrove.

I risultati? Nella mia serie, e in genere in letteratura, sono discreti. Il lembo mucoso rettale "tiene" almeno sei volte su dieci. Ma i reinterventi non sono rari e vanno messi in conto. Lo scrive anche Wexner su *Dis Colon Rectum* nel 2010, in una revisione della sua casistica. Secondo lui, i fattori predittivi di recidive sono il Crohn e il fumo.

Complicanze postoperatorie? Non dopo il lembo, ma nelle FRV in genere: nella mia esperienza una deiscenza ogni dieci casi.

E poi due *failure* importanti: un decesso e una stomia permanente.

Incontinenza anale postoperatoria? L'ho avuta nel 15% dei casi e sempre alle feci liquide, mai a quelle solide: due volte su tre perdite settimanali, una volta su tre occasionali. Accettabile, se si considera che il 15% delle pazienti erano incontinenti anche prima dell'intervento. Alcune di loro sono diventate continenti. Altre che non avevano "perdite" hanno cominciato ad averle dopo l'operazione.

Attenzione, se una FRV è di Crohn ed è a- o paucisintomatica, meglio non operarla.

Delle pazienti viste per FRV e morbo di Crohn, ne ho operate la **metà**.

E infine un passo indietro, la **diagnosi**.

Sette volte su 10 l'ecografia anale e vaginale a sonda rotante ha permesso di individuare con precisione il tramite fistoloso. Che spesso è diagnosticabile alla visita, ma talvolta non lo è affatto, nonostante si stia mezz'ora a cercare, specillare e iniettare blu di metilene, manovre che nella paziente sveglia sono tra l'altro fastidiose. Un altro vantaggio dell'eco preoperatoria è che ci evidenzia lesioni sfinteriali associate, in genere da parto, e ci aiuta a porre l'indicazione per una ricostruzione sfinteriale o per una levatorplastica.

Una FRV può guarire **spontaneamente**?

È raro, ma può succedere. A me è capitato una volta, in una FRV post-PPH. Tramite molto sottile, paziente pauci-sintomatica. Anche il caso descritto in letteratura post-PPH da Peter Mc Donad, del St Mark's Hospital, su *Colorect Dis* nel 2004, non ha avuto bisogno di intervento chirurgico.

A volte quindi, come dice Hermann Hesse in *Siddharta*, bisogna "**saper aspettare**".

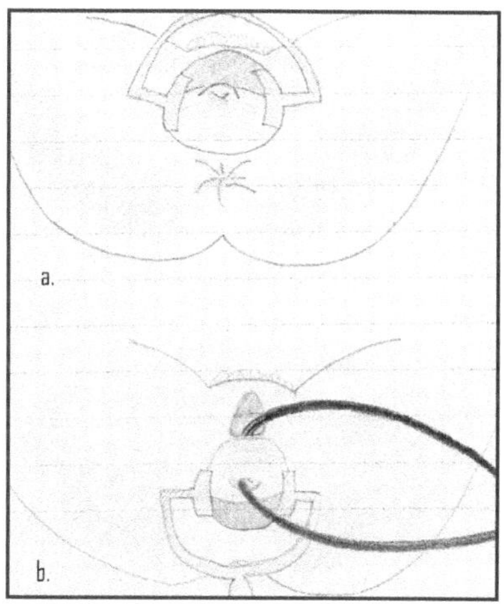

Fig.23.1 a Paziente in posizione litotomica. La paziente ha una sigmoidostomia eseguita in altra sede. La fistola rettovaginale (FRV) viene identificata sia sul versante vaginale (*figura*) sia su quello rettale. È una FRV complessa perché si trova a 10 cm dall'ano. **b** Una fettuccia viene inserita nella fistola e trazionata nelle prime fasi dell'intervento, in modo da mantenere l'apertura della FRV più vicina all'esterno e più accessibile. Il divaricatore è stato ora inserito nel canale anale

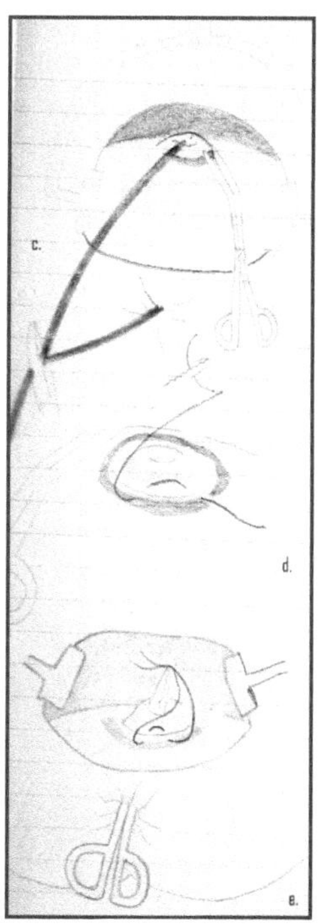

Fig.23.1 c Incisione circolare intorno all'orifizio fistoloso in vagina, con forbice angolata. **d** Completata l'incisione si suturano i margini immediatamente vicini all'orifizio fistoloso, con filo a lento riassorbimento. **e** Un passafili introdotto nel retto viene fatto passare attraverso l'orifizio vaginale della fistola (*cont.* →)

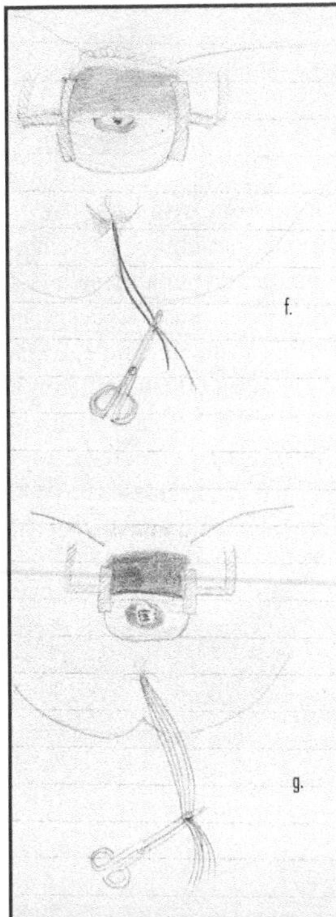

Fig. 23.1 f L'estremità del filo viene fatta passare nel retto, in modo che le due suture, vaginale e rettale, non siano a contatto. **g** La sutura dell'orifizio fistoloso vaginale e la dislocazione dei fili sul versante rettale sono così completate

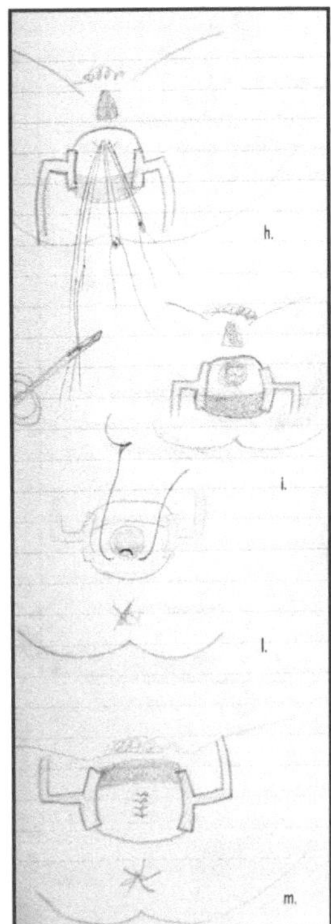

Fig. 23.1 h Il divaricatore è stato ora inserito nel canale anale. I fili vengono annodati dal versante rettale. **i** Aspetto finale della prima sutura, vista dal retto. **l** Con il divaricatore in vagina si procede alla sutura dei margini esterni dell'incisione effettuata all'inizio. **m** La sutura della parete posteriore della vagina è completata

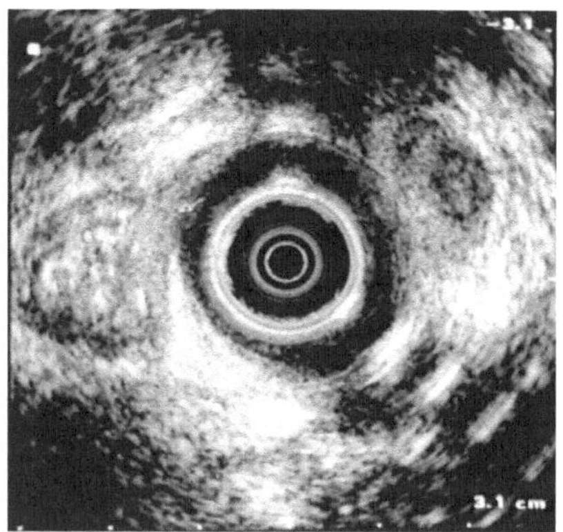

Fig. 23.2 Ecografia transvaginale con sonda rotante. Paziente in posizione di Sims. La *freccia* tra canale anale e vagina indica un'area ad ecogenicità mista, ovvero una contiguità patologica fra lo sfintere interno e il muscolo bulbocavernoso nella parete postero-laterale destra della vagina, suggestiva per fistola retto-vaginale

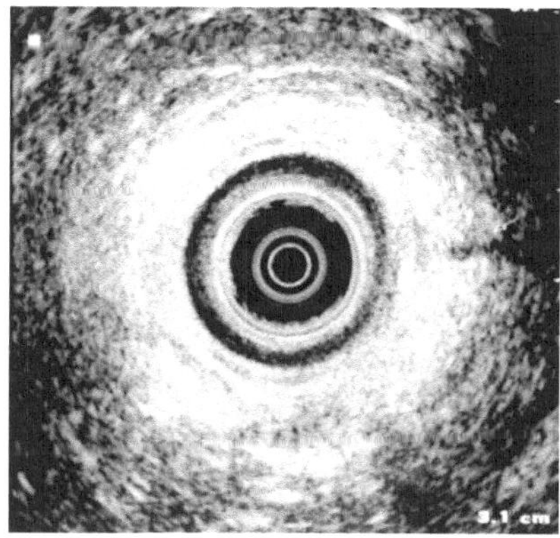

Fig. 23.3 Ecografia transanale. Paziente in posizione di Sims. Sezione ecografica bassa a livello della porzione superficiale dello sfintere esterno, che anteriormente viene in parte attraversato da una stria ipoecogena (*freccia*) suggestiva per fistola retto-vaginale

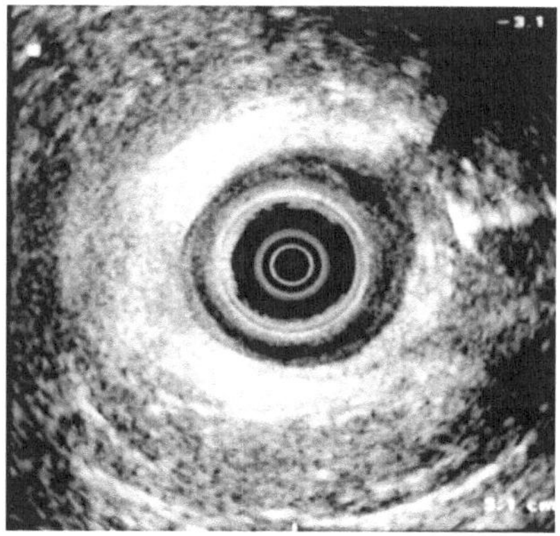

Fig. 23.4 In una sezione ecografica più alta, a livello della parte profonda dello sfintere esterno, si osserva meglio la fistola dopo aver iniettato al suo interno dell'acqua ossigenata

Nei pazienti HIV-positivi con lesioni anorettali, l'incidenza delle fistole varia dal 14 al 41% e l'incidenza dei condilomi varia dal 15 al 76%. Lo scrivono Nadal et al., brasiliani di Saõ Paulo, su *Int J Colorect Dis*, nel maggio 2010.

Il trattamento effettuato da questi Autori è stato pomata di **podofillina** in vaselina pomata per i condilomi del margine anale e **acido tricloroacetico** per quelli al di sopra della linea dentata, e successivamente fistulotomia.

La patogenesi? Ostruzione di tessuto linfoide a carico delle ghiandole delle cripte, ascessi e successivamente fistole.

Tutto sommato vedete che anche qui si parte dall'ostruzione delle ghiandole anali.

Ascessi, fistole anali e retto-vaginali. Mario Pescatori
© Springer-Verlag Italia 2011

Fistole ed emorroidi

Attenzione se operate un paziente di fistole ed emorroidi.

Attenzione alla sepsi, all'emorragia, alla stenosi anale.

Se fate una emorroidectomia chiusa, una sutura nel canale anale sede di sepsi cronica o, peggio, acuta, rischia di "intrappolare" tessuto settico e causare un'infezione.

Che poi può causare emorragia.

D'altra parte, se fate una emorroidectomia aperta c'è rischio di emorragia alla caduta dell'escara.

L'ultimo paziente che ho operato per fistola e ascesso intersfinterici, un diciassettenne, ha sanguinato in modo importante in settima giornata e ha dovuto essere portato in Pronto Soccorso, dove per fortuna, tamponando il canale anale con una garza imbevuta di un farmaco emostatico, l'emorragia è cessata. L'emocromo è risultato di poco alterato e tutto si è concluso bene. Sanguinava dalla ferita della fistola, all'interno del canale anale, che, guarda caso, essendo di piccole dimensioni, non era stata marsupializzata. Il caso clinico è esposto nella Parte Seconda.

L'incidente ha confermato la validità della marsupializzazione.

Altro rischio: la stenosi. Può darsi che, in caso di fistole, ascesso cronico ed emorroidi, dobbiate asportare molto epitelio nel canale anale e che quindi si formi nella cicatrizzazione molta fibrosi che tende a restringere il canale anale. Su questo ho allegato la Fig. 25.1.

Se vi rendete conto di aver asportato molto epitelio nell'ano e nel canale anale, potrete ricorrere a un doppio lembo cutaneo-mucoso per prevenire la stenosi, come abbiamo descritto su *Int J Colorect Dis* nel 1995. I lembi vanno ancorati con punti al sottocute, punti che servono anche per spostare il lembo dall'esterno verso l'interno. I due lembi vanno suturati tra loro all'altezza della linea dentata. O meglio della ex-linea dentata, poiché dopo l'emorroidectomia molte cripte e papille anali vengono asportate coi noduli emorroidari.

Ascessi, fistole anali e retto-vaginali. Mario Pescatori
© Springer-Verlag Italia 2011

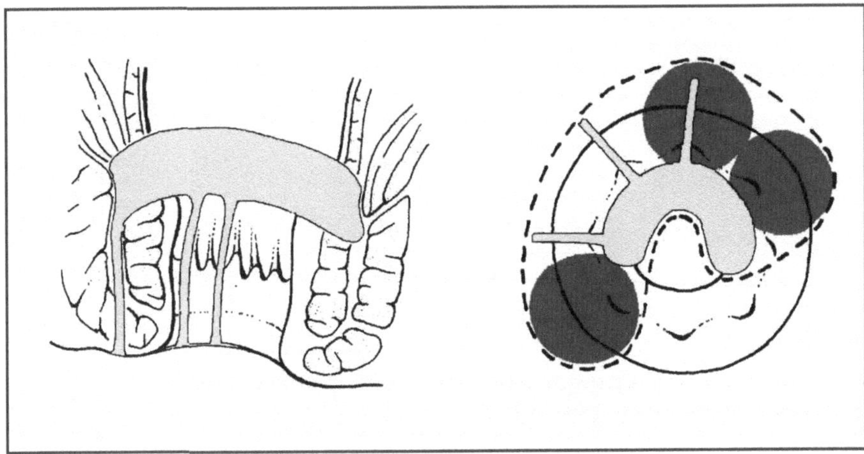

Fig. 25.1 Schema di un caso clinico con ascesso pelvirettale a "ferro di cavallo", tramiti fistolosi multipli (*giallo*) ed emorroidi (*blu*). L'escissione dei tessuti patologici lascia un'ampia area disepitelizzata con alto rischio di stenosi nella cicatrizzazione. La creazione di un ponte con un doppio lembo mucoso e cutaneo sarà utile per prevenire la stenosi (modificata da Pescatori et al., *Int J Colorectal Dis*, 1995)

Chi usa la classificazione della sepsi anale secondo Hanley invece di quella di Parks è facilitato nella comprensione di questo paragrafo, perché la classificazione di Hanley è basata, più che sul decorso delle fistole, sulla sepsi degli spazi para- e retroanali. La classificazione dell'americano non è facile da trovare in letteratura, a parte il suo articolo originale, poiché i più usano quella di Parks. La riferisce comunque Gathwright sul numero di *Perspectives* già citato, fine anni Novanta.

Per trattare in modo adeguato questi ascessi occorre una conoscenza approfondita dell'anatomia della regione posteriore al canale anale e al retto.

Al paragrafo sono state allegate due figure che mi sembrano piuttosto esplicative.

Il problema si presenta sempre quando si ha a che fare con ascessi e fistole a ferro di cavallo.

Se non si conosce in dettaglio l'anatomia, che è ben descritta in vari libri, per esempio quello di Beck e Wexner, si rischia di fare tagli o manovre che mettono in comunicazione uno spazio patologico con uno sano. E di aggravare così la situazione facendo propagare la sepsi anziché curarla.

Tenete presente che lo **spazio retroanale superficiale** è una sorta di "camera", posteriore all'ano e al canale anale, che ha come pavimento e parete posteriore la cute e il tessuto adiposo dietro l'ano e sotto la punta del coccige, come tetto il rafe ano-coccigeo e come parete anteriore il canale anale distale. Lateralmente comunica con gli spazi perianali.

Lo **spazio retroanale profondo**, posto subito al di sopra del precedente, ha invece come pavimento il rafe ano-coccigeo, come parete posteriore il coccige, come parete anteriore la porzione prossimale del canale anale e come tetto l'elevatore dell'ano.

Tale spazio comunica lateralmente con le fosse ischiorettali.

Gli spazi retrorettali sono immediatamente al di sopra.

Posteriormente, al di sopra del muscolo puborettale, c'è lo **spazio sopra-elevatori** e, più su, sopra la fascia di Waldeyer, c'è lo **spazio retro-**

Ascessi, fistole anali e retto vaginali. Mario Pescatori
© Springer-Verlag Italia 2011

rettale profondo, che ha sopra di sé (seppur virtualmente) il peritoneo.

In caso di ascesso retroanale e retrorettale è bene, secondo quanto riportato da Gosselink ad un congresso ASCRS di pochi anni fa (l'*abstract* fu pubblicato su *Dis Colon Rectum*) eseguire una incisione posteriore sulla cute retroanale, una sorta di contro-apertura.

Altrimenti aumenta il rischio di recidive o di sepsi persistente, perché si tratta di spazi molto chiusi dove crescono facilmente i germi anaerobi.

Ma il drenaggio posteriore e il controdrenaggio sono descritti anche sul libro di Beck e Wexner.

Ora diamo un'occhiata anche in Oriente, non solo in USA, in Francia o in Australia.

Andiamo in Giappone. In fondo, se la seconda guerra mondiale l'avessero vinta i tedeschi e i giapponesi, come racconta un bel libro di Philip Dick, lo scrittore di fantascienza che io preferisco, adesso sarebbero loro i punti di riferimento anche culturali.

C'è un articolo su *Dis Colon Rectum* del 2006 di Kurihara e collaboratori: 320 fistole complesse operate tra il 1995 e il 2004, tutte con un coinvolgimento retroanale o retrorettale, una casistica importante. In più lo studio è anche anatomico. Descrive anche quanto trovato nella dissezione di due cadaveri e fa riferimento alla risonanza magnetica che parte dei pazienti ha eseguito.

Roba per palati fini.

In 30 pazienti, durante l'intervento, i chirurghi del Sol Levante hanno identificato il setto della fossa ischiorettale, che comprende le membrane tra il canale di Alcock e il canale anale e che era stato visualizzato anche alla risonanza. La porzione alta di questo spazio posteriore era lo spazio inferiore degli elevatori, mentre la porzione bassa era lo spazio ischiorettale. Ebbene, la maggior parte degli ascessi primitivi è stata trovata nello spazio posteriore profondo. Vediamo (*repetita juvant…*) quali sono i suoi confini: la parete anteriore è rappresentata dallo sfintere interno, il "tetto" è la superficie inferiore del muscolo puborettale, il "pavimento" e le pareti laterali sono costituite dalla superficie anteriore dello sfintere esterno. Insomma, per semplificare, questo appena descritto è in un certo senso lo spazio intersfinterico **posteriormente**. In quasi tutti i pazienti (97%), l'orifizio interno della fistola era in corrispondenza della cripta posteriore.

Gli Autori concludono che è essenziale, per guarire queste fistole, riconoscere all'intervento le strutture che abbiamo appena descritto, e ne allegano lo schema anatomico in ottime figure.

Intanto guardatevi quelle che ho copiato io, con minime variazioni, da due chirurghi americani.

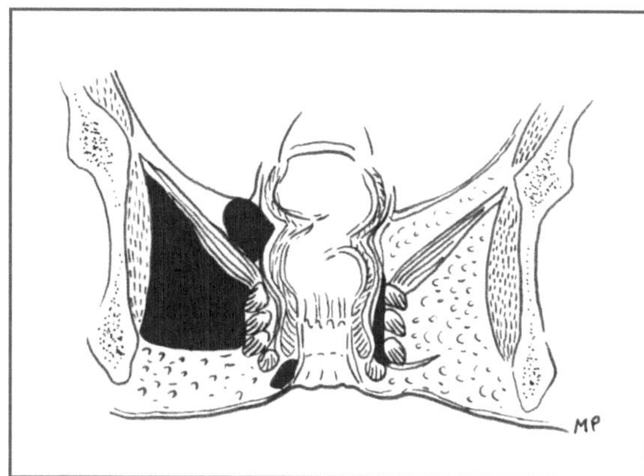

Fig. 26.1 *A sinistra, in nero*: in alto lo spazio pelvirettale; sotto, la fossa ischiorettale; più in basso ancora, lo spazio perianale. *A destra di chi legge, in nero*: lo spazio intersfinterico (modificata da: Whitlow e Gathbright, *Perspectives in Colon and Rectal Surgery*, 1996)

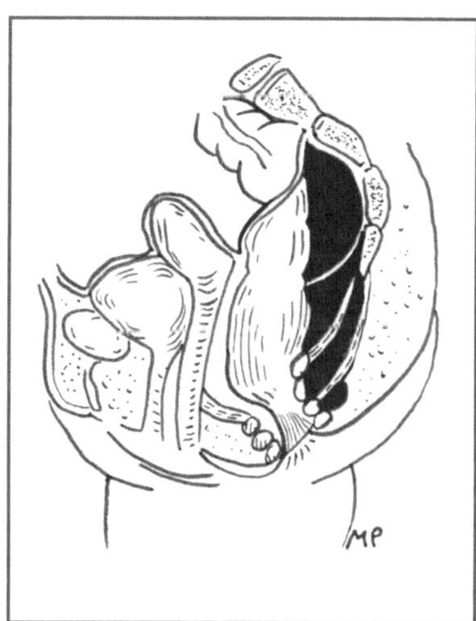

Fig. 26.2 Visione sagittale di bassa pelvi e perineo. A destra si osserva il sacro-coccige. Poi, *in nero*, gli spazi retroanali e retrorettali, possibile sede di ascessi. *Dall'alto*: spazio retrorettale; sotto, la fascia di Waldeyer; sotto ancora, lo spazio sopra-elevatori; subito sotto il muscolo puborettale. *Distalmente*: lo spazio retroanale profondo, che al di sotto ha il rafe anococcigeo; sotto ancora, infine, lo spazio retroanale superficiale (modificato dall'articolo già citato)

A proposito di spazi posteriori, se andiamo ancora più indietro, verso il coccige... e al di là del coccige, ecco che cadiamo in un altro territorio.

In teoria. Perché in pratica le due zone, quella retroanale e quella sacro-coccigea, possono essere sede dello stesso processo patologico.

Ed è di questo che ora vi voglio parlare.

La prima volta che mi è capitata una cisti-fistola pilonidale con la sepsi estesa distalmente alla regione retro- e perianale, oltre 20 anni fa, ho dovuto operare il paziente in due fasi perché non mi ero accorto della doppia patologia. Da allora, di fronte a una fistola sacro-coccigea, faccio sempre un'accurata esplorazione rettale e un'ecografia transanale.

Ed esamino attentamente la regione sacro-coccigea nei pazienti con fistole anali.

Lo stesso può capitare con una fistola anale anteriore, peri-vulvare: può essere associata o derivante da una cisti del Bartolini suppurata. In questo caso è utile un'ecografia transvaginale.

Ascessi, fistole anali e retto-vaginali. Mario Pescatori
© Springer-Verlag Italia 2011

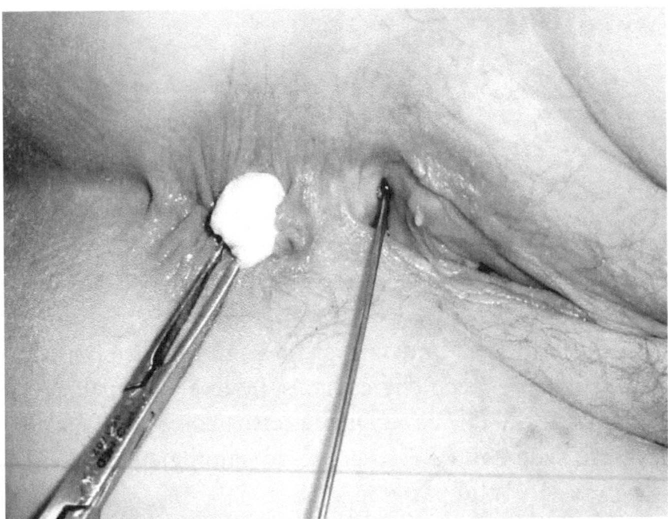

Fig. 27.1 Il perineo di una paziente con recidiva di fistola anale, già operata per asportazione di una ghiandola del Bartolini

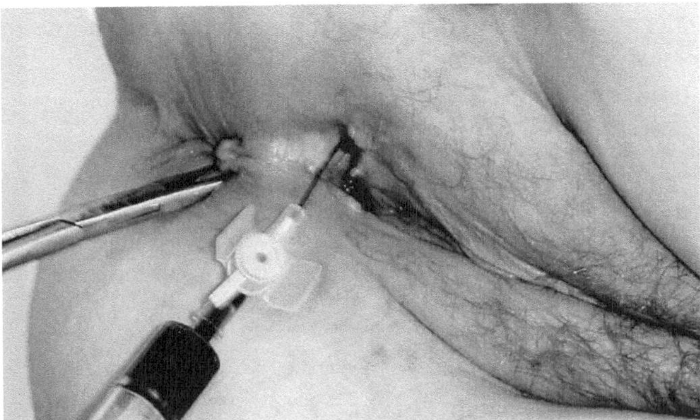

Fig. 27.2 Introduzione di colorante nell'orifizio fistoloso esterno dopo aver introdotto un piccolo tampone di garza bianca nell'ano-retto, in modo da evidenziare l'orifizio fistoloso interno, che non sarà reperibile, mostrando una mancata comunicazione con il viscere (Foto di Massimo Giani)

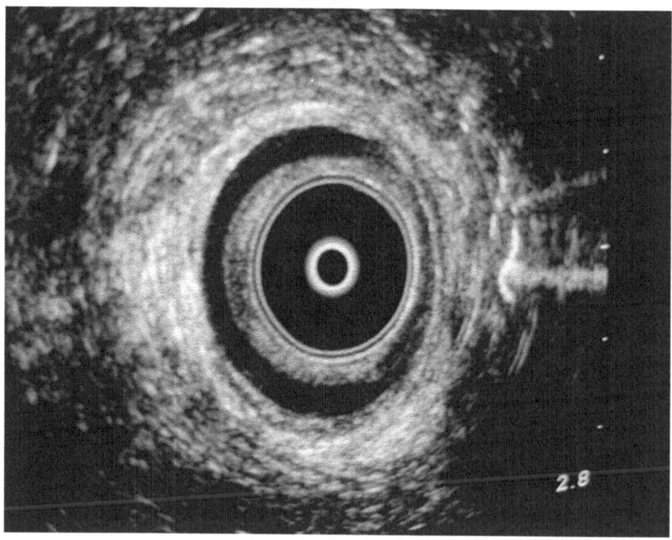

Fig. 27.3 Ecografia transanale con sonda rotante, con paziente nella stessa posizione di Sims. Si introduce acqua ossigenata con una cannula nella fistola: si osserva un piccolo spandimento in una sospetta cavità ascessuale, ma senza comunicazione con il lume

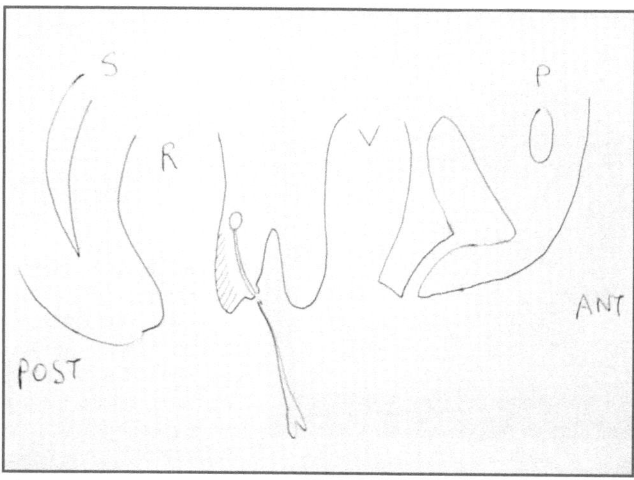

Fig. 27.4 Disegno riassuntivo di pelvi-perineo in sezione sagittale, che mostra la fistola recidiva, il sinus perineale e i rapporti con i vari organi. Lo specillo è inserito nella fistola. *S*, sacro; *R*, retto; *V*, vagina; *P*, pube

Il proctologo dovrebbe sempre esaminare **tutto il perineo** e inserire il proctoscopio prima in vagina e poi nell'ano. A parte le fistole, è una manovra preziosa per diagnosticare colpocele, enterocele, cistocele e uretrocele.

27

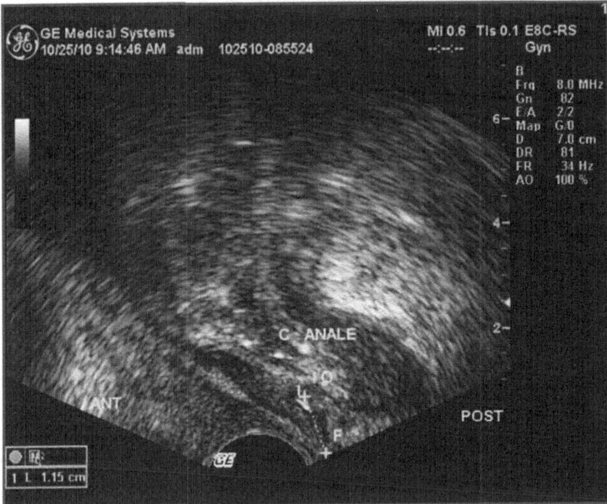

Fig. 27.5 Ecografia perineale dinamica della stessa paziente dopo 2 mesi e 2 cicli di antibiotico terapia. L'orifizio esterno si è chiuso ma permane un tramite prevalentemente fibro-cicatriziale (*F*). Si osserva un sospetto orifizio interno (*i.o.*). *C. Anale*, canale anale

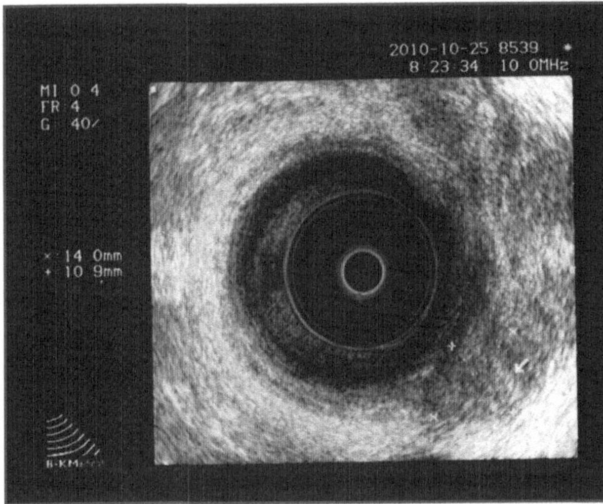

Fig. 27.6 Ecografia transanale a sonda rotante che mostra (*freccia*) un'area ex-ascessuale ora fibrotica (dimensioni 14.0 x 10.9 mm) e una stria iperecogena come per tramite fistoloso

Fistola anale e cancro

28

Sapete che sul tessuto infiammatorio di una fistola si può instaurare un cancro.

Questo è un ottimo motivo per non tenersela, lo potete ben dire al paziente che la tira in lungo per anni ("Tanto, dottore, mi dà pochi disturbi, va e viene") o al suo Medico curante che gli dice a volte "Meglio che non ti fai toccare dal chirurgo"…

C'è un articolo importante di Heidenreich et al., *Dis Colon Rectum* 1986, che riporta 131 casi. Per lo più **carcinomi colloidi** (quasi metà) ma anche squamosi e a cellule basali. Il 25% sono adenocarcinomi. La maggior parte purtroppo sono inoperabili, si diffondono al perineo, ai glutei e ai linfonodi inguinali.

Quindi, attenzione alle fistole che non guariscono dopo diversi interventi e a quelle in cui i tessuti sono particolarmente spessi e duri. Fate delle biopsie. Palpate i linfonodi inguinali se avete qualche sospetto. Prescrivete una TAC o una RMN.

Se c'è un cancro, l'intervento da fare è l'amputazione addomino-perineale del retto.

Nei casi avanzati, dopo ampia escissione locale, può essere necessaria una trasposizione di lembi perineali muscolo-cutanei.

Ascessi, fistole anali e retto-vaginali. Mario Pescatori
© Springer-Verlag Italia 2011

Duplicazione rettale

Ho visto un paio di casi in quasi quarant'anni.

La duplicazione rettale è una causa rara di persistenza di fistola anale, come riportano La Quaglia et al. su *J Paediatr Surg* nel 1990.

La duplicazione può comunicare col retto o terminare a fondo cieco e consistere in una massa irregolare di tessuto colico lungo un ano ectopico o normale. Può anche terminare con un doppio ano e può essere sede di neoplasia (Springall e Griffith, *J R Soc Med* 1990), per cui va asportata.

Anziché una indaginosa exeresi pelvica o trans-perineale, se comunica col retto, si può anche mettere a piatto, asportando ovviamente con attenzione tutto il tessuto patologico.

Ascessi, fistole anali e retto-vaginali. Mario Pescatori
© Springer-Verlag Italia 2011

Le fistole anali nei bambini

30

Abbiamo citato *J Paediatr Surg* nel paragrafo precedente. Parliamo allora delle fistole nei bambini.

Diverse anomalie di sviluppo dell'ano-retto sono alla base della formazione di fistole in età pediatrica. Ce ne parla Seow Choen, in un capitolo scritto per il libro di Phillips e Lunniss.

Conosco Francis Seow Choen da una ventina d'anni. Piccolo di statura, intelligente, ottimo chirurgo e ottimo manager... pochi sanno che è anche un espertissimo entomologo e che presiede l'Associazione dei cani per ciechi del suo Paese. Adesso è consulente di almeno tre università cinesi.

Era giovane quando da Singapore si trasferì al St Mark's Hospital per lavorare con John Nicholls e Robin Phillips. Non ci siamo incrociati lì: io ero già tornato a Roma. Le fistole anali e il cancro del retto sono stati i suoi primi cavalli di battaglia. Per lungo tempo è stato un sostenitore delle "innovations" tecnologiche e ha prodotto molti lavori sulla chirurgia laparoscopica e sulla PPH.

Ultimamente ha fatto un passo indietro, come se, col passare dell'età, si fosse appropriato del concetto di "Scetticismo in chirurgia", quello sostenuto da Goligher su un memorabile articolo di *Perspectives in Colon and Rectal Surgery* degli anni Novanta. Tanto che, dopo il 2000, ha scritto su "Uso e abuso delle nuove tecnologie in chirurgia colorettale", sul "Mito delle fibre", su "Un nuovo modo di defecare per prevenire la formazione delle ragadi anali". Da anni è co-editor di *Techniques in Coloproctology* e presidente della Eurasian Colorectal Technologies Association (ECTA), che celebra a Torino il 15-18 giugno 2011 il suo secondo congresso biennale. Chi vuole conoscerlo venga a Torino, scrivendo ad alberto.arezzo@me.com o nel 2013 a Singapore (seowchoen@colorectalcentre.com).

Torniamo alle fistole anali, il "primo amore" scientifico di Francis.

Le fistole **congenite** del perineo, che risultano da un deficit di fusione dei foglietti genitali, sono rare ma si possono incontrare. Nel feto, il setto uro-rettale divide la cloaca nel sinus uro-genitale anteriormente e nel retto posteriormente. Un errato allineamento delle componenti settali con

Ascessi, fistole anali e retto-vaginali. Mario Pescatori
© Springer-Verlag Italia 2011

incompleta divisione della cloaca può quindi dare origine nel maschio alle fistole congenite di tipo "H", nella femmina a un canale perineale persistente (Stephens e Smith, 1971). Un'altra causa congenita di fistole anali potrebbe essere una linea dentata irregolarmente ispessita con cripte di Morgagni profonde. L'autore di questa teoria, Shaker (1987) riferisce di non avere più avuto recidive dopo aver operato bambini per fistole anali da quando ha aggiunto la criptotomia alla fistulotomia.

Sono anche implicati meccanismi **ormonali**: un eccesso di androgeni può stimolare le ghiandole sebacee in genere e causare fistole anali nei neonati (Takatsuki, 1976).

Fitzgerald et al. (1985) estendono questo meccanismo anche alle fistole dei bambini e danno rilievo a un eccesso di androgeni, che causa la formazione di ghiandole anali in soprannumero.

E proprio sull'anatomia delle ghiandole anali ha scritto cose molto originali Seow Choen in un articolo su *Br J Surg*, che discutemmo in un "journal club" quasi vent'anni fa nella nostra Unità di Colonproctologia.

31

Torniamo alla sepsi anale dell'**adulto**.

Abbiamo prima parlato delle fistole intersfinteriche basse, che sono le più frequenti e che possono quasi sempre essere messe a piatto.

Accenno ora alle intersfinteriche **alte**, che si possono associare a un ascesso **pelvirettale** posto al di sopra dei muscoli elevatori, oltre ovviamente al solito ascesso intersfinterico primitivo, all'altezza delle cripte anali. Marks e Ritchie le hanno descritte nel loro articolo sulle fistole anali al St Mark's Hospital, sul *Br J Surg*, nel 1977. Nella loro esperienza le fistole intersfinteriche in genere sono più frequenti rispetto alle casistiche di Girona, Dodi, Vasilevsky, Gordon e Vafai, riportate in un *Symposium* su *Int J Colorect Dis*, 1987, primo nome Abcarian.

In questo caso la terapia chirurgica radicale consisterebbe in una **sezione totale o quasi** dello sfintere interno, il che non sempre si può fare, per via del rischio di incontinenza, almeno nei soggetti a rischio. Sainio, su *Acta Chir Scand*, nel 1985, ha pubblicato uno studio clinico e manometrico in cui ha fatto notare frequenze significative di incontinenza in questi casi. A volte però è "il prezzo da pagare" per la guarigione, come accennavo nella Prefazione. Gordon, nel simposio sulle fistole di *Perspectives* 1993, non ha dubbi: per drenare in modo adeguato la sepsi si può e si deve sezionare anche **tutto** lo sfintere interno, se necessario.

Il lembo rettale può servire anche per le fistole intersfinteriche alte: su 50 pazienti, nove sono stati trattati con lembo da Tan et al. (ASCRS 2010).

Vi comunico una mia esperienza sulla gestione dopo sfinterotomia interna ampia per fistola intersfinterica alta, soprattutto se associata con un ascesso pelvi-rettale che abbiamo drenato.

Ebbene, non dobbiamo correre il rischio che alla fine il paziente abbia una ferita chirurgica completamente **interna e alta**, ovvero risultante dalla sezione della sola porzione **prossimale** dello sfintere interno. In questo caso sarebbe per lui difficile e doloroso fare irrigazioni e medicazioni efficaci, con l'ano completamente chiuso. Perciò, in questi casi, ho l'abitudine di estendere la ferita chirurgica verso il basso, alla cute perianale, per almeno 2-3 cm.

Vi consiglio di farlo: sarà più facile, per il paziente e per il chirurgo o l'infermiere che lo medica, tenerla detersa con semicupi e irrigazioni.

LIFT vuol dire *Ligation of Intersphincteric Fistula Tract*.

Se qualcuno di voi ha letto la rubrica "How I do it" su *Techniques in Coloproctology*, ricorderà una serie di belle immagini a colori del thailandese Rojanasakul, nel 2009.

Era la descrizione di una tecnica per la cura delle fistole intersfinteriche alte **senza** sezionare lo sfintere **interno**. O trans-sfinteriche medie e alte **senza** sezionare lo sfintere **esterno**.

Dunque un'operazione con minore impatto sulla continenza postoperatoria.

In sostanza il chirurgo asiatico aggredisce la fistola nel suo tratto intersfinterico basso, divaricando il solco intersfinterico con delle valvette malleabili che si porta in tasca ai congressi (il simpatico Arun me ne ha regalate un paio quando ci incontrammo in Cina mesi fa al primo Congresso dell'ECTA, l'Associazione eurasiatica di tecnologie colorettali). Divide la fistola a questo livello, ne lega le due estremità e poi la escide. Infine sutura le incisioni chirurgiche.

Per l'esattezza, la sequenza è come segue:
1. identificazione dell'orifizio interno;
2. incisione;
3. dissezione della ghiandola intersfinterica;
4. legatura del tratto intersfinterico (questa è la fase davvero originale della procedura);
5. rimozione parziale del tramite fistoloso;
6. curettage del restante tramite fistoloso;
7. chiusura del difetto nello sfintere esterno;
8. sutura della ferita (anche questa non si fa in genere negli altri tipi di intervento).

Capirete bene che alla fine le ferite che devono guarire per seconda si riducono al minimo.

E non occorre alcun lembo rettale.

Arun ha operato con successo oltre 300 casi.

La tecnica è simile a quella descritta nel 1993 sul *Br J Surg* da Matos, Lunniss e Phillips, al St Mark's Hospital. Sono andato a vedere dei dati sul lavoro originale: ebbene, su 13 pazienti operati con questa nuova tecnica, ben sette hanno avuto bisogno di consistenti "ritocchi" chirurgici. O messa a piatto di tramiti fistolosi oppure apposizione di setone lasso o di setone tagliente. Un mezzo calvario… ma si parla di fistole difficili operate da chirurghi esperti. Tanto vale abituare noi stessi e i pazienti all'idea della possibile, se non probabile, "revisione".

Ci metterà al riparo da frustrazioni (nostre) e da proteste (loro).

Phillips e Lunniss descrivono la **LIFT** con disegni chiari a pagina 119 del loro libro più volte citato.

Rispetto al chirurgo thailandese, varia il livello delle suture e la fistulectomia, che Phillips fa *in toto*, e Arun fa in parte, completandola col curettage, secondo lui più pratico e veloce. Varia poi il rischio di deiscenza, maggiore nella casistica dei colleghi inglesi, che, a detta di Arun, "disturbano" la vascolarizzazione con l'esplorazione del piano intersfinterico. Li posso capire… Al St Mark's, dove aleggia ancora lo spirito di Parks, è difficile non esplorare il piano intersfinterico quando si opera una fistola… È una manovra che per Sir Alan era un dogma.

La faceva sempre per cercare l'ascesso primitivo.

Nello stesso numero di *Techniques* c'è, a seguire, un *Invited Comment* di Lunniss, che era "aiuto", o meglio, come dicono in UK, "registrar" di Robin Phillips e che adesso lavora al London Hospital, a Whitechapel, nel formidabile gruppo di Norman Williams.

Scrive Lunniss che gli inglesi, al contrario del thailandese, sono dell'idea di riempire con sostanze tipo Tissucol gli spazi che residuano dopo l'asportazione dei tessuti patologici. Aggiunge che, in caso di fistola intersfinterica alta (una patologia che in effetti Arun non prende in considerazione), l'esplorazione dello spazio intersfinterico, secondo Lunniss assolutamente necessaria, espone lo stesso a possibili lesioni.

Insomma, secondo Lunniss, Arun la fa un po' "facile".

Ma a volte semplificare giova… non so… non ho esperienza personale di LIFT. L'ho solo vista fare in un filmato, presentato da una chirurga spagnola al congresso SICCR di Catania.

La LIFT può convertire un lungo tragitto trans-sfinterico in un corto tramite intersfinterico che si può mettere a piatto con la fistulotomia. Abouilan et al. hanno operato in questo modo 22 pazienti con il 77% di successo a 2-15 mesi (*Dis Colon Rectum* 2010, presentazione all'ASCRS). Sempre nel 2010, sempre su *Dis Colon Rectum*, ma già pubblicato, leggo un articolo che viene dalla Malesia. Penso che la tecnica abbia "sfondato" da quelle parti per merito di Arun, che viaggia per congressi e ne parla bene. Autori Shanwani et al.: 45 casi di fistole trans-sfinteriche e complesse, non fistole "facili" dunque, trattate con la LIFT. Follow-up mediano: 9 mesi. Recidive: 17,6%.

Non proprio poche, ma se hanno accettato il lavoro su *DCR* vuol dire che non sono cattivi risultati. Nel senso che gli Autori li definiscono "incoraggianti" e l'Editor di *DCR* ha lasciato il termine "incoraggianti".

Ma il pregio principale, la novità diciamo, è che alla LIFT come l'abbiamo descritta all'inizio del paragrafo, questi Autori malesi associano il "core out" (ovvero la fistulectomia "a carota") della porzione esterna del tramite. Un altro aspetto **inconsueto** dello studio, giustamente sottolineato dagli Autori, è che in nessuno dei casi è stato necessario un setone drenante, poiché nessuno dei pazienti aveva un ascesso acuto. Però, per non sbagliare, visto che c'è comunque in area potenzialmente settica una sutura, o quanto meno una legatura, quella della fistola nel suo tratto intersfinterico (questo è la LIFT), gli Autori usano **antibiotici** fino a una settimana dopo l'intervento.

L'operazione fatta dai malesi si propone di conservare totalmente gli sfinteri.

Ecco, allora vediamo un po' la continenza postoperatoria.

Eh sì, qui è il pezzo forte: **incontinenza zero!**

Tra qualche pagina faremo un salto indietro di circa trent'anni. Vi porterò a Roma, all'Hotel Hilton, a sentire la casistica presentata alla SIC da John Nicholls, cioè i pazienti operati da lui e da Parks. Ebbene, leggerete esattamente il contrario. Ovvero **zero recidive** e 39% di incontinenza.

Non vi sembri troppo, perché c'è da giurare, lo so per esperienza diretta, che le fistole del St Mark's sono più "rognose" che in qualsiasi altro ospedale, sia esso in Malesia o in Italia. In più, mentre i malesi **non** asportano la striscia di sfintere interno per drenare il piano intersfinterico, questa manovra Park **la faceva.**

Ebbene: il risultato è che gli inglesi non hanno recidive, i malesi ne hanno abbastanza.

Insomma la coperta della chirurgia delle fistole è corta: se la tirate da una parte il paziente "perde", ma guarisce di più, se la tirate dall'altra il paziente non "perde" ma guarisce di meno.

Tertium non datur... a meno che non si scopra clamorosamente, tra qualche anno, che la VAAFT di Meinero funziona. Chi non sa di cosa si tratta dovrà avere pazienza per qualche pagina ancora.

Restano le **superficiali**, dette pure intrasfinteriche o sottomucose, che si possono mettere a piatto senza alcun sacrificio sfinteriale, anche in ambulatorio. Non sono poi molto rare... il 16% su circa 800 fistole operate al St Mark's in 5 anni (1968-1973) e descritte da Marks e Ritchie.

Poi le **soprasfinteriche**, una vera "rogna", che per fortuna sono rare (meno del 5% secondo Marks e Ritchie, addirittura nessuna in una casistica di 201 casi pubblicata da Fucini su *Int J Colorect Dis* 1991). Tra l'altro non sono facilmente riconoscibili (ricordo la prima che operai quando non ero ancora trentenne: mi sfuggì proprio il tramite più alto... vabbè, s'impara sbagliando) e non si possono ovviamente mettere a piatto, pena l'incontinenza fecale certa.

Quindi setone "tagliente", con magari una sezione, nei soggetti non a rischio di incontinenza, della parte distale dello sfintere esterno, per evitare che il setone debba impiegare troppo tempo per "sezionare" e migrare all'esterno.

Si può anche usare il lembo rettale, come nelle trans-sfinteriche alte.

Infine le fistole **extrasfinteriche**, anch'esse rare, quelle che non hanno nessun rapporto col complesso sfinteriale, quelle che vanno dal retto o dalla pelvi alla cute, che sono a volte associate al Crohn o a un trauma o ad altra patologia pelvica. O, più spesso, **iatrogene**.

In alcuni casi, considerati nella *review* di Soltani e Kaiser su *Dis Colon Rectum* 2010, sono state operate con un lembo rettale, evidentemente avevano un'estensione verso il canale anale e non erano extrasfinteriche pure.

E adesso sentite questa storia.

Al ritorno dal St Mark's Hospital (febbraio 1976) andai a sfogliare i registri operatori della Clinica Chirurgica del Policlinico Gemelli, dove lavoravo, per vedere come erano state classificate le fistole operate a Roma fino a quel momento. Ebbene, trovai che almeno **un terzo** erano state definite come extrasfinteriche. Invece la letteratura le riportava con una frequenza del **2-3%**.

Ascessi, fistole anali e retto-vaginali. Mario Pescatori
© Springer-Verlag Italia 2011

Cosa era accaduto? Che i chirurghi al tavolo operatorio specillavano a partire dall'orifizio cutaneo esterno il tramite, inizialmente verticale, ma poi curvo verso il canale anale, perché la fistola "piegava" a un certo punto medialmente attraversando lo sfintere. Ovvero era trans-sfinterica. Qualche collega invece (magari anch'io... uno o due anni prima... non ancora edotto dall'esperienza inglese) ignorava la "curva" della fistola e continuava a spingere in su lo specillo "creando" (se non c'era) o incannulando (se c'era) una estensione verso l'alto, fino ad attraversare gli elevatori e finire nello spazio pelvirettale o peggio ancora nel retto. Ed ecco la diagnosi di fistola extrasfinterica... spesso iatrogena... scritta sul registro operatorio.

Inutile dire che, avendo lasciato lì mezza fistola e l'orifizio interno, la recidiva era sicura.

Non fate lo stesso errore!

A pagina 431 della prima edizione dei due volumi di Keighley e Williams, editi da Saunders nel 1993, è descritta una situazione simile, quando gli Autori parlano di "high blind track" ovvero fistole **alte cieche**. Queste possono essere iatrogene, scrivono i due inglesi, causate dal **curettage "entusiasta" di un ascesso ischiorettale durante il drenaggio**.

Quello che, come abbiamo scritto all'inizio di questo libro, va evitato.

Le fistole extrasfinteriche talvolta si possono mettere a piatto senza sacrificio sfinteriale.

Attenzione, se comunicano col retto può essere necessaria una **colostomia**.

E comunque ci si deve porre sempre il problema: c'è una **malattia di base**?

Morbo di Crohn ad esempio. In tal caso **meno si taglia meglio è**. Mi viene in mente un *Invited Comment* su *Gastroenterology* di 15-20 anni fa, a proposito del Crohn, intitolato giustamente **"To cut is not to cure!"**. E una diapo spiritosa di Alexander-Williams: Mosè sul Sinai con le tavole della legge su cui era scritto **"undicesimo comandamento: non operate le fistole di Crohn!"**.

Ebbene sì, siate conservativi: potete anche mettere un tubo depezzer per drenare e lasciarlo per anni.

E ora un paragrafo sulle fistole forse più temibili.

O "a forma di cavallo", come mi disse una moglie riguardo al marito... e a me sembrava di sentire rumore di zoccoli venire dall'ano del paziente. Sepsi **galoppante**, pensai.

Perdonatemi, l'ho detto per distrarvi un po'...

Le fistole a ferro di cavallo erano l'8% nella casistica del St Mark's di Marks e Ritchie, più volte citati: **quasi una su dieci**.

C'è da dire però che al St Mark's vedono più fistole difficili della media.

Ecco che torna l'esigenza di conoscere bene gli spazi retroanali e retrorettali (e la classificazione di Hanley, precedente a quella di Parks). Se capite bene e ricordate i dettagli anatomici potrete fare le giuste manovre durante l'intervento.

Se la parte posteriore di una fistola-ascesso a ferro di cavallo occupa lo spazio retroanale profondo è probabile che lateralmente vi siano ascessi ischiorettali, altrimenti, se dietro la sepsi è posteriore al retto (spazio retrorettale), andremo alla ricerca di ascessi pelvirettali, ovvero dello spazio sopra agli elevatori. Come nel caso delle recidive, anche in questa situazione una risonanza magnetica è molto utile, talvolta più di una eco anale con sonda rotante, perché ci aiuta meglio a distinguere tra un voluminoso ascesso ischiorettale, che schiaccia in alto e fa assottigliare l'elevatore dell'ano rendendolo poco o non visibile agli ultrasuoni, e un ascesso pelvirettale. Il muscolo elevatore, anche se sottile, si vede bene con la risonanza: se l'ascesso è sotto, allora è ischiorettale, se è sopra invece, allora è pelvirettale.

A parte questo comunque l'eco anale è preziosa: se c'è un'estensione a ferro di cavallo l'accuratezza dell'eco transanale è dell'86%, significativamente maggiore del 59% di una esplorazione rettale. Lo scrivono i giapponesi Toyonaga et al. su *Techniques*, settembre 2008.

Anche l'ecografia transperineale può essere utile, ma ha maggiori limitazioni, come fanno presente sulla stessa rivista Kleinubing nel 2007 e Zbar l'anno dopo, in una *Correspondence*.

Ascessi, fistole anali e retto-vaginali. Mario Pescatori
© Springer-Verlag Italia 2011

Se invece la parte posteriore di fistola-ascesso a ferro di cavallo occupa lo spazio retroanale superficiale è molto probabile che lateralmente vi siano ascessi perianali.

È chiaro comunque che la situazione è fluida e mutevole (e qui sta la difficoltà ma anche l'interesse della patologia in questione).

Immaginate che lateralmente vi siano, a destra e a sinistra, due ascessi ischiorettali. Capite che è ben possibile che uno dei due, se non entrambi, si estendano in basso allo spazio perianale oppure, meno facilmente ma può accadere, in alto verso lo spazio pelvirettale, facendosi strada nel diaframma degli elevatori. Magari da una parte l'ascesso si propaga in basso, dall'altra parte in alto, tanto per complicarci l'intervento.

E in cosa consiste l'intervento?

Nel drenare e mettere a piatto il più possibile. In genere con due incisioni perianali laterali, in corrispondenza degli ascessi visibili o palpabili o diagnosticati con l'imaging (un'incisione laterale sola se la fistola è "a emi-ferro di cavallo").

Può non bastare, però: se vi è (e in genere vi è) sepsi "retro" (anale o rettale) anche lo spazio posteriore va drenato con un'incisione cutanea, se no il rischio di recidiva è consistente.

Questa è un'acquisizione piuttosto recente, come accennavo (olandesi, al congresso americano).

Nei libri più spesso vedrete solo due tagli laterali.

E i tramiti fistolosi?

Beh, nelle fistole "a ferro di cavallo" si fa abbondante uso di **setone**, perché la fistulotomia può essere dannosa per la continenza e il lembo rettale si usa ben poco. Si dovrebbe fare un "megalembo semicircolare" e poi la sepsi s'annida tutto intorno, difficile che non ci sia pus. E, se vi ricordate, col pus non si fa il lembo rettale perché facilmente "cede".

Non solo si fa abbondante uso di setone, ma i setoni (che possono essere di elastico e non di filo intrecciato) non di rado si lasciano per mesi. E per tale motivo non vanno molto stretti, se no danno fastidio al paziente. Sono cioè un "ibrido" (ma la chirurgia delle fistole è così… di rado tutto bianco o tutto nero) tra un setone tagliente e uno drenante. E questi casi richiedono spesso EUA, revisioni chirurgiche periodiche, per controllare che tutto proceda bene. A parte pulizia, irrigazioni eccetera, tanto che abbiamo ricordato il drenaggio mezzo Penrose e mezzo Jackson Pratt che i chirurghi hanno descritto proprio nel 2010 su *Dis Colon Rectum* affinché il paziente si possa **autogestire** la ferita a casa sua.

Se siete iscritti a una delle cinque Società che la hanno come rivista ufficiale, avrete ricevuto a casa il numero di dicembre 2009 di *Techniques in*

Coloproctology (se no, lo trovate in biblioteca o attraverso springerlink). C'è un articolo di Browder et al., di Los Angeles, su 23 pazienti con fistole a ferro di cavallo seguiti per due anni. **In tutti i casi hanno eseguito una incisione cutanea e mucosa posteriore tra l'orifizio interno e la punta del coccige** (intervento di Hanley modificato) **e hanno poi messo un setone tagliente posteriore** stringendolo ogni mese per una media di cinque volte. Lungo postoperatorio, quindi, prima di tirare le somme e dichiarare guarito il paziente.

Però risultati **ottimi**.

In tre casi il paziente era giunto all'intervento con una colostomia escludente, che è stata poi chiusa a guarigione avvenuta. Il 91% dei casi dopo poco più di un anno sono **guariti** ed erano tutti **continenti**. Sono stati tutti operati dal dr Kaiser, il "senior author". Complimenti a lui: bravo, ma anche fortunato... il dato sulla totale continenza appare infatti sorprendente se lo si confronta con gli altri lavori simili in letteratura.

Attenzione però: nessuno dei pazienti californiani aveva il morbo di Crohn.

35

Indubbiamente quelle a ferro di cavallo, di cui abbiamo appena parlato, sono fistole anali "difficili".

Ma poiché nel bel libro di Phillips e Lunniss (il migliore sulle fistole, vi dicevo nella Prefazione), pubblicato per la prima volta nel 1996 da Chapman and Hall Medical, c'è un capitolo finale dedicato a questo tema, ho voluto anch'io inserire un paragrafo in questo più modesto contributo.

In particolare, a pagina 178, si trova un algoritmo.

Ecco, vi consiglio di leggerlo. Proverò a riassumerlo per voi.

"C'è una malattia infiammatoria?" si chiedono i due all'inizio.

Sì, c'è. Ebbene, in tal caso mettete un setone lasso, drenante. E se il paziente decide di tenerselo senza problemi glielo lasciate.

Se invece, Crohn o non Crohn, il paziente non vuole tenersi un setone a vita... allora fate uno studio morfologico e funzionale dello stato dei suoi sfinteri e valutate le condizioni del paziente.

Se gli sfinteri sono "solidi" e abbiamo tutte le opzioni aperte, potete fare la fistulectomia, il lembo rettale, l'approccio intersfinterico (la LIFT di Matos et al. o del thailandese Arun, lo abbiamo descritto) e anche il "Martius graft" (una plastica con il muscolo bulbo-cavernoso).

Se gli sfinteri sono "deboli", allora prendete tempo col setone lasso, oppure mettete quello stretto "tagliente", oppure fate una generosa messa a piatto per guarire la sepsi ma confezionate una colostomia, riservandovi eventualmente una riparazione sfinteriale in un secondo tempo.

Avete la passione degli **algoritmi**?

Consultate anche il libro di Wexner e Vernava, della Cleveland Clinic Florida, Weston e Naples: tutta la colonproctologia in "flowcharts".

Una Appendice sulle fistole **complesse**.

Ovvero, lo ricordo: fistole **alte** e/o con tramiti **multipli** e/o **recidive** nonostante siano state operate correttamente.

Vi riferisco la mia esperienza e quella di Paola De Nardi, "San Raffaele" di Milano, pubblicate insieme su *Pelviperineologia*, nel 2006.

Paola De Nardi, cinquantenne (non me ne voglia se lo scrivo...), una in

35

gamba, responsabile della Proctologia all'Ospedale di Milano 2, venne una volta a un mio corso itinerante. Andammo a operare in Toscana, a Grosseto (o a Siena, non ricordo…) e ad Arezzo. Lezioni in macchina, attraversando colline con ulivi e cipressi; rapporto docenti:discenti 1:1.

Un intervento fu una fistola terribile. Ancora ricordo le risonanze appese al diafanoscopio in sala operatoria. C'erano ascessi cronici ovunque: nello spazio pelvirettale, nella fossa ischiorettale.

In qualche modo ce la cavammo. Il paziente era un ventenne, già operato per fistola anale, un caso PNEI di sicuro, ovvero: **psico** (era chiuso, ansioso mascherato, classico caso che somatizza), **neuro** (qualcosa c'era, non ricordo che), **endocrino** (tiroide e ipofisi malfunzionanti) e **immunitario** (stress grave prima che iniziasse la sepsi anale, con calo delle difese).

Lo rioperai un paio di volte. Ora sta bene.

Decidemmo di scrivere insieme, Paola e io. Lei silenziosa, io ciarliero. Fu un'esperienza interessante. Cento casi consecutivi di fistole complesse, follow-up mediano di tre anni.

Intervento più frequente (84%): fistulectomia.

Recidive: 7,3%. Non male se si considera che all'Università del Minnesota hanno il 6%.

Incontinenza fecale 6,3%, permanente ma non grave: score 3,2 in una scala da 0 a 6 (Pescatori et al., *Dis Colon Rectum* 1992) e 7,5 in una scala da 0 a 20 (Jorge e Wexner, *Dis Colon Rectum* 1993).

Paola ha fatto carriera da quel corso in Toscana: è nel Consiglio Direttivo della Società Italiana di Chirurgia Colo-Rettale ed è stata nell'Editorial Board di *Techniques in Coloproctology*.

Ancora sulla revisione chirurgica 36

Bene, l'abbiamo più volte nominata questa EUA, la "valutazione in narcosi".

E già descritta in un primo breve paragrafo.

In cosa consiste o lo sapevate già o l'avete ormai capito, ma per scrupolo scriverò qualcos'altro.

Se presumiamo di fare manovre piuttosto aggressive che possano causare al paziente non poco dolore postoperatorio, è bene chiedere all'anestesista una spinale, tenendo presente che il paziente non potrà essere dimesso prima di alcune ore e che, specie se maschio, una volta su cinque potrà avere ritenzione urinaria. In alternativa faremo noi stessi un'anestesia tronculare sul nervo pudendo. È opportuno che un proctologo la sappia fare, io l'ho imparata da Marc Claude Marti a Ginevra: si cosparge la regione perianale di Emla pomata mezz'ora prima e poi si inietta lentamente con ago da insulina un anestetico locale sulla commissura anale posteriore, in piccola quantità, facendo una sorta di "pomfo". Si dà tempo all'anestetico locale di fare effetto (lo dico perché noi chirurghi abbiamo spesso fretta), poi si prende un ago da spinale (quindi lungo) piuttosto rigido e si dirige la punta, a partire dal "pomfo" fatto nella commissura posteriore, verso il basso, lateralmente e un poco in profondità verso la tuberosità ischiatica, sulla bisettrice dell'angolo costituito da due linee che passano attraverso l'ano, una verticale e una orizzontale. Lo scopo è iniettare l'anestetico nel canale di Alcock, dove, assieme alla vena e all'arteria, corre il nervo pudendo. Ci si può aiutare inserendo un dito nel retto, parallelo alla direzione dell'ago. È questo il metodo di Marti.

Un sistema alternativo, forse più semplice, è iniettare direttamente l'anestetico sulla cute perianale, ai lati dell'ano, in corrispondenza delle fosse ischio-rettali. Questo suggerisce lo svedese Per Olaf Nystrom in una nota su *Techniques* di qualche anno fa.

Contemporaneamente, se necessario, l'anestesista sederà il paziente con del Diprivan.

In tal modo, con la spinale o con la tronculare, saremo sicuri di avere

Ascessi, fistole anali e retto-vaginali. Mario Pescatori
© Springer-Verlag Italia 2011

analgesia per alcune ore, anche nel postoperatorio, così da limitare la somministrazione di FANS, che sono la causa principale di emorragia digestiva.

A questo punto potremo iniziare le nostre manovre.

Ricordo che stiamo parlando della **revisione chirurgica**.

Solita sequenza: ispezione, palpazione. Controllare le cavità per vedere se la ferita chirurgica granuleggia, se occorre (ma direi sempre) effettuare un curettage con cucchiaio di Volkmann, specillare alla ricerca di tramiti secondari (e qui sono preziosi i minispecilli detti "probe lacrimali"), asportare del tessuto malacico o evacuare del pus mettendo a piatto cavità patologiche, detergere o cambiare i setoni o i drenaggi di para o di caucciù o di Silastic (meglio usare il Silastic, inerte, nel morbo di Crohn), rinnovare lo zaffo se occorre, fare bene l'emostasi, eseguire un "trimming" ovvero una recentazione della ferita, per prevenire la formazione di pseudomarische edematose e dolenti, ri-marsupializzare se vi sono cavità troppo larghe.

Piccole cose… che però vanno fatte, e nel modo giusto.

Se si prevede che ciò che si farà è il minimo, nel senso di sezioni e trauma, per cui il paziente non avrà più di tanto dolore e potrà essere subito dimesso, allora sarà sufficiente un'anestesia locale.

Stapler circolare nelle fistole

37

Scommetto che per molti lettori questo sembrerà un paragrafo dal titolo bizzarro.

Eppure su *Dis Colon Rectum* degli autori stranieri (Perez F. et al., 2006) hanno proposto una tecnica con la stapler circolare (usando lo strumento della Ethicon per eseguire la PPH) in caso di fistole **extrasfinteriche alte**. Secondo loro, il vantaggio stava nel poter resecare i tessuti patologici e risuturare saldamente quelli sani. In pratica i colleghi spagnoli confezionano una sorta di lembo endorettale di 180° usando la stapler. Si trattava di cinque casi con breve follow-up, comunque ho ritenuto opportuno riferirvi la loro esperienza, poiché mi sembra interessante. Tuttavia negli anni successivi non sono comparse, a mia conoscenza, altre casistiche importanti in letteratura con questa tecnica.

Si impiega una suturatrice, sia pur diversa, anche nella nuova procedura ideata da un chirurgo italiano. La descriverò nel prossimo paragrafo.

Ascessi, fistole anali e retto-vaginali. Mario Pescatori
© Springer-Verlag Italia 2011

VAAFT o *"Video assisted anal fistula technique"* **38**

Da quando si sono diffuse la video-endoscopia e la chirurgia laparoscopica video-assistita, per varie procedure che prima si eseguivano in visione diretta, è stato proposto di migliorare la visione usando i nuovi apparecchi. Tutto sommato anche la TEM rientra in questo concetto (ma la TEM in effetti permette al chirurgo di arrivare dove mani e occhi prima non gli consentivano). Anche la neuromodulazione sacrale si può giovare di questi progressi video, come risulta da un articolo di autori svizzeri su *Techniques*.

Per età e pigrizia non ho imparato, anche se la apprezzo molto, la chirurgia laparoscopica e varie volte, un po' per scherzo, mentre opero un paziente con una fistola, dico a chi mi sta intorno: "Faccio meno reservoir ileoanali e resezioni del retto con TME da quando si opera in video-assistita, ma meno male che almeno le fistole ancora si fanno con le mani che toccano e gli occhi che guardano, altrimenti sarei disoccupato"...

Ecco, per smentirmi, la tecnica di recente proposta da Piercarlo Meinero e presentata al Congresso della Società Italiana di Chirurgia Colo-Rettale nel 2009 a Catania. Vi sono delle *brochure* che illustrano con molte figure questa nuova procedura, basata su costose apparecchiature video e non solo.

Peccato che, nel momento in cui scrivo, ovvero nel giugno 2010, a detta dello stesso Meinero non vi siano articoli in letteratura che illustrino i risultati, né sulla *brochure* si fa riferimento a casistiche o a risultati oggettivi. Nonostante questo la si inizia a impiegare nella routine clinica.

La tecnica potrebbe essere un'innovazione brillantissima, come pure potrebbe rivelarsi un fallimento. Lo sapremo purtroppo quando si valuteranno le complicanze o le recidive sui pazienti.

Alla fine degli anni Novanta Senagore, un chirurgo americano, a proposito della emorroidectomia con laser, scrisse su *Dis Colon Rectum* che nessuna nuova tecnica, specie se basata su costosi dispositivi, dovrebbe essere introdotta nella routine clinica prima che dei **trial controllati** in istituzioni specialistiche dimostrino la sua **superiorità** sulle tecniche già

Ascessi, fistole anali e retto-vaginali. Mario Pescatori
© Springer-Verlag Italia 2011

validate.

Beh… la tecnica di Meinero non segue questa regola: non solo non sono stati fatti dei trial di confronto con le altre tecniche, ma nemmeno è stato pubblicato uno studio pilota (forse qualcosa è stato inviato a *Dis Colon Rectum*).

Così come non seguirono la "regola di Senagore" crioterapia e laserterapia per le emorroidi, fallite poi sulla base dei risultati clinici. E dopo ancora la PPH, ridimensionata dalle metanalisi che riportano più recidive rispetto alla emorroidectomia, e la STARR, che Jayne e Finlay, sul *Br J Surg* 2006, definiscono il tipico esempio di una nuova tecnica introdotta nella routine clinica prima di una adeguata valutazione scientifica.

Peccato.

L'Italia è il Paese adatto per queste iniziative poiché non vi è un rigido controllo, come ad esempio quello della *Food and Drug Administration* (FDA) in USA, che per legge richiede di riportare su Internet gli **eventi avversi** delle nuove tecniche nei primi anni del loro impiego.

Tra qualche anno sapremo se il simpatico Piercarlo Meinero sarà un benemerito della chirurgia anorettale o se invece la spesa sanitaria e la salute dei pazienti avranno patito per la sua tecnica.

Detto questo vi illustro la VAAFT, perché mi sembra interessante, visto che non interferisce con la continenza e non lascia ferite aperte.

L'Autore, all'inizio della *brochure*, sostiene che i maggiori costi sono compensati dal fatto che la sua tecnica è valida per tutte le fistole, anche quelle complesse, e che quindi non occorre spendere soldi in fistolografia, ecografia, risonanza magnetica, tanto non serve classificare la fistola da operare.

Il che **contrasta in pieno** con i principi della letteratura "evidence based", come avete letto finora.

Per la tecnica di Meinero servono un video-endoscopio ovvero "fistuloscopio" (Stortz) e una suturatrice Contour (Ethicon), più altri accessori (uno spazzolino per curettage della fistola, del cianoacrilato, un elettrobisturi, un divaricatore "dedicato" eccetera). Si cerca l'orifizio interno, si specilla il tramite, lo si cauterizza, si inietta il cianoacrilato, si sutura "ermeticamente" l'orifizio interno. Manca la fase della ricerca dei tragitti fistolosi secondari, riferita come essenziale da tutti gli Autori.

Il mio consiglio ai lettori è di aspettare dei dati scientifici sulle recidive, che non siano viziati da conflitti di interesse, prima di usare la VAAFT.

Specialmente nei pazienti con sepsi acuta e ascessi voluminosi.

In quasi quarant'anni mi è capitato di fare una colostomia per fistola anale non più di cinque volte.

Ma ci sono fior di chirurghi, come Abcarian (vedi il suo capitolo nel libro di Phillips e Lunniss) che hanno fatto ben quattro colostomie in 32 pazienti con fistole trans-sfinteriche alte o soprasfinteriche nell'arco di 20 anni. E Abcarian è più bravo e ha meno recidive di me: evidentemente la politica giusta è di fare un intervento più radicale deviando temporaneamente le feci per evitare il rischio di sepsi recidiva. Ma sappiamo bene quanto i pazienti italiani siano contrari al "sacchetto".

La stomia più indicata è la **sigmoidostomia**: ci vuole poco tempo, basta fare un Mc Burney a sinistra, in fossa iliaca, in corrispondenza del sigma che in genere è palpabile. Va fatta escludente, su bacchetta, eversa ma piuttosto piatta. Un'alternativa alla bacchetta è confezionare un ponte "di cute" come indicato in una figura della Parte Seconda.

Rarissimo che si debba fare definitiva, terminale. Giusto in caso di morbo di Crohn anale esteso.

La bacchetta della stomia escludente si leva dopo circa una settimana-dieci giorni. Attenzione a fare una meticolosa EUA, a parte ovviamente visita, proctoscopia ed ecografia o risonanza magnetica, per vedere se la fistola è guarita, **prima** di chiudere la stomia. È bene consigliare al paziente, finché ha la stomia, di **esercitare** gli sfinteri anali, ad esempio contraendoli 20 volte al giorno per 20 secondi, a meno che non abbia ferite dolenti nel perineo.

Si potrebbe avere emissione di sangue e muco, per una colite da diversione: il problema scompare in genere dopo la chiusura della stomia.

Nella Prefazione scrivevo che la stomia talvolta può essere una risorsa e non un ripiego.

Mi riferisco a quei casi di exeresi con ricostruzione, dopo fistole molto complesse. Specie in caso di fistole retto-vaginali o di fistole a ferro di cavallo (tre stomie nel gruppo di Kaiser, *Tech Coloproctol* 2009). Ne parleremo più avanti. Talvolta è bene "proteggere" la plastica con una stomia escludente. Vale il detto "ci si può pentire più di una stomia non fatta che di una fatta".

Lo stesso Phillips, al St Mark's Hospital, ha effettuato sette stomie, sei temporanee e una definitiva, nelle sue 136 fistole (dati scritti nel 2010 per *Techniques*).

Ileostomia 40

Ascessi, fistole anali e retto-vaginali. Mario Pescatori
© Springer-Verlag Italia 2011

Ebbene sì… ileostomia per una fistola anale.

È rara ma è descritta.

Certo non per fistole semplici criptoghiandolari **ma per fistole complesse di Crohn dopo il fallimento del lembo mucoso rettale**.

C'è su questo un interessante *report* della Cleveland Clinic Ohio, riferito all'ultimo congresso ASCRS e pubblicato come *abstract* su *Dis Colon Rectum,* aprile 2010.

Sono solo due ileostomie su 98 casi, di cui 40% per morbo di Crohn.

Una volta, vent'anni fa circa, stavo facendo un intervento in diretta all'Ospedale di Gallarate, ospite del primario dr Gallioli e, naturalmente, dell'amico Corrado Bottini, coordinatore della locale Unità di Colonproctologia, all'epoca di UCP Club, ora anche SICCR.

Ricordo il nutrito pubblico e le strumentiste particolarmente carine.

Il paziente aveva una fistola intersfinterica alta con un ascesso cronico pelvirettale, che occupava completamente lo spazio sopra gli elevatori. Messa a piatto la fistola sezionando gran parte dello sfintere interno, sono andato avanti tutto baldanzoso per levare l'ascesso, teso, duro, fibroso.

Un dito nel retto per sentire se "sbordavo" in dentro, nel lume e piccole sforbiciate continue sul "malloppo" fibrotico, che volevo togliere a tutti i costi per lasciare tessuti morbidi e indenni, che cicatrizzassero meglio. Taglia che ti taglia... a un certo punto *ZAC!*... avete già capito... mi ritrovo nel retto, con la punta delle forbici sul mio polpastrello, che manca poco me lo taglio. Tutti a guardare attenti, io che mi blocco... accidenti, **ho bucato il retto**, penso, e ora che faccio? Passano dieci secondi con me fermo. I colleghi capiscono dal mio silenzio che qualcosa è successo.

Beh, non so se potevo semplicemente suturare il retto e basta, o suturare il retto e far mettere il paziente in parenterale, o suturare il retto e coprire la breccia con un lembo (ma all'epoca in Italia non si facevano o almeno non li sapevo fare io). Sta di fatto che decido di essere super-prudente, visto che giocavo fuori casa, ovvero: suturare la breccia e fare una sigmoidostomia escludente (tra il generale mormorio di delusione). Forse la semplice sutura sarebbe bastata.

Quel mormorio ancora lo sento ogni volta che cerco di togliere troppo tessuto settico o fibrotico molto aderente al retto. Allora faccio quel che non feci allora: **mi fermo**. E, mi permetto di consigliare, fermatevi anche voi.

Spesso la fibrosi è solo fibrosi, non sepsi cronica. Casomai lasciate un catetere di Foley o un depezzer nello spazio pelvi-rettale e irrigate per qualche giorno. O, se avete dubbi, fate un'EUA più avanti.

Ascessi, fistole anali e retto-vaginali. Mario Pescatori
© Springer-Verlag Italia 2011

Esame istologico

42

Vi consiglio di mandare al patologo tutto ciò che asportate: come sapete nel tessuto di una fistola cronica si può annidare una neoplasia.

Se operate un paziente sui 35 anni, con storia di diarrea, rettorragia, dolori addominali e febbre, quindi un sospetto Crohn, sarà bene eseguire una biopsia rettale, meglio se profonda perché l'infiammazione del Crohn è transmurale. In tal caso non sarebbe male distendere con un ago il pezzetto asportato su carta bibula o su un vetrino sottilissimo e poi immergerlo in formalina.

Darete al patologo gli strati intestinali "orientati" e gli renderete meno difficile la diagnosi.

Non tutti sono d'accordo sull'esame istologico di routine. Due autori di Sri Lanka, Wijekoon e Samarasekera, hanno pubblicato su *Colorectal Disease* nel 2010 uno studio condotto in 84 pazienti. Secondo loro l'esame istologico va fatto solo nelle fistole recidive e in quelle in cui c'è il sospetto clinico di tubercolosi, HIV o morbo di Crohn.

Mah… io lo faccio sempre. Non vorrei mi sfuggisse un cancro. Ci sono stati vari *Case Reports* su *Techniques in Coloproctology*.

A proposito di Sri Lanka. Non so se avete mai visto come scrivono i cingalesi. È una scrittura magnifica: sembra un tappeto di fiori srotolato davanti a voi.

Petali, pistilli e corolle, curve e circoli… affascinante.

Ascessi, fistole anali e retto-vaginali. Mario Pescatori
© Springer-Verlag Italia 2011

43

Tre anni fa operai una ragazza giovane, sui 18; le feci un lembo mucoso rettale per una fistola trans-sfinterica media laterale, con un ascesso ischiorettale. Un paio di punti del lembo cedettero e la tenni a Imodium e dieta povera di scorie per una settimana dopo le dimissioni, in modo da non farla evacuare. Un paio di controlli ancora, le prime evacuazioni, un po' di preoccupazione... dopo di che la ferita interna guarì, tirammo un respiro di sollievo e abbassammo la guardia. Restava da cicatrizzare la ferita esterna, quella perianale, da dove ero partito per fare la fistulectomia. Era il meno. Però, dopo un paio di settimane, quando la rividi, la ferita era secernente, purulenta. Esplorazione rettale e proctoscopia: negative. Il lembo era integro e ben ancorato alla parte sottocutanea dello sfintere esterno. Solo un po' di fibrosi a livello dell'ex-deiscenza, nessun passaggio di feci dal lume alla cavità esterna. Eppure non guariva. Antibiotici... Niente!

Mi venne un sospetto e feci fare alla ragazza un esame parassitologico delle feci.

Risposta: **ossiuri**.

Ecco cosa: la paziente continuava a evacuare vermetti sulla ferita e la ferita si infettava!

Da allora cerco sempre di escludere una parassitosi intestinale prima dell'intervento.

Se c'è, cerco di sradicarla prima di operare.

Ascessi, fistole anali e retto-vaginali. Mario Pescatori
© Springer-Verlag Italia 2011

44

Ferita che non guarisce

"Non healing wound"... tema cruciale per un proctologo, ci si potrebbe fare un congresso intero.

Non ci credete? Vi sembra banale? Beh, pensate che una ferita può non guarire:

1. per una sepsi locale che persiste
2. per un deficit delle difese immunitarie
3. per un ipopituitarismo, scarsa produzione di Growth Factor
4. per la contaminazione di parassiti intestinali, come abbiamo detto
5. per un corpo estraneo ritenuto, come vi spiegherò tra poco
6. per il diabete, per un morbo di Crohn
7. per la stipsi, ovvero trauma di feci dure
8. per un ipertono del canale anale

...e non vi annoio oltre, ne potrei scrivere altrettante, ho solo citato situazioni che sono capitate ai miei pazienti. Ecco perché occorre talvolta "guardare oltre" il segmento di corpo dove c'è la ferita, allargarsi al sistema PNEI (Psico-Neuro-Endocrino-Immunitario), sentire il gastroenterologo, il microbiologo. Sinceramente, me ne darete atto, far fare al paziente una risonanza magnetica del cranio per studiare la sella turcica non viene in mente con tanta facilità.

Dicevo del **corpo estraneo**.

Molto tempo fa, in era pre-risonanza magnetica, vidi una paziente di circa settant'anni, operata tre anni prima per fistola e ascesso anale. Da allora la ferita perianale non si era mai completamente chiusa e, a parte la secrezione, le dava (fatto insolito) una fastidiosa proctalgia. Nulla di particolare all'ispezione e alla palpazione: curettage periodico della ferita, cicli di antibioticoterapia, pomate cicatrizzanti. Niente, non guariva. Non sapevo che altro fare.

Bene, in quel periodo si era aggregato a noi un internista in gamba che faceva una metodica nuova e insolita, in genere per proctalgia, la agopuntura elettrostimolata (APES). È un intervento che combina due metodiche collaudate in molte patologie, dal dolore all'incontinenza, e comporta una azione bioenergetica e trofica sui tessuti. Quello delle **bioenergie** è un capitolo affascinante, che molti chirurghi non conoscono o "snobbano", ma per aprirsi nuovi orizzonti basta leggere il magnifico libro di Berger, *Medicina vibrazionale*, Lampis Editore, oppure il volumetto di Chopra, *Guarirsi da dentro*, Sperling & Kupfer.

L'APES interferisce con la fisica e la biochimica dei tessuti e con i flussi dei meridiani, sì quelli "dei cinesi", anch'essi spesso ignorati dalla medicina occidentale, ma che, pensate, si formano, con documentazioni istologiche nell'embrione di pollo, ancora prima di nervi, vene e arterie.

Più che altro per curare il dolore e per migliorare il trofismo e quindi far cicatrizzare la ferita, il collega propose un ciclo di APES. Con nostra grande sorpresa, dopo pochi giorni vedemmo uscire dalla ferita una garza, ridotta a uno straccetto rattrappito e quasi calcareo, che era stata evidentemente posizionata anni prima nell'intervento per fistola, come "zaffo", e mai tolta. Dopo l'espulsione del corpo estraneo la ferita guarì e alla paziente passarono tutti i disturbi.

Ma se una ferita assolutamente non guarisce in alcun modo, eppure non presenta segni di sepsi acuta, quel che si può fare, da soli o con il chirurgo plastico, è "coprirla" con un **lembo cutaneo**, come si può osservare nelle figure di Binda e Trizi, in una *Last Image* su *Tech Coloproctol* del settembre 2007.

Se le ferite sono ampie e profonde, si possono coprire con un lembo fascio-muscolo-cutaneo.

Talvolta (di rado per la verità) per il fatto che la fibrosi e la sepsi cronica di ascessi e fistole "stirano" e deformano il perineo o la vagina, può essere necessario fare una plastica fin da subito dopo l'exeresi dei tessuti patologici. Sono riportati diversi di questi casi su *Techniques* di circa otto anni fa, in un articolo che ho scritto con Claudio Bernardi. La plastica si può rendere necessaria specie in caso di estese lesioni perineali da idrosadenite suppurativa, una malattia che un occhio inesperto può scambiare per sepsi anale criptogenetica.

Ma l'idrosadenite va più in estensione che in profondità, perché è dovuta a un'infezione delle ghiandole apocrine.

E, come sapete, colpisce anche ascelle, inguine eccetera, soprattutto in obesi, fumatori e diabetici.

Ultima novità in fatto di "ferita che non guarisce" per le fistole anali: su *International Journal of Colorectal Disease*, agosto 2010, Heeney at al., irlandesi, riferiscono su due casi risolti con il sistema "vacuum assisted", già impiegato in casi addominali. Consiste in una spugna porosa inserita nella cavità chirurgica, che esercita pressione negativa, essendo collegata a un recipiente in aspirazione. Questo consente la risoluzione dell'edema con drenaggio delle secrezioni e facilita la cicatrizzazione.

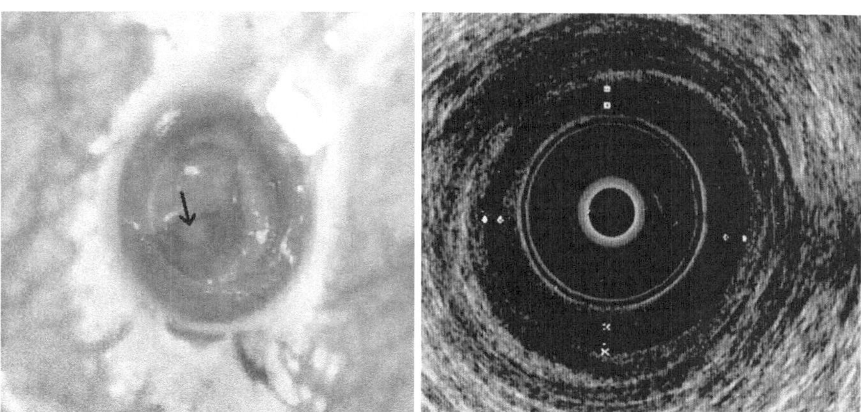

Fig. 44.1 Si tratta di un paziente (il cui intervento è mostrato nella Parte Seconda) operato per fistola intersfinterica posteriore con una fistulotomia. *A sinistra*: la ferita chirurgica, sia pur di piccole dimensioni all'intervento, non si è ancora chiusa dopo sei settimane, come si nota (*freccia*) alla proctoscopia, che inquadra il canale anale del paziente. La causa principale è un ipertono anale, come mostra, *a destra*, l'ecografia postoperatoria. I diametri dello sfintere interno sono ridotti rispetto alla norma (2 mm), il che è compatibile con un ipertono apprezzabile anche all'esplorazione rettale. In un articolo pubblicato su *Int J Colorect Dis* a metà degli anni Novanta, abbiamo dimostrato che vi è una correlazione tra l'aumentata pressione anale alla manometria e il ridotto diametro dello sfintere interno all'ecografia. Da notare che il paziente ha effettuato, prima e dopo l'intervento, attività in palestra e che, poco dopo l'operazione, ha avuto un lutto in famiglia, causa di notevole stress. Sforzi fisici e stress possono provocare contrattura muscolare e quindi ipertono sfinteriale, il che ostacola la guarigione della ferita

Se operate un paziente per fistola e ascessi anali e se poi lo seguite nel tempo, potrete avere una guarigione oppure la sepsi può persistere, ovvero non si chiude la vostra ferita chirurgica. O ancora la sepsi può recidivare, cioè la ferita si cicatrizza... ma poi torna la malattia nello stesso punto, cioè torna la sepsi a carico della stessa ghiandola (che evidentemente non era stata asportata).

Secondo alcuni autori la recidiva, se si verifica, avviene entro un anno. Lo dicono Mitalas et al., gruppo Schouten, Rotterdam (*Colorectal Dis* 2009).

Perciò, secondo loro, è giustificato il follow-up finché è guarita la ferita chirurgica. Dopo non serve. Mah... non sono del tutto convinto.

Io suggerisco ai miei pazienti di farsi vedere da me una volta l'anno, anche se stanno bene.

Se, quando vengono alla visita, ho qualche sospetto clinico, faccio un'**eco** transanale con sonda rotante. Se è positiva oppure ho dubbi tra fibrosi e sepsi, chiedo una **risonanza**.

È empirico... comunque faccio così.

Torniamo al discorso precedente. Dicevo, sepsi nella stessa ghiandola. Oppure ancora la sepsi ricompare in altra sede, a carico di un'altra ghiandola, essendo le ghiandole, come sapete, una decina.

La diagnosi di recidiva si fa meglio con la risonanza magnetica piuttosto che con l'ecografia endoanale, perché la risonanza distingue tra sepsi e fibrosi più dell'ecografia.

Come cercherò di spiegare, tra i **fattori** che possono causare una recidiva o una nuova malattia ci sono anche la cattiva alimentazione, lo stress, la stipsi.

Ovvero nulla a che vedere con dettagli di tecnica.

Per fortuna del chirurgo, che così ha un "alibi" e può dire "non è colpa mia se è tornata la fistola".

Giudicherete se quanto state per leggere è frutto di congetture, o ipotesi razionale, o evento probabile, o convincente fatto "evidence based".

Le fistole e gli ascessi anali sono una malattia psicosomatica?

"Mah… – penserà il lettore – posso capire che la rettocolite ulcerosa abbia una componente psicosomatica, lo so, questo è stato dimostrato: il colitico ulceroso è alessitimico, esterna poco le emozioni e le pulsioni, le proietta sul grosso intestino, organo bersaglio; così è scritto sul libro di Delaini della Springer nel capitolo "Psyche and colitis: what the surgeon should know"… Ma le fistole, francamente… Cosa c'è di più organico delle fistole? Che c'entra il cervello? Non è che Pescatori, come disse Nicholls a un congresso, si è messo a fare lo stregone?"

"Colleghi – risponderò io – ben sapete che molte fistole, il 90% secondo Parks, traggono origine da una ostruzione-suppurazione delle ghiandole di Hermann, che sboccano nelle cripte anali, ad opera del muco e dei germi patogeni delle feci. E che tale suppurazione è frutto di una lotta antigene-anticorpo perduta dal nostro organismo: se le difese immunitarie sono basse vince l'antigene e si instaura la sepsi. Del resto anche i due Autori americani, che hanno scritto l'ottimo articolo sulle fistole sul primo numero di *Perspectives in Colon and Rectal Surgery* del 1996, sostengono che un deficit immunitario può favorire la sepsi anale. E ben sapete che le difese immunitarie si abbassano quando c'è uno stress. Questa è letteratura consolidata e confermata da decenni, clinica e sperimentale. Non ci piove."

"Allora?" obietterà il lettore scettico. "Forse che i pazienti con fistole sono particolarmente stressati? Non mi risulta. Chi ha la fistola è più spesso un maschio, tranquillo, che se la tiene per anni… mica è una donna ansiosa come quelle con l'ostruita defecazione! No, no, non mi convince."

Bene, allora provate a chiedere al paziente che vi arriva con la fistola se **subito prima** dell'insorgere della malattia ricorda di aver avuto un **evento stressante** significativo (perdita del lavoro, di un parente, crack economico, fine di una relazione). E poi chiedete la stessa cosa a un paziente che vi arriva con emorroidi, così… giusto per fare un confronto con un'altra patologia anale standard.

Questa prova noi l'abbiamo fatta, con l'aiuto di una psicologa, per un

Ascessi, fistole anali e retto-vaginali. Mario Pescatori
© Springer-Verlag Italia 2011

anno e mezzo, in uno studio prospettico su 80 pazienti consecutivi con fistole e/o ascessi anali.

E in 70 pazienti consecutivi con emorroidi.

Ebbene, **l'85%** dei soggetti con sepsi anale ha riferito un evento stressante grave contro il 26% di quelli con emorroidi! Differenza statisticamente significativa: P<0,001.

Abbiamo poi sottoposto tutti i pazienti a vari reattivi grafici (disegno della famiglia, albero, persona, pioggia) e a questionari validati per l'ansia e la depressione (tre scale del CBA-2), ed è venuto fuori che quelli ammalati di fistola erano **più ansiosi e depressi**.

Abbiamo fatto "2+2 fa 4" e abbiamo pensato: se l'evento stressante provoca un deficit immunitario e se il deficit immunitario è alla base della sepsi anale... possiamo ipotizzare che a un paziente venga la fistola perché ha un calo immunitario da stress? E qui manca un passaggio: dosare i pattern bioumorali dell'immunità, citochine eccetera, nelle fistole e nei controlli. È quello che abbiamo cominciato a fare per ottenere dei dati più "sound", più solidi, a sostegno della nostra ipotesi.

E ancora, ci siamo chiesti: è ragionevole supporre che i pazienti con recidiva, a parità di tipo e gravità di fistola e di intervento fatto, possano avere più recidive se sono più stressati, *ergo* **immunodepressi**?

Sì, è ragionevole direi.

Esattamente questo trovò Keighley dopo colectomia+IRA per stipsi cronica: la recidiva era più frequente nelle donne con pattern psicologico alterato.

Ebbene, pensate un po', manco a farlo apposta i nostri pazienti con recidiva di sepsi anale dopo 6 mesi-1 anno erano quelli che avevano avuto un evento stressante e che avevano i test psicologici alterati. Pensate: il pattern psicologico può essere (forse, probabilmente) un fattore predittivo di insuccesso.

Chissà, potremmo aver trovato la palla di vetro, basta saperci guardare dentro!

Il processo che vi ho descritto è sintetizzato in un disegno che si potrebbe intitolare "**la fistola che piange**", tanto per ricordarsi dello stress all'origine. Ci sono le lacrime, ci sono le feci con i germi patogeni, ci sono le fistole e gli ascessi, negli spazi che ben conoscete.

Da un po' di tempo, sette anni per la precisione, da quando cioè avevo notato l'incidenza frequente degli eventi stressanti pre-malattia, suggerisco ai miei operati di fistola di fare cicli di echinacea e/o propolin (Immunocomplex, in farmacia o parafarmacia o erboristeria) per aumentare le difese immunitarie, e di probiotici per ridurre la carica dei germi patogeni nelle feci.

E consiglio ai miei operati di evitare (difficile, lo so!) o almeno ridurre gli stress dopo l'intervento.

Ah, dimenticavo... c'è un altro elemento non trascurabile: fumare potrebbe far aumentare le recidive. Forse, perché riduce le difese immunitarie: nei fumatori diminuiscono i linfociti killer.

Lo scrive El-Tawil in una sua recente *review* su *Int J Colorect Dis*, giugno 2010.

Vedete quindi che la guarigione dei vostri operati forse non dipende solo dall'intervento ben fatto ma anche da altri fattori? Che non sono certo "chirurgici"... ma che, se trascurati dal chirurgo, peggioreranno i risultati del vostro lavoro. Dunque ci riguardano, eccome.

Ecco la componente immunitaria. Ecco il ruolo della flora batterica. Ecco l'ipotesi psicosomatica.

Ecco l'importanza dell'**approccio olistico**.

Mancano alcuni tasselli da comporre per una completa "evidence based"... ma ci siamo quasi.

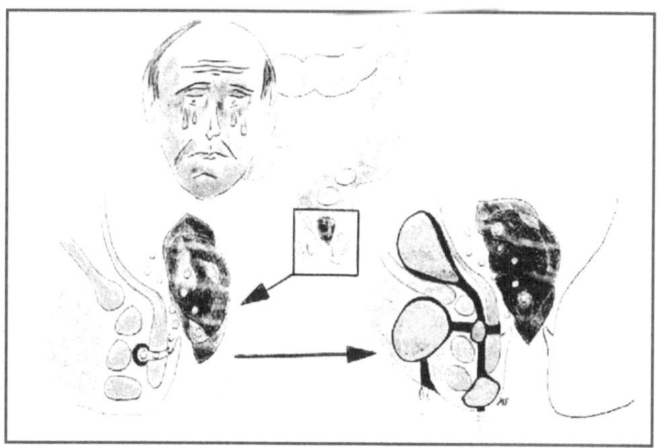

Fig. 46.1 La sepsi anale potrebbe avere una genesi sia psicosomatica che infettiva. Il paziente in lacrime indica l'evento stressante grave che ha preceduto l'insorgere della malattia nell'85% dei casi di fistole anali. Lo stress induce un calo delle difese immunitarie e i germi patogeni presenti nelle feci aggrediscono le ghiandole di Desfosses, dando luogo spesso all'ascesso intersfinterico, che si può estendere agli spazi perianale, pelvi-rettale e alla fossa ischio-rettale (da "10 domande sulle fistole anali", *Medici Oggi*, Springer-Verlag Italia, 2009)

Incontinenza anale postoperatoria 47

Ottobre 1982. Roma. Hotel Cavalieri Hilton.

Sala principale al Congresso della SIC, con la folla delle grandi occasioni, quasi mille persone.

Parla John Nicholls e porta il verbo del St Mark's Hospital di Londra sulle fistole anali.

È in quel periodo che, come scrivevo nella Prefazione, agli esami per l'idoneità a primario in chirurgia su **cento** tesine **neppure una** riguardava ascessi e fistole…

Diciamo che l'argomento è un po' negletto… ma tutti sono consapevoli che è un osso duro, tutti hanno avuto i loro dispiaceri, tutti vorrebbero imparare qualcosa di nuovo.

Ed è in quel periodo che il St Mark's è più che mai il Tempio della Chirurgia Colorettale (ora non è più così… gli anni passano).

Dunque l'attesa è molta.

A Roma in quei giorni c'è anche Parks, c'è anche Hawley. Girano per l'Hilton.

Ma è Nicholls che parla, lui ha già un nome, ha già inventato col suo Maestro la pouch ileoanale.

Ebbene, a un certo punto mostra una diapo.

Titolo, più o meno: **Anal incontinence after fistula surgery**.

E dice che un paziente su tre, anche di più, il 39%, ha incontinenza dopo fistulectomia e setone.

Si avverte un brusìo in sala, la delusione è forte. "Come sarebbe?" pensano e dicono tutti. "Così tanti? Ma cosa fanno al St Mark's Hospital?" E ancora, molti sussurrano al loro vicino: "Ma io tutti questi incontinenti non li vedo!". Sembra il crollo di un mito.

Sapete, come quando le "fan" dei Beatles seppero che John Lennon era sposato.

Nella stessa diapo c'è un altro dato, ma la maggior parte dei chirurghi italiani, chirurghi generali per lo più, scandalizzati dalle tante incontinenze, non ci fanno caso.

Ascessi, fistole anali e retto-vaginali. Mario Pescatori
© Springer-Verlag Italia 2011

47

L'altro dato è: **Recurrence 0**. Zero recidive.

Ecco perché le incontinenze... Perché è stato davvero un intervento radicale e sono guariti tutti!

Ho qui davanti il volume 1° del trattato di Keighley e Williams e guardo la tabella a pagina 143 della prima edizione. Gli stessi dati: articolo di Parks, Hardcastle e Mann, *Br J Surg* 1976.

Probabilmente nessuno dei chirurghi "mormoranti" ha mai pubblicato sul *British* sulle fistole anali.

Probabilmente pochi sanno con esattezza quanti dei loro pazienti operati per fistola anale sono guariti. Probabilmente pochi sanno con precisione quanti sono diventati incontinenti.

Io ho visto due pazienti con incontinenza anale in dieci anni, dal 1972 al 1982, ma ne ho visti circa 1200 dal 1982 in poi, dopo che al St Mark's mi avevano insegnato a cercarli, valutarli e curarli.

Ecco quindi, cari lettori: se fate **bene** un intervento per fistola e ascesso anale, specie in un caso complesso (e ci potete giurare che lì a Londra andavano i casi complessi) è **inevitabile** che abbiate delle incontinenze. E neanche poche.

Per citare ancora il St Mark's: dopo l'intervento per fistola anale un paziente su cinque ha perdite di gas e feci liquide e uno su dieci deve tenere per il resto della sua vita un pannolone (Marks e Ritchie, 1977).

Nota di colore: Ritchie, il secondo autore di questo articolo è (era, all'epoca...) una **matura signora** inglese, che sembrava uscita dal "Circolo Pickwick". Non una chirurga, no, tuttavia una pedina indispensabile all'ospedale di City Road. Si parla del 1981, anno in cui l'ho conosciuta. Aveva una piccola stanza con un tavolo, scatole zeppe di schede e la macchina da scrivere (i computer li avrebbero montati in ospedale l'anno dopo). La sua funzione era di fare da archivio vivente. Quando un Consultant doveva fare una relazione a un congresso, lei scartabellava, consultava, spulciava... e gli preparava le diapositive con le casistiche.

Un paio d'anni dopo l'incontro con la signora Ritchie, anch'io, come molti chirurghi presenti alla SIC, non volevo credere ai dati del St Mark's sull'incontinenza dopo chirurgia per fistole anali riferiti da John Nicholls. Finché, in Italia, 15 anni dopo, ho pensato di studiare quante incontinenze provocavo in una categoria teoricamente non a rischio: i maschi adulti mai operati prima all'ano.

E non dopo messa a piatto, bensì dopo fistulectomia. Ovvero senza sacrificio di fibre dello sfintere esterno, ma semplicemente dopo sfinterotomia interna per drenaggio del piano intersfinterico (l'intervento di Parks). Lo studio era originale e vennero fuori dei risultati inattesi.

Un paziente su quattro dopo la chirurgia aveva disturbi della continenza!

Fortunatamente però solo in due casi il problema, valutato col GIQLI (*Gastro-Intestinal Quality of Life Index*"), disturbava la qualità della vita.

Consolatevi comunque: le fistole che andavano e vanno a operarsi al St Mark's sono spesso fistole recidive, difficili, di pazienti con sfinteri già "disturbati". Le vostre, le nostre, sono meno complesse. Meno a rischio.

Ebbene, cosa dobbiamo fare se un paziente ci viene a dire che perde le feci dopo l'intervento?

Dobbiamo rioperarlo?

No, quasi mai.

Primo perché in genere l'incontinenza non è grave, secondo perché ora si opera in un caso su cinque, anche meno (dati dell'ultimo *Annual report* di SICCR-UCP Club, pubblicati su *Tech Coloproctol* a firma Bruni e Ocelli).

Le possibilità sono le seguenti.

La **riabilitazione perineale** innanzitutto, che, pensate, si può fare anche al telefono… (sì, lo scrivono Byrne et al., *Dis Colon Rectum* 2005). Fisiokinesiterapia o biofeedback o elettrostimolazione. O, come ha suggerito Filippo Pucciani, credo il migliore in Italia in questo campo, un misto delle tre (*Techniques*, qualche anno fa).

Poi, se il danno è limitato allo sfintere interno, l'innesto di grasso autologo, come abbiamo suggerito anni fa (Bernardi et al., *Plastic and Reconstructive Surgery*). O gli **agenti volumizzanti**, i cosiddetti "bulking agents": PTQ, cioè silicone, come hanno scritto Tjandra et al. su *Dis Colon Rectum* circa tre anni fa; Durasphere, come hanno scritto Altomare et al. su *Dis Colon Rectum* poco dopo e anche il gruppo di La Torre sull'ultimo *Pelviperineology*; Coaptite, come hanno riferito di recente su *Techniques* Ganio e Trompetto.

O ancora il Solesta (non so chi e dove abbia pubblicato, mi pare uno svedese).

C'è una bella *review* del gruppo di Vaizey e Kamm sulla iniezione di tutte queste sostanze, che danno discreti risultati nelle incontinenze minori. È sul *Br J Surg* del 2005. Si iniettano liquidi nello spazio sottomucoso o intersfinterico e subito si solidificano. Costano abbastanza, sui 1500 euro per un intervento, dipende dalla quantità.

Problemi seri? Rarissimi, le sostanze sono state collaudate per anni nell'incontinenza urinaria. Tuttavia possono provocare granulomi e possono dislocarsi e perdere d'efficacia, come descritto da autori spagnoli su *Tech Coloproctol* di recente.

Poi, ancora, **che fare** in caso di incontinenza anale postoperatoria?

47

La neuromodulazione sacrale o la stimolazione transcutanea del nervo tibiale posteriore.

E, se necessario, raramente, la ricostruzione sfinteriale. Che, se viene fatta separatamente, sfintere interno e sfintere esterno, risulta più efficace, come abbiamo scritto su *Techniques* otto anni fa.

Un altro nostro studio, in uscita nel 2011 sempre su *Techniques*, dimostra comunque che le incontinenze più serie sono quelle congenite e post-traumatiche, con score maggiore di 4, in una scala da 0 a 6.

E fra le post-traumatiche ci sono le post-chirurgiche.

E tra queste le più frequenti sono le iatrogene post-fistulotomia.

Quindi, cari lettori, il problema non è da sottovalutare, anche se le ultime opinioni di Phillips (Atkin et al., 2010), basate sulla sua casisitica, sono confortanti. Quasi nessuna incontinenza grave, neppure dopo chirurgia delle fistole alte.

Se vi ho convinto, se anche voi come me pensate che questi fattori abbiano un ruolo, anche se l'evidenza scientifica non è ancora completa, potrete consigliare ai vostri operati di prendere immunostimolanti e probiotici e di astenersi dal fumo. O quantomeno fumare poco. In effetti la letteratura parla degli effetti nocivi dell'**heavy** smoking.

Difendersi dallo stress è più difficile, forse impossibile… ma possiamo ben spendere qualche parola col paziente sulla necessità di avere un atteggiamento diverso di fronte alle contrarietà: in caso di questioni psicologiche importanti irrisolte, l'appoggio di uno psicoterapeuta può essere utile. Sappiamo anche, da studi pubblicati (Jensen 1987 e Abcarian 1988) che una dieta povera di fibre e una scarsa igiene sono fattori che predispongono alla sepsi anale.

Ma, se esaminiamo le responsabilità del **chirurgo**, quali sono le possibili cause di recidiva?

Keighley e Williams, lo scrivo anche altrove ma *repetita juvant*, danno grande importanza al non reperimento di un orifizio fistoloso interno (quando c'è, è pervio ed è specillabile, ovviamente).

Lunnis e James Thomson, invece, elencano tre fattori relativi al primo intervento eseguito:

1. l'errata definizione del decorso anatomico della fistola
2. il mancato riconoscimento o definizione di estensioni secondarie
3. un inadeguato trattamento postoperatorio della ferita chirurgica.

Denis invece, per citare una volta tanto **un francese e non i soliti inglesi**, dà molta importanza al trattamento "in più stadi" delle fistole complesse. Così risulta dal capitolo scritto con Gizzi sul libro del gastroenterologo bolognese: *Argomenti di Colonproctologia*, Minerva Medica, 1993.

Per sentire un parere **americano**, Beck e Wexner, nel loro *Fundamentals of Anorectal Surgery*, McGraw-Hill 1992, attribuiscono la recidiva anche a un mancato riconoscimento di morbo di Crohn e di idrosadenite suppurativa.

Ma ora vediamo **cosa fare** quando ascesso e fistole recidivano.

Ascessi, fistole anali e retto-vaginali. Mario Pescatori
© Springer-Verlag Italia 2011

Il nostro è un "mestieraccio" ed è frustrante veder recidivare una sepsi anale dopo un intervento che pensiamo di aver eseguito correttamente.

Comunque non c'è ospedale o chirurgo al mondo che abbia recidive zero dopo operazioni per fistola anale. La casistica brillante di Parks, che vi ho prima citato, riguardava 150 pazienti delle migliaia operate da lui e dai Consultant del suo Ospedale nell'arco di decenni. Pensate che lo stesso Phillips ha dovuto operare sei volte tre dei suoi pazienti.

Oltretutto vi sono fattori responsabili di recidiva, come il calo delle difese immunitarie da fumo o da stress, sui quali il chirurgo non ha responsabilità.

Chiaro che a volte la sepsi recidiva per un intervento sbagliato e un'epicrisi va comunque fatta.

Ma, al di là delle cause, vediamo quanto spesso e come si presenta la recidiva.

E che cosa possiamo fare per curarla.

Occupiamoci prima della letteratura.

Dicevamo: americani e inglesi, Beck-Wexner e Keighley-Williams. Vedo sui loro libri due tabelle con casistiche varie e leggo, sul Keighley-Williams, la percentuale di recidive dopo operazioni in gran parte per fistole basse, con casistiche da 26 pazienti (Kronborg 1985) a 1000 (Mazier 1971). Le recidive variano dal 2 al 19%, ma ci sono tre autori, beati loro, che dormono sonni tranquilli, con zero recidive.

Piccola parentesi: non ho letto gli articoli originali. Sarebbe interessante sapere se questi tre con zero recidive avevano solo fistole intersfinteriche basse messe a piatto (uno sì, c'è scritto in tabella) e poi se hanno controllato **tutti o quasi tutti** i loro pazienti... e poi se li hanno controllati **in ambulatorio o con una lettera** o con una telefonata. E poi **dopo quanto tempo**. Infine, chi ha interrogato i pazienti era un **osservatore indipendente**? O non era per caso lo stesso chirurgo che li aveva operati e che quindi i pazienti si sentivano tenuti a compiacere?

Le modalità del follow-up, si sa, influiscono sui risultati e li possono anche inficiare.

Volendo riassumere, le recidive oscillano nella maggior parte degli autori tra il 4 e il 9%.

Combinazione... come le recidive dopo resezione anteriore con escissione totale del mesoretto!

Corsi e ricorsi in colonproctologia...

Andiamo ora a vedere la tabella riportata da Beck e Wexner, che comprende non solo fistole "facili". Le percentuali di recidiva sono 2, 1, 6, 4, 7%... siamo lì.

C'è solo uno zero (Parks, già citato) e un 17% (Ani e Solanke, complimenti per l'onestà).

Leviamo il punteggio massimo e il minimo, come si fa nelle gare di tuffi... e diciamo quindi che un buon chirurgo **specialista** deve mirare ad avere meno del 10% di recidive delle fistole.

Notate bene però: tutti i numeri che vi ho dato si riferiscono a lavori della letteratura antecedenti al 1995, prima che fosse diffuso l'impiego dell'eco e della risonanza preoperatoria.

Vi sono articoli – li ho letti, ma ora non ricordo con esattezza quando e dove (uno di certo su *Colorect Dis*), per cui non li cito in dettaglio (e mi scuso per questo) – che affermano un dato importante: l'impiego della moderna imaging migliora i risultati della terapia. Ed è ovvio, perché con un'eco e una risonanza ben fatte, il chirurgo giunge all'intervento già sapendo se c'è e dov'è l'orifizio interno. Non sempre, certo... ma in molti casi.

Per questo la SICCR chiede alle sue UCP (Unità di Colonproctologia) di avere a disposizione l'ecografia a sonda rotante e la risonanza magnetica. Con buona pace della pur interessante VAAFT, che propone una sorta di "panacea" valida per tutti i tipi di fistole, per cui non servirebbero esami preoperatori.

Premesso che la causa più frequente di recidive è **il mancato reperimento dell'orifizio fistoloso interno**, possiamo aggiungere un dato, preso dal bel libro di Santoro e Di Falco *Benign Anorectal Diseases*, Springer, 2006: la capacità dell'eco endoanale di trovare l'orifizio interno, anche usando l'iniezione di acqua ossigenata nel tramite, varia dal 50 al 100% e si aggira intorno al 70% in una tabella con l'esperienza di 13 autori. È una metodica su cui Pasquale Giordano, partito da Napoli per fare il Consultant a Londra, ha scritto di recente su *Tech Coloproctol*. La uso anch'io.

Come abbiamo già ricordato, l'eco riesce meglio a trovare l'orifizio interno. Zbar e Armitage, su *Tech Coloproctol* 2006, esaminando i dati di 14 autori, ci dicono che la RMN ce lo fa trovare dal 13 al 57% dei casi, in genere intorno al 40. Meno spesso dell'eco, quindi. Tuttavia, va detto che i tre quarti delle fistole del St Mark's Hospital arrivano al tavolo operatorio dopo aver fatto una RMN, meno avendo fatto un'eco.

Il "gold standard" per cercare e trovare l'orifizio interno della fistola e minimizzare il rischio di recidive è quindi la **sequenza**: eco perineale – eco transanale – risonanza magnetica – ispezione, palpazione e manovre chirurgiche in anestesia.

Ricorderete quanto scritto in precedenza su stress, immunità e flora batterica.

Supponiamo di aver fatto l'ecografia di controllo un paio di mesi dopo l'intervento, in un paziente asintomatico o con pochi sintomi, come fastidio o bruciore anale, scarse secrezioni poco corpuscolate dall'ano, nessuna tumefazione dolorabile all'esplorazione rettale, nessun ascesso perianale visibile, nessun orifizio fistoloso esterno, febbre assente o lieve e sporadica. E supponiamo che l'ecografia mostri un'area a ecogenicità mista, come per fibrosi, ma sospetta, un po' più "scura" che "grigia". Oppure un'area ipoecogena, come per ascesso, ma poco convincente, non so, in sede intersfinterica, magari con una iniziale "stria" corta che possa far sospettare una fistola residua o recidiva.

Nell'ultimo anno mi è capitato due volte.

Riporto il paziente al tavolo operatorio?

(Ripeto: paziente a- o paucisintomatico.)

No, aspetto. (Attenzione: questo è ciò che faccio io, non è detto che sia giusto.)

E intanto, come mi comporto?

Controllo se il paziente ha seguito i miei consigli. Se osserva l'igiene locale, se prende echinacea e probiotici, cerca di evitare o "farsi scivolare addosso" lo stress, se si alimenta correttamente, cioè con sufficienti calorie e senza abusi alimentari, se si astiene dal fumo (o fuma poco).

Se non lo fa, lo incoraggio a farlo.

Se posso, gli faccio fare un'ecografia perineale.

Gli consiglio di fare una **RMN** del pavimento pelvico, ben eseguita da un radiologo esperto, perché la risonanza è superiore all'ecografia nel distinguere la recidiva dalla fibrosi.

Gli consiglio cicli di metronidazolo.

Non credo ci siano prove scientifiche che sia la condotta giusta. Non ho letto lavori in proposito. Semplicemente penso che sia ragionevole fare così. Me lo suggeriscono l'esperienza e soprattutto i risultati, benché su pochi pazienti.

Se la risonanza smentisce quanto trovato all'ecografia, se la seconda

Ascessi, fistole anali e retto-vaginali. Mario Pescatori
© Springer-Verlag Italia 2011

visita fatta al paziente non mostra (o mostra più sfumati) i reperti della precedente e se il paziente continua ad essere a- o paucisintomatico, lo tranquillizzo e lo rivedo dopo un paio di mesi. Alcuni sono guariti.

Se invece i sintomi persistono o aumentano, se l'obiettività cresce, se la risonanza mostra sepsi, se ha sintomi intestinali e se è in età da Crohn (sui 35 anni), **ispeziono** attentamente il retto con la proctoscopia, faccio una biopsia (in un terzo dei casi di Crohn il retto appare normale all'endoscopia…) e la mando a un istopatologo esperto in IBD, come il romano Luigi Scucchi. In caso di dubbio o controversie, per anni ho avuto un filo diretto con Basil Morson, poi con il suo successore al St Mark's, Ian Talbot, e infine ora mi affido ai pareri di Najib Haboubi, di Manchester. Procedo con colonscopia e biopsie multiple (da fare comunque, anche se la mucosa appare normale), con ecografia seriata del tenue, con le videocapsule, con clisma del tenue fatto *per os* col sondino nasogastrico. Se salta fuori un Crohn gli do la terapia, da solo o meglio sentendo un bravo gastroenterologo. E poi aspetto ancora.

Se non c'è Crohn e la sepsi peggiora… **lo riopero**, dopo aver attentamente valutato la continenza e la funzione sfinteriale. Questo perché, come ovvio, un soggetto già operato all'ano-retto-perineo è più "fragile" da quel punto di vista. Per cui, con sezioni sfinteriali, messe a piatto eccetera, specie se è già un soggetto a rischio come età, storia ostetrica e così via, e se la fistola o l'ascesso sono anteriori (ricordate: anteriormente, specie in una donna, c'è poco muscolo), il pericolo è l'**incontinenza iatrogena.**

Lo riopero dunque.

E in che modo?

Seguo lo stesso iter di un intervento fatto non per recidiva?

Lasciamo che a parlare siano due autorità in materia: Lunniss e Thomson, che "trasudano" St Mark's Hospital. La fonte: il libro sui **reinterventi**, di W.E. Longo e J.M.A. Northover.

I due consigliano di aggredire prima la componente extrasfinterica della fistola recidiva, mettendo a piatto tutti i tragitti trovati seguendo il tessuto di granulazione. Fanno presente che le loro recidive sono in genere di fistole che avevano un'estensione al di sopra degli elevatori. E per lo più posteriori. Non di rado a ferro di cavallo. Dunque, tolta la parte extra-sfinterica della fistola, infilano una sonda scanalata curva nella parte esterna del tramite, che in genere si dirige posteriormente verso il coccige, attraversando parte dello sfintere interno ed esterno.

E poi suggeriscono di mettere a piatto, ovvero di fare una sfinterotomia interna ed esterna.

Ma necessariamente bassa, quindi non grave per la continenza (ricordiamo che posteriormente c'è il solido pubo-rettale, più in alto del coccige: questo muscolo certo non si seziona). Si seziona invece, se si nota un tramite a ferro di cavallo, il rafe ano-coccigeo. Il che non ha conseguenze funzionali.

E se si trovano estensioni **secondarie**?

Se sono **sotto** gli elevatori, **vengono messe a piatto**.

Se sono **sopra**, vengono sottoposte a **curettage**.

A questo punto cosa fanno i due esperti inglesi?

Cercano **il tramite primitivo** della fistola, quello che attraversa gli sfinteri.

E qui si fanno le solite manovre dette all'inizio del libro: colorante o acqua ossigenata ecc. ecc. Visto bene il tramite e visto l'orifizio interno si seziona lo sfintere liscio dall'orifizio interno al margine inferiore, per meglio accedere al piano intersfinterico, dove sono le ghiandole di Hermann e Desfosses, sede del "*Primum Movens*". Quanto ne abbiamo già parlato! Quanto ne avete già letto!

Si "curetta" la fibrosi o la sepsi che sta tra liscio e striato, si leva quel che resta di cute distalmente, si leva il grasso e si circonda con un **setone** lo sfintere esterno che si vuole preservare.

Un setone di che materiale?

Nylon o elastico, dicono i due autori inglesi, annodato senza tensione, a circondare solo il muscolo.

Siamo alla fine. Emostasi ovviamente, e poi si zaffa la ferita con una garza imbevuta di fisiologica e betadine, magari avvolta nel solito Tabbotan onde prevenire aderenze tra garza e ferita.

Così si fa al St Mark's, per cent'anni il "top" in questa patologia. Così, credo, dovremmo fare anche noi.

Non per sempre, certo... sempre stando attenti ai progressi, certo... visto che il 50% delle conoscenze mediche (tranne l'anatomia) cambia ogni 30 anni.

Ma insomma, queste sono cose scritte solo sette anni fa. Quindi prendiamole per buone.

Comunque, non vi dovete sentire frustrati in caso di ripetute recidive in un vostro paziente. Pensate che Phillips al St Mark's (2010) ha operato tre dei suoi pazienti ben sei volte ciascuno! Succede nelle migliori famiglie.

Ora capiamo perché Lunniss e James Thomson (sì, quello che si metteva il collettino bianco, la camicia a righe e gli occhiali trasparenti) preferivano tenere ricoverati i loro pazienti rioperati: per loro era importante, e l'hanno scritto nel libro che vi ho citato, che nei primi giorni vengano medicati bene dal personale specializzato e che se ne vadano a casa solo quando i parenti hanno imparato a seguire bene la ferita.

Ricordate quando si parlava dei fattori di recidiva? Uno era la ferita medicata male...

Ma non basta... Ecco che si riparla di EUA.

I due chirurghi inglesi raccomandano di **revisionare sempre in narcosi il paziente** (questo tipo di paziente, se comprendiamo anche le non-recidive, Phillips ora lo fa nel 18% dei casi). Dopo sette-dieci giorni, per controllare il corretto trattamento di tutte le estensioni e il processo di guarigione. Arrivano a raccomandare che a casa il paziente venga visto e medicato sempre dalla stessa infermiera territoriale. Abbiamo noi in Italia l'"infermiera territoriale"? Nelle Regioni avanzate sì, ma... è capace di medicare bene le ferite delle fistole?

Forse, talvolta sì.

Ma, nel dubbio, da circa 20 anni, da quando cominciai a operare più di frequente pazienti che venivano da lontano e se ne tornavano lontano dopo l'operazione, mi posi il problema di indirizzarli a colleghi competenti che seguissero bene le loro ferite e riducessero al minimo i rischi di recidive legati a medicazioni malfatte. E fu così che, nel 1992, nacque **UCP Club**, una rete di centri diffusi sul territorio nazionale, ognuno coordinato da un collega che si intendesse di patologie ano-retto-coliche e condividesse stesse nozioni e principi da me adottati (dopo averli imparati al St Mark's). Molti di loro erano amici, molti erano passati al Gemelli tra l'84 e il '90 ad aggiornarsi su questa chirurgia, per cui avevano un atteggiamento omogeneo e seguivano le stesse linee-guida, anche se non erano codificate e stampate. Poi, dopo il 2000, quando le UCP erano avviate ad essere un centinaio, arrivò qualcuno, accadde qualcosa e la bella macchina rischiò di spezzarsi.

Ascessi, fistole anali e retto-vaginali. Mario Pescatori
© Springer-Verlag Italia 2011

50

Ma UCP Club esiste ancora adesso e fa riferimento alla Società Italiana di Chirurgia Colo-Rettale.

Se desiderate che un vostro paziente, da voi operato o rioperato per fistola anale, venga seguito e medicato nel modo giusto, non dovete fare altro che consultare il sito www.siccr.org, vedere l'elenco delle Unità di Colonproctologia, trovare quella vicino a dove abita il vostro paziente e indirizzarlo al locale coordinatore. L'Italia è il Paese dei "Centri sulla carta" (ricordo negli anni Settanta i poveri stomizzati alla ricerca di un centro AISTOM davvero funzionante)... ma queste no, non sono UCP "fantasma". Vengono verificate periodicamente dalla Società, che pubblica, su *Techniques in Coloproctology*, l'*Annual report*.

Così potrete leggere quante sono le fistulotomie, quante le fistulectomie, quanti i setoni, i lembi rettali, i "plug" e così via e tenervi aggiornati su cosa fanno in Italia gli specialisti.

In questo non dobbiamo invidiare gli inglesi. In base all'*Annual Report*, Wexner ha definito la SICCR una Società scientifica "avanzata". Siamo all'altezza, basta fare le cose giuste badando più agli interessi dei pazienti che a quelli del mercato.

Un passo indietro: la diagnostica preoperatoria

51

Bene, questo libro è un po' disordinato, l'avevo anticipato nella Prefazione.

Non vi meravigliate quindi se solo adesso, dopo pagine e pagine di terapia, vi parlo delle indagini diagnostiche. Allegate troverete delle belle immagini fornite da Vittorio Piloni.

D'altra parte ecografia a sonda rotante e risonanza magnetica ai tempi del mio arrivo da Parks non c'erano e, avendo scelto di partire raccontando di quei tempi, non ve ne potevo parlare senza spezzare l'atmosfera romanzata delle prime pagine.

Ma questa diagnostica messa alla fine ha un senso: ora sapete tutto quel che c'è da sapere su anatomia, decorso, tipi di cura, problemi, per cui potrete meglio apprezzare le opportunità che i singoli esami ci danno per curare meglio il paziente.

Due parole su quello che si usava spesso al tempo del mio arrivo a City Road: la fistolografia.

51.1
Fistolografia

La fistolografia (FG) ha oggi un ruolo molto limitato. Tuttavia non nullo, se non avete di meglio (ma se non avete di meglio, una fistola complessa non vi consiglio di operarla). Comunque… anche se ha il 64% di falsi negativi, la FG è **utile** per evidenziare un orifizio fistoloso interno basso. Molto meno per evidenziarne uno alto. Il fatto è che se mandate il paziente in Radiologia chiedendo una FG vi tornerà una lastra in cui magari vedete il contrasto che riempie il retto… per cui penserete "sì, comunica col retto!". Ma è una cosa grossolana: quasi nessuna fistola, a meno che non sia di Crohn o iatrogena o traumatica, comunica col retto. Quindi in realtà di fronte a una lastra del genere possiamo solo dire che il contrasto è passato dall'orifizio cutaneo esterno, in cui il tecnico ha infilato la sonda o

Ascessi, fistole anali e retto-vaginali. Mario Pescatori
© Springer-Verlag Italia 2011

l'ago bottonuto (tra l'altro rischiando danni) all'ampolla rettale. Ma ciò che vi interessa è sapere **dove** è avvenuto il passaggio, **dove** è l'orifizio interno. Se basso, medio, alto; posteriore, laterale, anteriore.

Allora quello che si deve fare è andare personalmente in Radiologia a fare le manovre. E magari, come scrissero nel 1974 su *Acta Radiologica* Ahlback et al., prima di iniettare il mezzo di contrasto idrosolubile, inserire nel retto un catetere di Foley e gonfiare il palloncino; ritiratelo finché non si "impunta" sull'anello anorettale e – solo a questo punto – iniettate. Essendo il canale anale separato dal retto mediante il palloncino, se il contrasto entra nel canale anale (frequente) lì lo vedrete, se entra nel retto (raro) lì lo vedrete. Con questo sistema, che in Italia ha reclamizzato trent'anni fa Dodi, autore di un bel libro sulla Colonproctologia con un ottimo capitolo sulle fistole anali, si riesce a trovare l'orifizio interno della fistola sette volte su dieci.

La FG serve anche a capire se la fistola è complessa nel senso che ha tramiti multipli, che alla lastra si vedranno, magari sovrapponendosi o confondendosi tra loro, a meno che non siate così bravi e il tecnico e il radiologo non siano così pazienti da "sproiettare" gli organi e il m.d.c. ad essi sovrapposto.

Aggiungiamo la **fistolografia evacuativa,** inventata anni fa proprio da Piloni e descritta su *Pelviperineology* nel 2010. Ne abbiamo già accennato e ne troverete qui alcune figure. Va fatta quando la fistola è "cieca" inter-

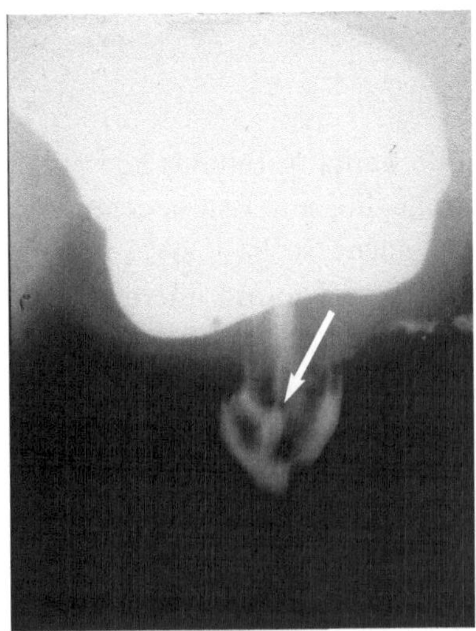

Fig. 51.1.1 Fistolografia evacuativa, visione frontale: la freccia indica accumulo di mezzo di contrasto baritato riferibile a lesione ulcerativa (ragade) del canale anale con pliche mucose circostanti ispessite e convergenti

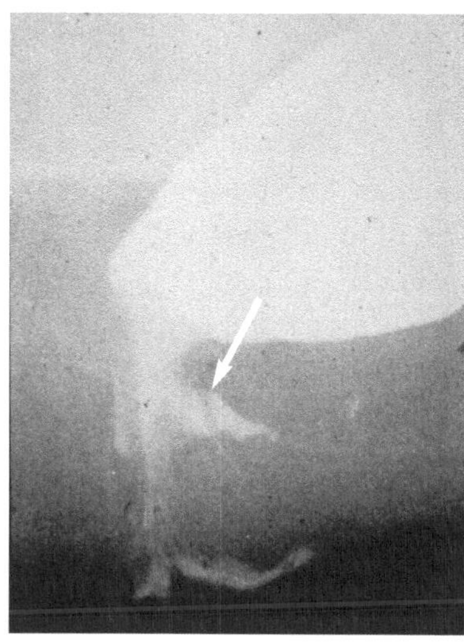

Fig. 51.1.2 Fistolografia evacuativa, visione laterale: penetrazione di mezzo di contrasto in ampia cavità ascessuale (*freccia*) localizzata al terzo medio-superiore della faccia posteriore del canale anale, comunicante con lungo tramite fistoloso a fondo cieco

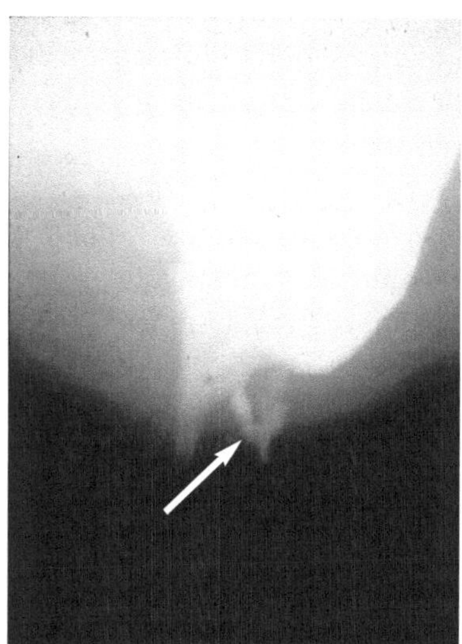

Fig. 51.1.3 Fistolografia evacuativa, visione laterale: opacizzazione di orifizio interno di tramite fistoloso conformato a "Y" non ancora comunicante con il piano cutaneo

na, ovvero non c'è alcun orifizio fistoloso esterno. Si riempe l'ampolla di contrasto idrosolubile, si fa spingere il paziente come per evacuare e si può avere la fortuna di vedere i tramiti, che appaiono come degli "sbaffi" che dalla parete del retto si dirigono di qua e di là.

Si tratta di un esame utile, complementare ai prossimi che vi dirò.

51

51.2
Ecografia transanale e transvaginale

L'ecografia transanale (ETA) a sonda rotante, da 7 o 10 MHz.

Non la faccio lunga perché questo non è un libro di "imaging". Se volete approfondire l'argomento ne ho editi un paio con la Springer di recente, uno Pescatori-Zbar-Bartram, sulla proctologia benigna, più chirurgico ma con molte ETA e poche RMN, l'altro Pescatori-Regadas-Regadas-Zbar, anche sulle neoplasie, essenzialmente di "imaging", con molte risonanze.

Nella Parte Seconda del volume troverete, prima o dopo i campi operatori, non poche ecografie.

L'ETA è un esame che si fa nel nostro Centro da molti anni, praticamente da quando è stata inventata. Vi dico convinto che, se volete fare bene la chirurgia delle fistole, dovete avere vicino al lettino su cui visitate il paziente un ecografo con sonda rotante. La marca migliore e più diffusa è la B&K, danese. Apparecchi costosi (potete piangere in greco, e pure in danese... non vi faranno sconti) ma ottimi. Adesso, come molti di voi sanno, c'è la tridimensionale, che pare sia migliore della bidimensionale per la diagnosi delle fistole trans-sfinteriche e delle complesse in genere.

Dove potreste imparare questa metodica in Italia?

Da Carlo Ratto al "Gemelli" di Roma e da Paola De Nardi al "San Raffaele" di Milano. Da Umberto Favetta che fa i suoi esami a Roma e a Milano. Poi ci sono Aldo Infantino a San Vito al Tagliamento, Nello Santoro a Treviso, più per lo staging dei tumori probabilmente. Idem Domenico Mascagni a Roma. Due giovani: Danilo Cafaro a Vibo Valentia e Luigi Brusciano a Napoli. Francesco Arcanà a Messina. Nino Pulvirenti a Catania. Agostino Iroatulam a Pistoia. Per citare dopo tanti chirurghi una gastroenterologa, l'ecografista del collega Basilisco, all'Università di Milano.

E scusate se ho dimenticato qualcuno.

Ma "Tutto ciò che desiderate sapere sull'ETA e non avete mai osato chiedere" (per parafrasare Woody Allen) lo saprete leggendo l'articolo di Zbar e Armitage su *Techniques*, 2006.

Questo Zbar è un personaggio. Si chiama Andrew, ha passato i 55, è di famiglia ebrea, originaria dell'Est Europa. Di certo ha le caratteristiche dell'Ebreo Errante, avendo lavorato in Australia, UK, Israele, Barbados, di nuovo Australia e non so dove ancora. Io l'ho conosciuto sul bordo di una piscina a Tel Aviv, sotto la bandiera con la stella di Davide, in occasione di un congresso.

Zbar è un grande ammiratore dell'arte italiana, in particolare del Rinascimento.

Non è alto ed è robusto – eufemismi per dire bassino e soprappeso. Ha la seguente caratteristica: parla sempre, non smette mai... però dice cose molto interessanti e poi scrive benissimo i lavori scientifici. Pur essendo un buon chirurgo è un pozzo di scienza nell'imaging.

Amico fraterno, è una colonna di *Techniques*.

Come mi diceva giustamente Mascagni, il 50% delle notizie che un chirurgo riferisce nel referto di un'ETA vengono acquisite con un accurato esame obiettivo del paziente. Quindi non inserite subito la sonda eco: prima esplorate, sentite, valutate, pensate, ipotizzate.

Un giorno a Chianciano Terme, dove il venerdì mattina visito e faccio le ETA, mi si ruppe l'ecografo. Vennero tre pazienti, mandati da colleghi a cui serviva proprio quell'esame. Non ci crederete, gliel'ho fatto (in un certo senso) col dito! Beh... esagero un po'... ma c'è del vero in quello che ho appena scritto. Sono uscite fuori un sacco di notizie. Ciò che sto cercando di dirvi è che l'uso costante dell'ETA affina le vostre capacità di semeiotica fisica.

Del resto, quando uno dei pionieri dell'ETA, il chirurgo romano Stefano Minervini, presentò al Meeting tripartito di Birmingham il suo compitino ecografico, di fronte alla crema dei chirurghi colorettali (UK, USA, Australia), si alzò un inglese e gli disse, ostilmente: "My dear colleague... nulla di quanto lei ha mostrato con le sue immagini sarebbe sfuggito al mio dito".

Non è vero: l'ETA supera il dito più esperto.

Di recente ho visitato una mia paziente 29enne operata per una fistola anale complessa e tornata da me dopo 3 mesi perché, all'ETA, si era notato un sospetto ascesso intersfinterico posteriore, non so se residuo o recidivo, confermato poi dalla RMN e dall'eco transperineale. Ebbene, la paziente **non aveva alcun sintomo**, all'esplorazione rettale accurata non sentiva **alcun dolore**, né io palpavo **nulla** di patologico; **invece**, all'ETA e all'eco transperineale che gli fece Piloni a seguire (Piloni è maestro in questa metodica) venne fuori un ascesso intersfinterico alto, medio e basso con un inizio di fistola trans-sfinterica doppia posteriore e postero-laterale destra, a iniziale emiferro di cavallo, già segnalato alla risonanza. Un falso positivo? Difficile... con tre esami fatti.

Quindi, alla faccia dell'inglese saputello che attaccò Stefano Minervini a Birmingham, l'ETA può essere superiore alla clinica. Perciò tenetevi vicino l'apparecchio quando visitate.

Non fatevi cadere la sonda rotante perché, se si rompe, da sola costa la metà di tutta l'apparecchiatura. Mi è capitato e quasi piangevo.

In sintesi, ma vi rimando all'articolo di Zbar e Armitage e al libro di Phillips e Lunnis, con l'ETA possiamo diagnosticare gli ascessi e le fistole. Meglio gli ascessi. Le fistole le vediamo bene se si inietta acqua ossigenata nel tramite dall'orifizio esterno o, più semplicemente, se si incannula la fistola con uno specillo, cosa che faccio quasi sempre. Lo specillo è ben visibile all'eco e ci dice dove termina, o meglio da dove parte la fistola, e cioè in genere nell'ascesso intersfinterico.

Sia qui che nella Parte Seconda vedrete delle figure su queste manovre.

Se fate o chiedete un'ETA per sapere dov'è l'orifizio fistoloso interno, non dimenticate l'iniezione di acqua ossigenata: permette di aumentare dal 5 al 48% le *chances* di trovarlo (Poen et al., *Dis Colon Rectum* 1998). Ormai è quasi diventata una manovra di routine.

Non trascurate l'**eco transvaginale**, che è valida per studiare ascessi e fistole che si trovano anteriormente all'ano e consente di esaminare l'ano-retto senza comprimerlo con la sonda.

51.3
Risonanza magnetica nucleare

Più efficace dell'ETA per la diagnosi di recidiva è la **Risonanza Magnetica Nucleare (RMN)**. Per maggiori dettagli vi incoraggio a leggere il solito articolo di Zbar e Armitage, con ricca e aggiornata bibliografia, oltre al solito libro di Phillips e Lunniss. E infine l'atlante con i due Regadas brasiliani della Springer. Lì troverete tutto. E vi consiglio di motivare un amico radiologo esperto di RMN per future collaborazioni: vi sarà prezioso, specie per valutare i sospetti insuccessi della vostra terapia chirurgica.

RMN del pavimento pelvico o **pelvi-perineale**, ecco ciò che dovrete chiedere, ma non a un Radiologo qualsiasi, bensì a un collega addestrato in questo campo, che sappia aiutarvi.

Il vantaggio della RMN? Che offre immagini ad alta risoluzione senza esporre il paziente (e il Radiologo) a radiazioni e può essere indispensabile per porre diagnosi di recidiva di sepsi anale.

Accuratezza, sensibilità e specificità sono elevate. L'accordo col reperto chirurgico può arrivare fino al 98% (Chapple et al., *Dis Colon Rectum* 2000) o al 100% (Beets-Tan et al., *Radiology* 2001).

Parliamo di risonanza esterna, quindi non inferiore all'"endo-coil".

Non mi metterò a parlare di STIR, Gd-BOPTA e FLASH, di sottrazione di immagini, di T1 e T2... La prima volta che ho dato Fisica all'Università sono stato bocciato (venivo dal liceo classico)...

Vi dico solo che, per via di questi progressi tecnici, l'esame può distinguere perfettamente, a differenza dell'ecografia, tra pus e tessuto di granulazione. E voi capite bene quanto questo sia essenziale per fare diagnosi di recidiva e per decidere se rioperare il paziente o no.

In caso di fistole di Crohn trattate con Infliximab, in flebo o per iniezione locale (i soci SICCR Tonelli e Poggioli, esperti di IBD, hanno scritto molto su questo e c'è un buon articolo su chirurgia e Infliximab di Hyder et al., di Oxford, su *Dis Colon Rectum* 2006), la RMN è perfetta per seguire gli effetti della terapia. I rapporti degli ascessi o delle fistole con le strutture muscolari, evidentissime alla RMN, risultano particolarmente chiari.

Insomma, mi dispiace per noi perché è tutt'altro che facile, ma il chirurgo colorettale deve saper leggere bene una RMN. Non a caso infatti il recente *Atlante* della Springer sull'*Imaging delle Patologie del Pavimento Pelvico* è stato edito da quattro chirurghi...

Se si va a confrontare la sensibilità e la specificità della RMN rispetto all'esplorazione digitale, alla chirurgia e all'ETA, si scopre che la risonanza ha la maggior capacità di definire le fistole trans-sfinteriche e la sepsi profonda (Schwartz et al., *Gastroenterology* 2001).

Mi chiederete: ma questa RMN scopre tutto? Proprio tutto?

La risposta è **no**.

Non essendo in grado di far distinguere bene la mucosa dalla sottomucosa, insomma gli strati interni, la RMN può non essere in grado di identificare l'orifizio fistoloso interno.

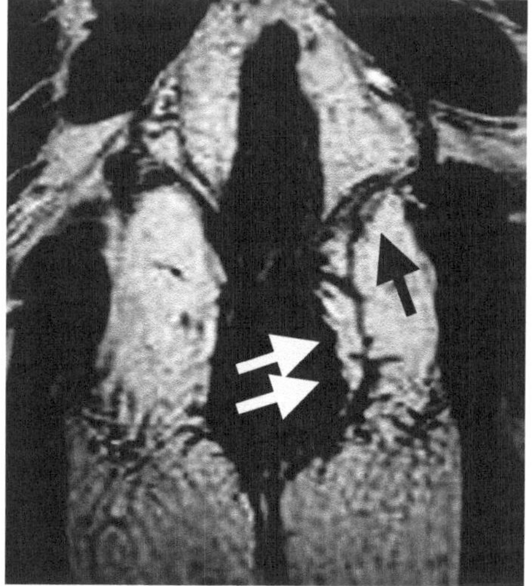

Fig. 51.3.1 Esame RM della pelvi, scansione coronale SE T2 pesata: fistola complessa con interessamento del m. elevatore di sinistra (*freccia singola*) e del complesso sfinteriale anale (*frecce parallele*)

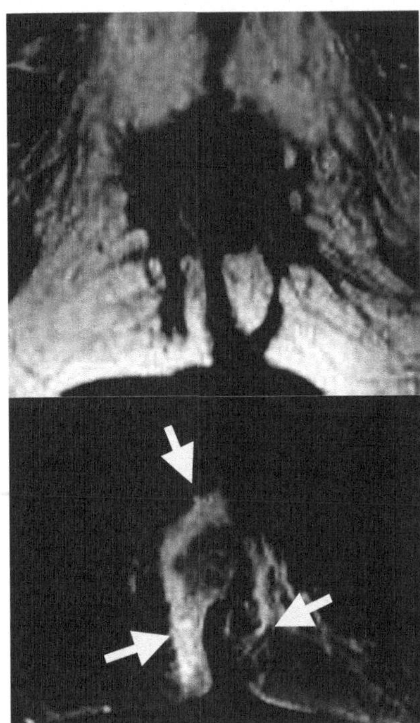

Fig. 51.3.2 Stesso caso: la scansione assiale SE T2 pesata (*pannello superiore*) valuta l'estensione della malattia e i rapporti con le fosse ischio-anali; la corrispondente scansione con sequenze SPIR (*pannello inferiore*) consente di valutare l'attività di malattia, espressa da aree aventi iperintensità di segnale (*frecce*)

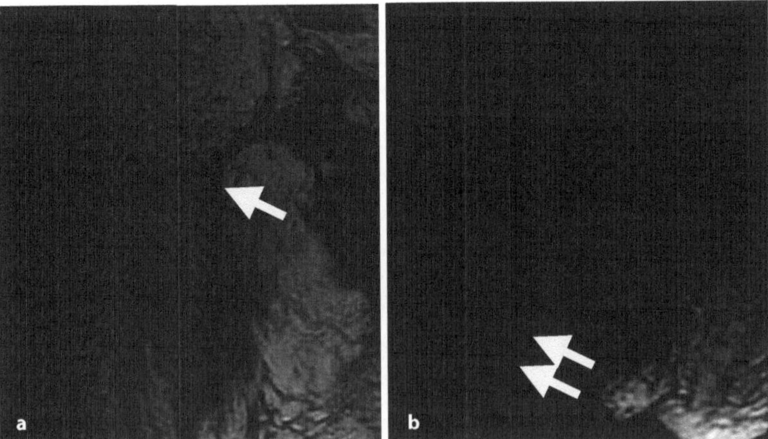

Fig. 51.3.3 Altro caso. Scansione RM SE T2 pesata sul piano coronale (**a**) e assiale (**b**), entrambe necessarie per valutare l'estensione della malattia fino al muscolo elevatore (*freccia singola*) e al piano coccigeo (*frecce parallele*)

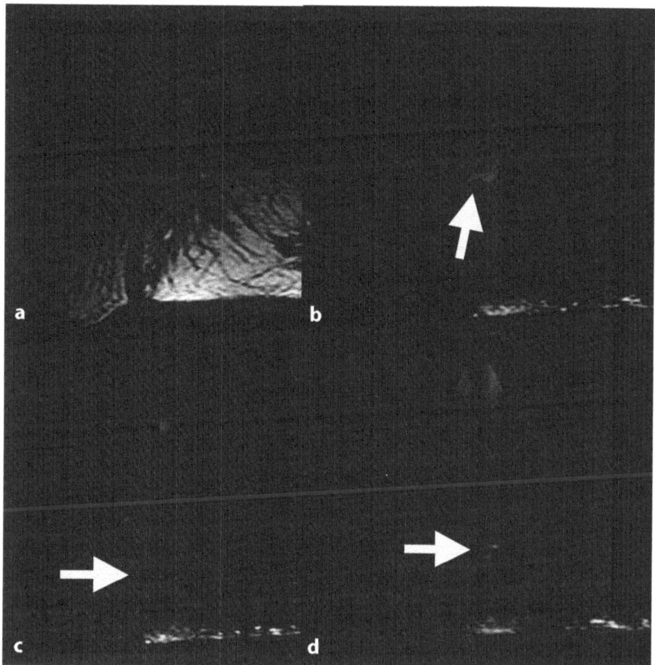

Fig. 51.3.4 Stesso caso in scansione assiale SE T2 pesata (**a**) e SPIR (**b,c,d**) per valutare al meglio l'estensione della malattia e anche l'attività della malattia: si visualizza un ascesso attivo a ferro di cavallo (**b**), comunicante con tramiti secondari (**c**) aperti in formazione ascessuale che raggiunge la regione glutea sinistra (**d**)

51.4
Ecografia transperineale

Cosa che invece riesce a fare l'**ecografia transperineale (ETP)**, forse superiore alla transanale perché è meno invasiva (non si introduce una sonda) e perché è eseguibile con qualsiasi ecografo e non necessariamente con quello "dedicato" e più costoso. Fu descritta prima di altri da Roche, anche su *Techniques* pre-2000, quando la nostra rivista non era pubblicata dalla Springer e non era indexata. Fu poi perfezionata da Zbar e Beer Gabel, in "Report" da Tel Aviv. In Italia il maestro è Vittorio Piloni che ha tentato di insegnarmela... finché, avendo io 60 anni, per pigrizia mi sono risparmiato lo sforzo e mi sono accordato con lui per una seduta mensile presso la nostra Unità di Colonproctologia dell'Ars Medica, in genere l'ultimo lunedì di ogni mese. Chi la vuole imparare è il benvenuto. L'ETP, nella sua versione **dinamica** (cioè in contrazione e ponzamento) è prezio-

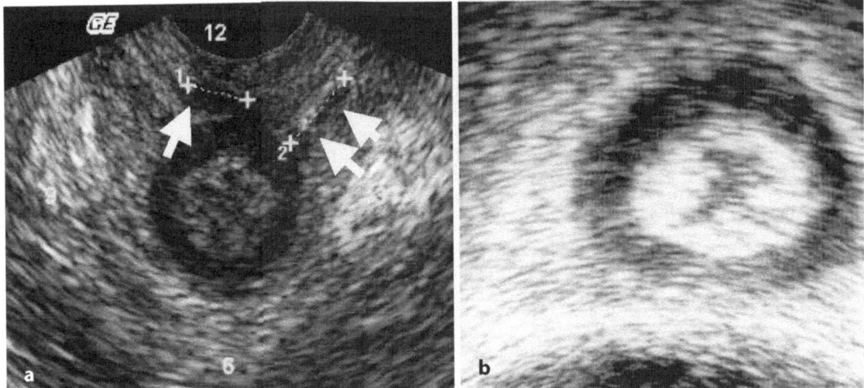

Fig. 51.4.1 Ecografia perineale, scansione assiale, paziente in posizione litotomica: si confronti l'aspetto normale (**a**) con quello di un ascesso intersfinterico (**b**) indicato dalla *freccia singola* e di un tramite fistoloso trans-sfinterico (*frecce parallele*), localizzati rispettivamente alle ore "12" e alle "2". *1*, mucosa; *2*, sottomucosa; *3*, sfintere interno; *4*, sfintere esterno; *5*, m. traverso superficiale del perineo

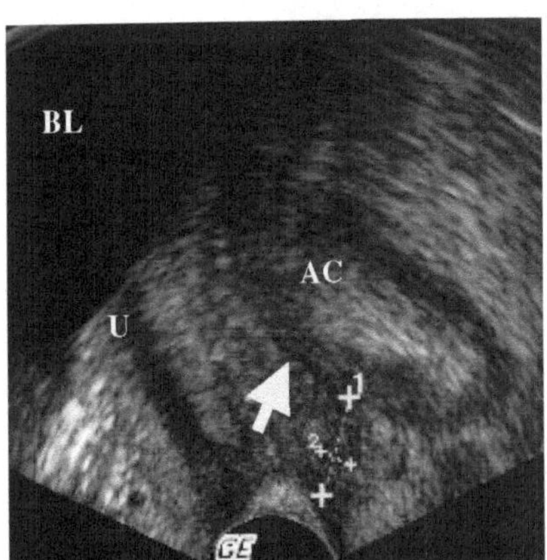

Fig. 51.4.2 Stessa paziente, scansione sagittale: la *freccia* indica i rapporti della lesione con il versante anteriore del canale anale (*AC*). *BL*, vescica; *U*, uretra

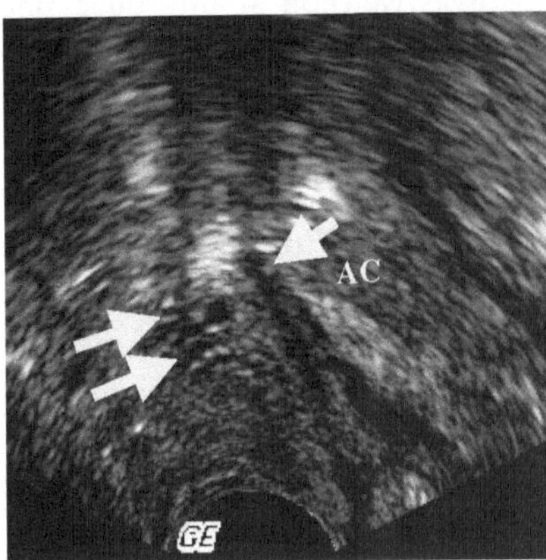

Fig. 51.4.3 Ecografia perineale, scansione sagittale, in donna di 35 anni con sequele insorte dopo intervento di STARR (rettotomia transanale con stapler) eseguito per prolasso mucoso: la *freccia singola* indica il punto di origine della flogosi adiacente ai punti ritenuti perianastomotici e l'estensione del processo (*frecce parallele*) al setto rettovaginale

sa per valutare i casi con incontinenza anale e urinaria, ostruita defecazione e prolassi pelvici e perineali. Per l'intussuscezione retto-rettale e l'enterocele può sostiture la defecografia, facendo risparmiare radiazioni al paziente.

L'ETP, secondo Kleinubing et al., può essere utile, come abbiamo poco fa anticipato, per identificare l'orifizio fistoloso interno (*Tech Coloproctol,* dicembre 2007).

51.5
Manometria ano-rettale

Passiamo ora alla **Manometria ano-rettale (MAR)**, che non serve ovviamente a fare o a perfezionare la diagnosi di ascesso e/o fistola anale, ma a valutare la continenza del paziente per pianificare la corretta terapia chirurgica.

Non la faccio lunga sulla MAR.

Dal 1982 al 2008 ho sempre fatto la manometria prima di operare un paziente con fistola.

Poi, un po' perché ho cominciato a usare di routine l'ecografia e talvolta la risonanza, un po' perché la letteratura ha ridimensionato il ruolo della manometria, un po' perché mi si è rotto il poligrafo e nella stanza a fianco c'è un bravo gastroenterologo che all'occorrenza me la fa quando gliela chiedo... non la eseguo più **di routine**. Ma continuo a misurare la sensibilità e la capacità rettale quando necessario, con sonda e palloncino.

Ci sono dei casi in cui la MAR è **fondamentale**. Ad esempio per porre diagnosi di megacolon congenito (l'alternativa è la biopsia rettale profonda in sala operatoria, più traumatizzante) e ci sono dei casi in cui la MAR è **utile** in casi selezionati.

Questo vale appunto per le fistole anali, come suggerito da nostri e altrui studi (e come riportato dalle Linee Guida dell'Associazione Coloproctologica di Regno Unito e Irlanda, su *Colorectal Disease*).

In sostanza: la MAR è clinicamente utile? Ovvero, se la facciamo, ci potrebbe far modificare l'approccio chirurgico e migliorare la continenza postoperatoria?

La risposta è: sì, nelle fistole trans- e soprasfinteriche.

Questo è quanto dimostrato da un nostro studio prospettico fra due gruppi ("manometria sì" e "manometria no") in un articolo pubblicato nel 1989 su *Dis Colon Rectum*.

Certe manovre, di solito a nullo o basso impatto sulla continenza anale, come la sfinterotomia interna distale per drenare il piano intersfinterico o la sfinterotomia esterna distale per mettere a piatto una fistola trans-sfinterica, sono da evitare se la paziente è donna, la fistola anteriore e la manometria operatoria mostra un tono anale di base o una contrazione volontaria deficitari.

Oppure, se le suddette manovre chirurgiche sono comunque **indispensabili** per la guarigione, occorre avvertire il paziente che avrà probabilmente un difetto della continenza, in modo che firmi un consenso davvero informato e che possa, prima o dopo l'intervento, fare una riabilitazione sfinteriale.

Un'ultima cosa: quando si fa la MAR, si misura in genere il tono di base e la contrazione volontaria, indici della funzione dello sfintere interno (all'80%) e striato, rispettivamente, mentre si trascura a volte di misurare la lunghezza del canale anale. Ebbene, c'è un articolo importante di molti anni fa, di Autori inglesi e sul *Br J Surg*, se non ricordo male, che dimostra che l'unico parametro manometrico preoperatorio **predittivo** di incontinenza è la lunghezza del canale anale. La lunghezza "funzionale" intendo, della zona ad alta pressione, perché la lunghezza morfologica (che pure conta) la si può facilmente misurare col dito o con l'ecografia. Non è così importante il tono di base. Lo dimostra lo studio già citato di Belliveau et al., 1983 (gruppo Parks). Quasi tutti i pazienti che avevano subito sfinterotomia o sfinterectomia interna "a striscia", fatta per drenare il piano intersfinterico, mostravano una riduzione del tono di base alla MAR dopo l'intervento. Ma solo uno aveva incontinenza clinica.

Infine, ricordate quanto già detto sull'importanza della sensibilità/capacità rettale come fattore predittivo per la continenza (nostro studio su *Colorectal Disease* di circa cinque anni fa)?

Se il retto "non sente bene le feci" prima dell'intervento, c'è più a rischio di incontinenza dopo.

Mi chiederete: "E allora? L'intervento va comunque fatto!".

Sì, ma si può far precedere o, meglio ancora, si può far seguire da un ciclo di bio-feedback sensoriale o di elettrostimolazione transanale.

Vedete quindi che vi incoraggio a una **chirurgia fisiologica** e vi ricordo che per misurare la sensibilità e la capacità rettale, spesso trascurata dai chirurghi, bastano una sonda rettale, un palloncino, un siringone e una pinza di Kocher.

51.6
Anografia

Due righe sull'**anografia**, descritta da Pinsk su *Colorectal Disease* 2010, che si esegue iniettando il mezzo di contrasto e ruotando un catetere di Foley nel canale anale e che è utile per individuare l'orifizio interno della fistola, con una sensibilità del 91% e una specificità del 100%.

In sintesi

52

Proviamo a riassumere e a concludere.

Facciamoci aiutare da quel che scrive Ian Finlay sul libro di Phillips e Lunniss.

Poi aggiungerò qualcosa di mio.

Un chirurgo che vuole operare bene una fistola anale dovrebbe (Finlay):

1. definire l'anatomia della fistola;
2. drenare qualsiasi ascesso concomitante;
3. asportare il tragitto fistoloso;
4. prevenire la recidiva;
5. preservare la continenza e l'integrità sfinteriale.

Inoltre dovrebbe:

6. eseguire o programmare eco anale ed eventualmente richiedere risonanza magnetica;
7. prevedere, discutere e informare il paziente su eventuali deficit della continenza;
8. revisionare il paziente in narcosi dopo pochi giorni nelle fistole più difficili;
9. istruire il paziente e il suo chirurgo o infermiere locale su come medicare bene la ferita;
10. indagare e agire sui possibili fattori di recidiva (stress, fumo, immunità eccetera).

Li vogliamo chiamare **i dieci comandamenti delle fistole**?

No di certo, eccessivo e irriguardoso… ma proviamo a ricordarli e metterli in pratica.

Guariremo più pazienti con meno rischi di incontinenza.

Ascessi, fistole anali e retto-vaginali. Mario Pescatori
© Springer-Verlag Italia 2011

Parte II
Rassegna di casi clinici

Caso 1

Fistola intersfinterica bassa ed emorroidi: fistulotomia ed emorroidectomia

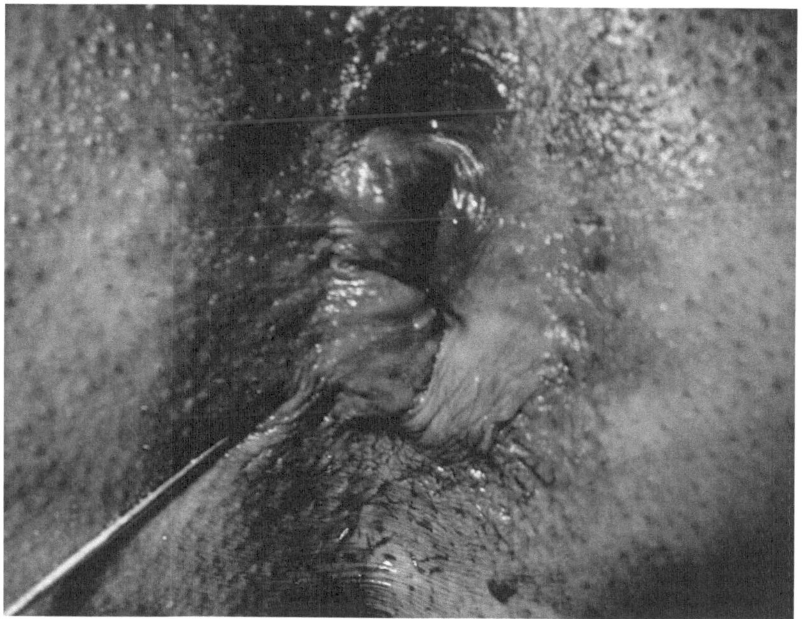

Figura 1 Si specilla l'orifizio esterno della fistola

Ascessi, fistole anali e retto-vaginali. Mario Pescatori
© Springer-Verlag Italia 2011

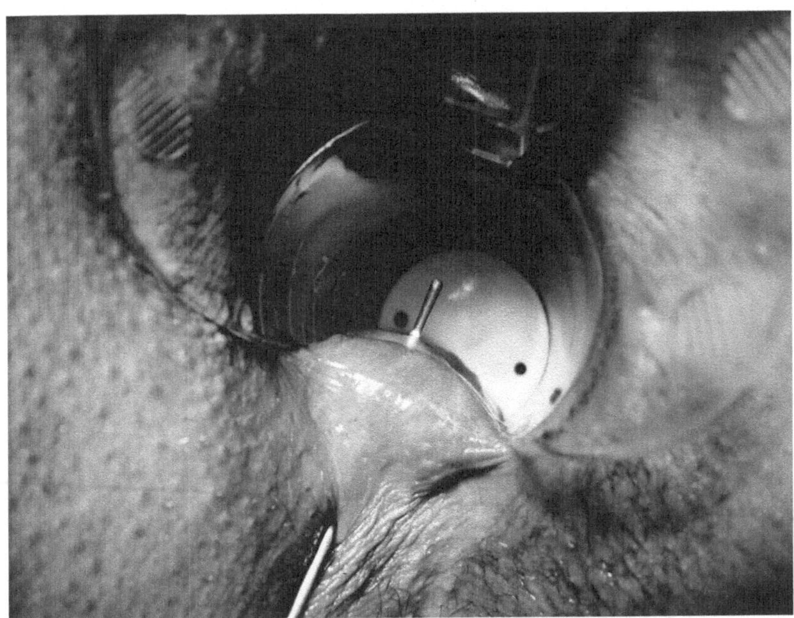

Figura 2 Si evidenzia l'orifizio interno

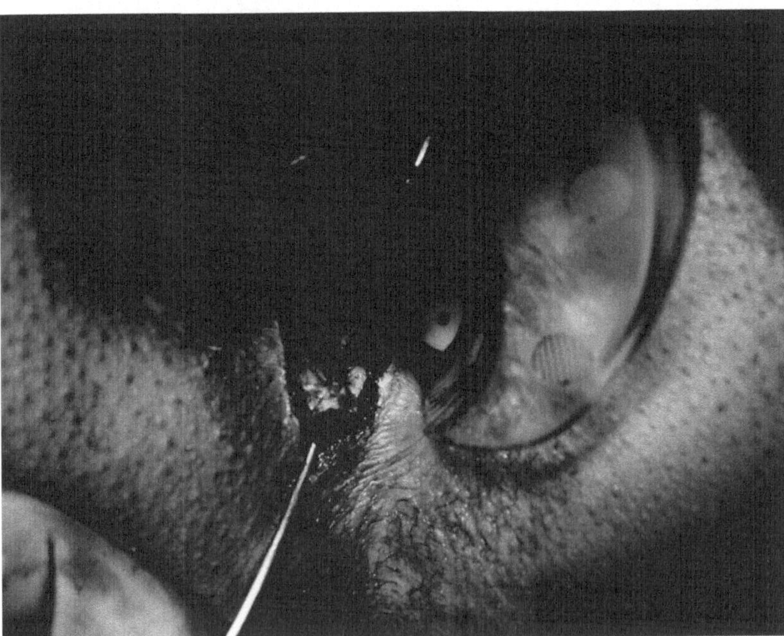

Figura 3 Sezionata la cute, si osserva meglio il tramite fistoloso. Da notare, nel canale anale, un lieve sanguinamento del plesso venoso sottomucoso

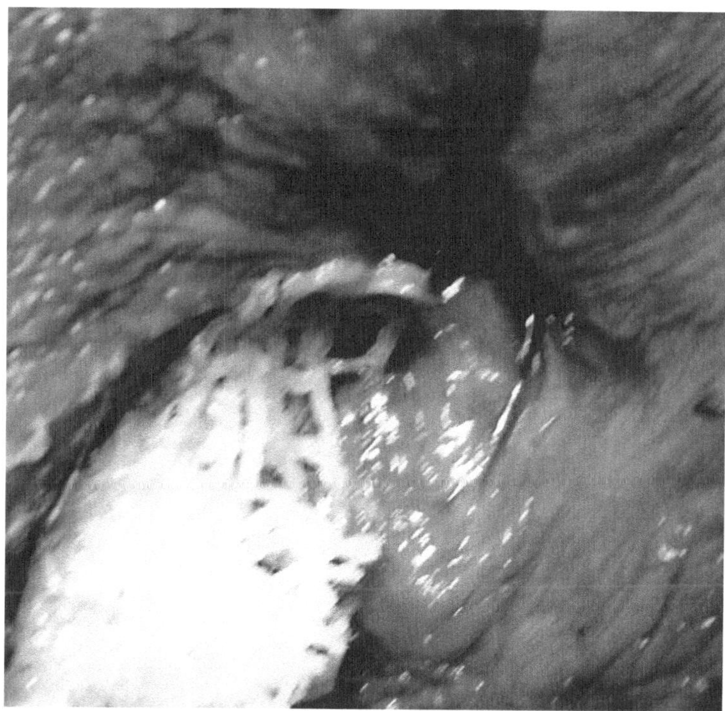

Figura 4 La ferita chirurgica viene zaffata con garza grassa alle fitostimoline. Poiché è ridotta come dimensioni, il chirurgo non ritiene necessario marsupializzarla (lo scopo principale della marsupializzazione è di ridurre l'ampiezza della ferita e accelerarne il processo di cicatrizzazione). Ma il paziente dopo quattro giorni ha un sanguinamento importante e deve recarsi in Pronto Soccorso. Il chirurgo che lo ricovera e lo esamina è un coordinatore della locale Unità di Colonproctologia affiliata alla Società Italiana di Chirurgia Colo-Rettale ed è stato informato sul tipo di intervento (lo scrivo per sottolineare l'importanza della rete di UCP Club). Per fortuna l'emorragia cessa con un tamponamento di garza imbevuta di Ugurol. A posteriori si può dire che la marsupializzazione sarebbe stata opportuna, poiché ha anche lo scopo di realizzare una migliore emostasi. Per l'autore, è stato questo il terzo caso di sanguinamento importante dopo intervento per fistola anale in oltre 30 anni. In una paziente è stato necessario un reintervento per sutura emostatica

Caso 2

Fistola intersfinterica posteriore e ascesso retro-anale: fistulotomia, drenaggio e marsupializzazione

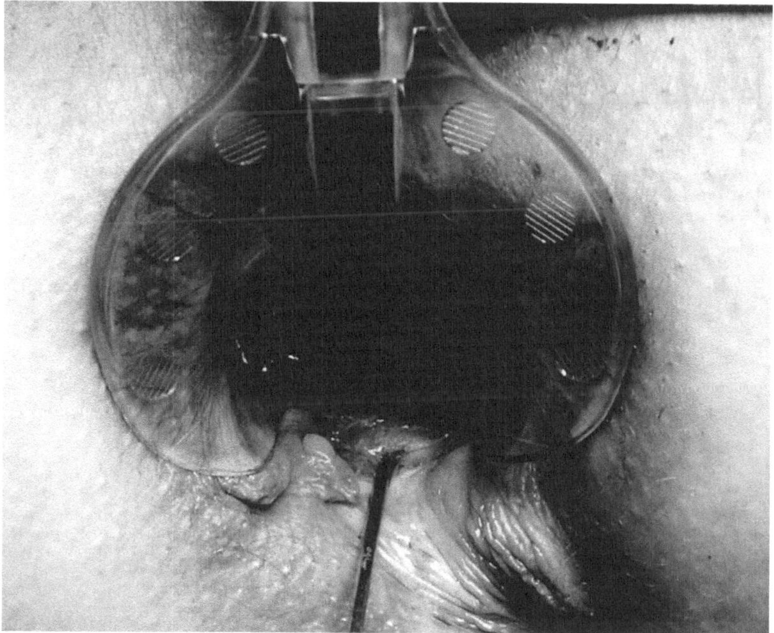

Figura 1 Lo specillo sonda l'orifizio interno della fistola in corrispondenza della cripta anale posteriore

Ascessi, fistole anali e retto-vaginali. Mario Pescatori
© Springer-Verlag Italia 2011

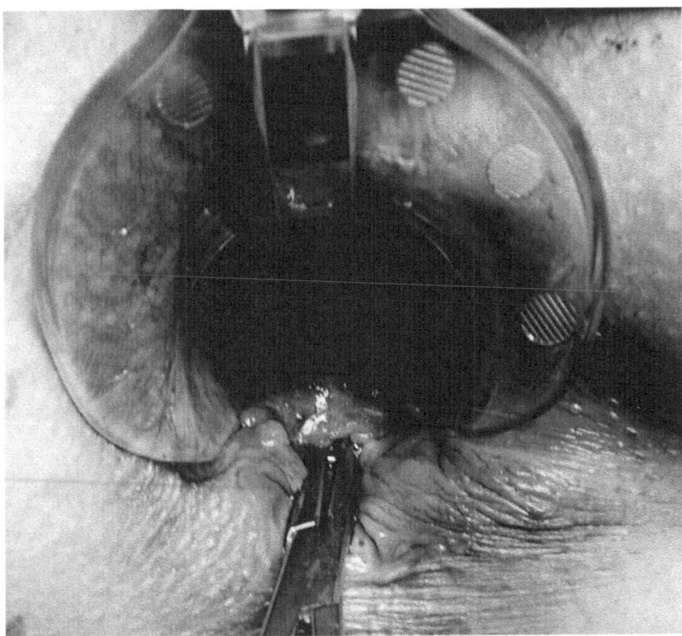

Figura 2 La cripta viene sondata più in profondità, nello spazio intersfinterico, posteriormente

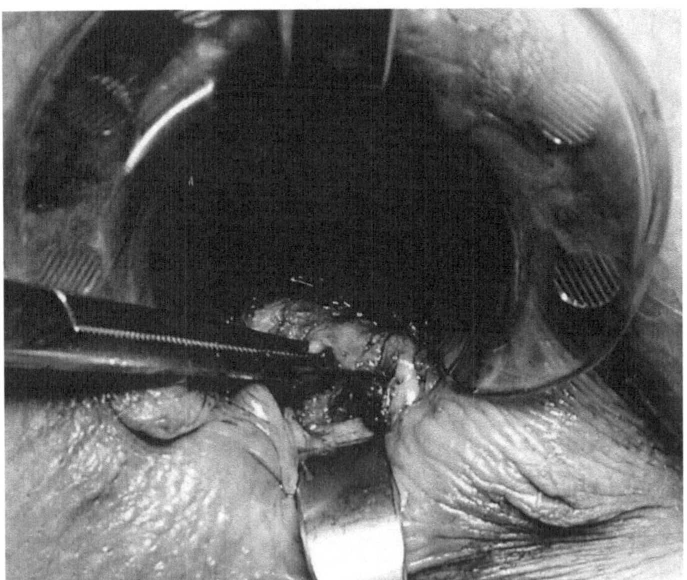

Figura 3 Una Kocher solleva il margine inferiore dello sfintere interno, mentre una piccola valva stira in basso l'epitelio del canale anale al di sotto della linea dentata, evidenziando lo sfintere esterno

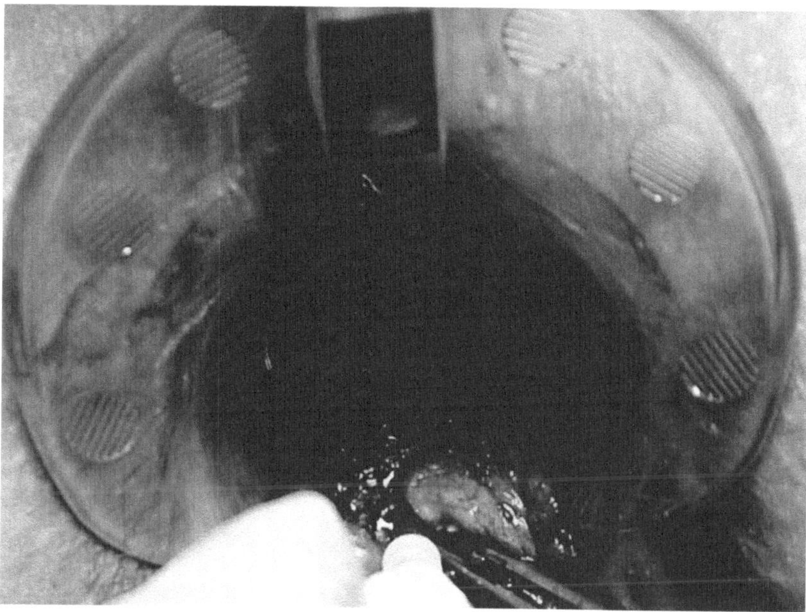

Figura 4 Si esegue una sfinterotomia posteriore distale interna con elettrobisturi per drenare il piano intersfinterico, sede di un ascesso cronico

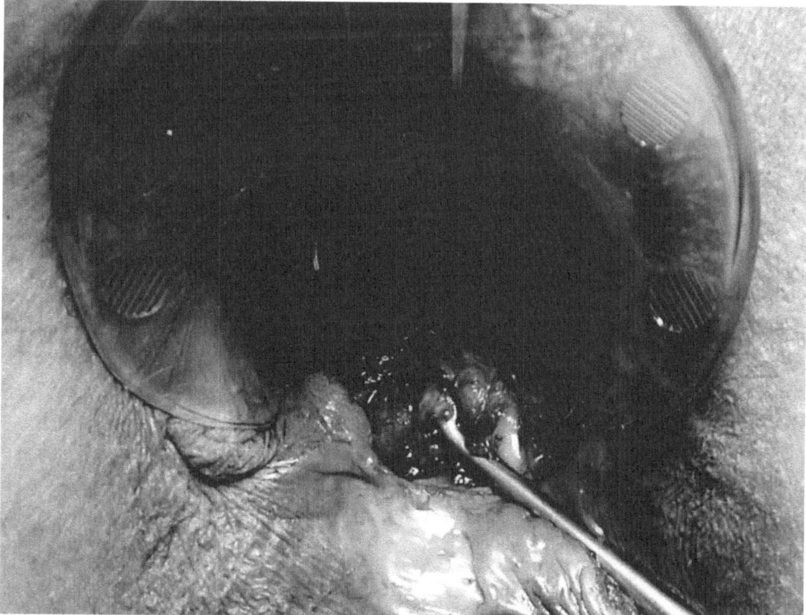

Figura 5 Sezionato lo sfintere interno, al di sotto del quale è visibile l'esterno, si effettua un curettage dello spazio retroanale, sede di un altro ascesso cronico

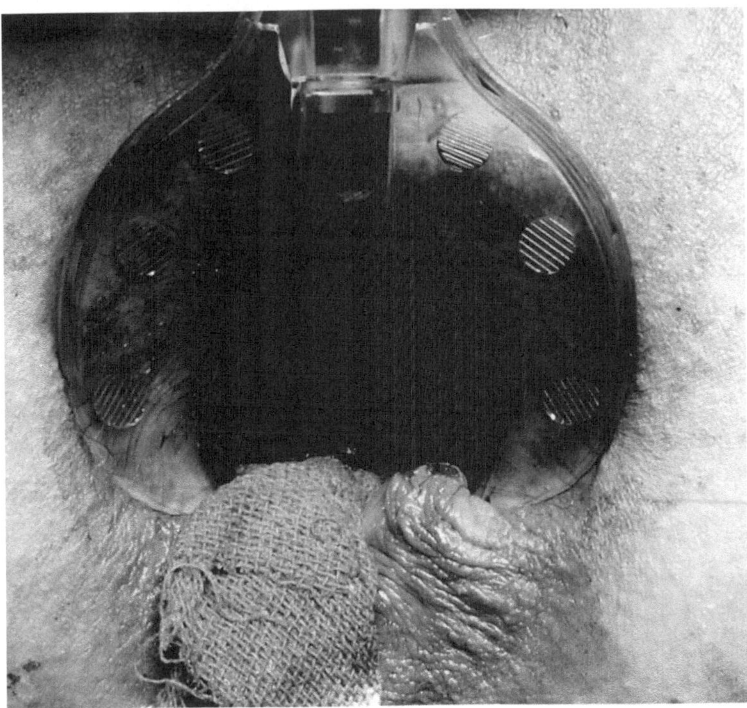

Figura 6 Zaffo della ferita chirurgica

Caso 3
Ascesso e fistola intersfinterica
dopo emorroidopessi con stapler

© Springer-Verlag Italia 2011

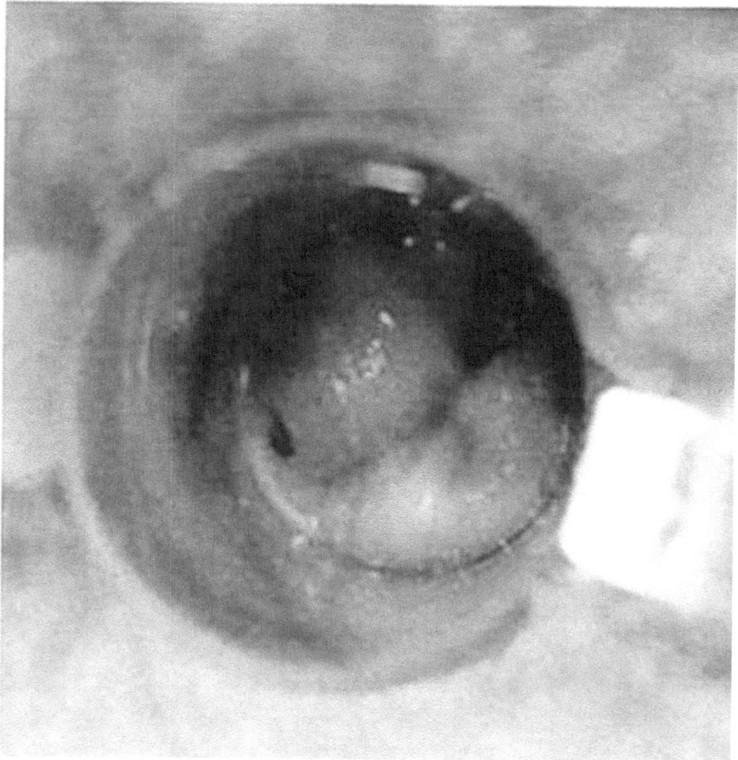

Figura 1 Paziente operato un anno prima di emorroidopessi con stapler. Alla proctoscopia si osserva un punto metallico ritenuto

Ascessi, fistole anali e retto-vaginali. Mario Pescatori
© Springer-Verlag Italia 2011

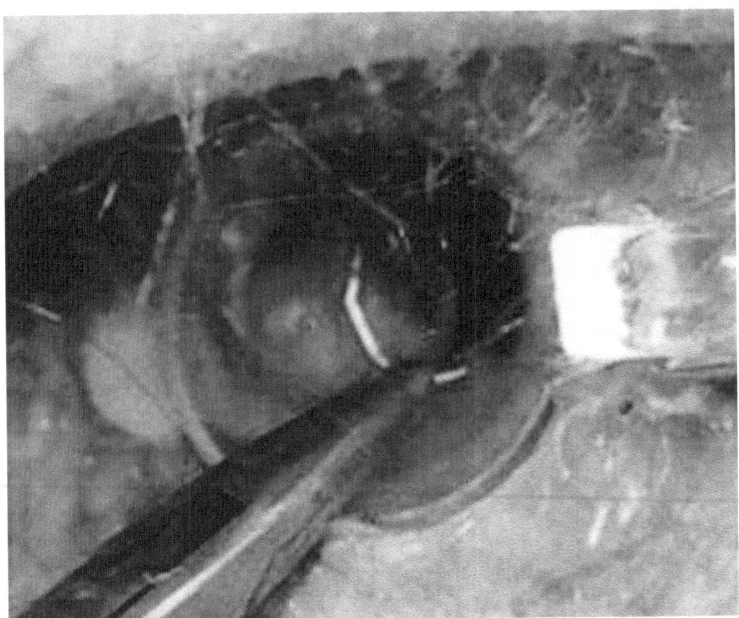

Figura 2 Il punto metallico viene asportato

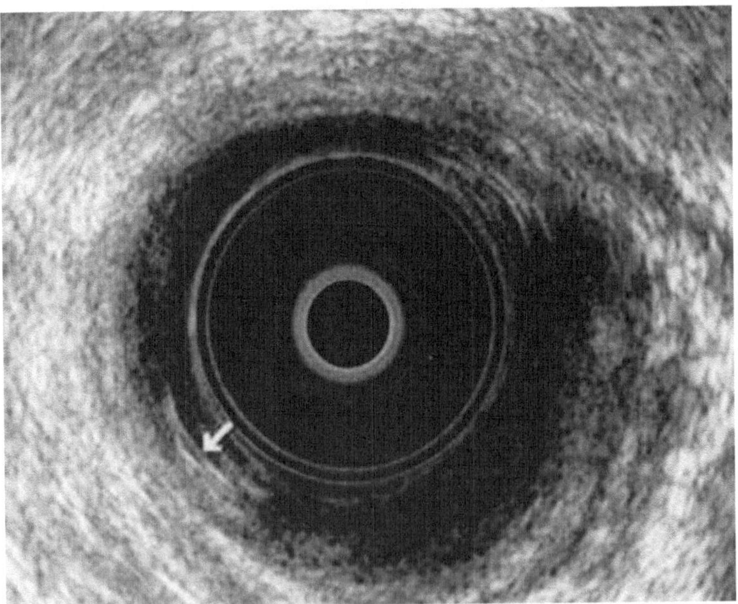

Figura 3 Ecografia transanale a sonda rotante. Paziente in posizione di Sims. Spot iperecogeni al di sopra del muscolo puborettale da riferire a punti metallici ritenuti (*freccia*)

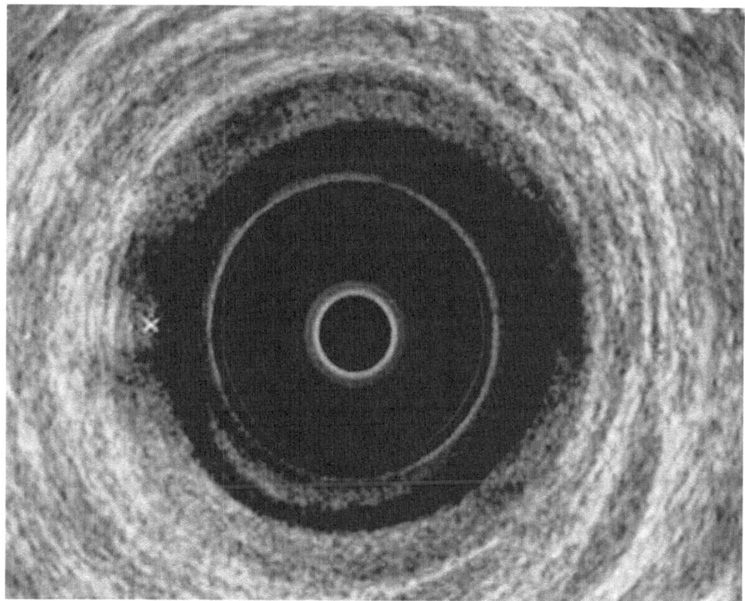

Figura 4 Ascesso e fistola intersfinterica posteriore bassa *(x)*. Uno specillo è stato inserito nell'orifizio esterno

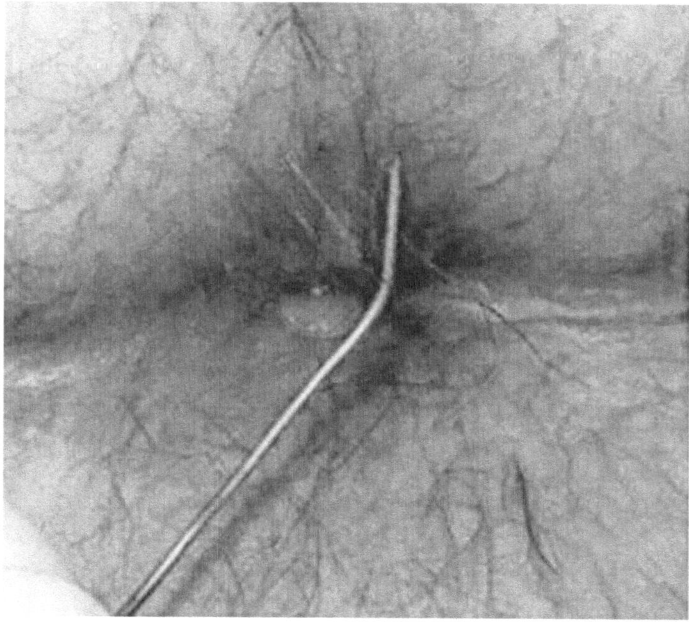

Figura 5 Specillo che viene introdotto nell'orifizio fistoloso posteriore

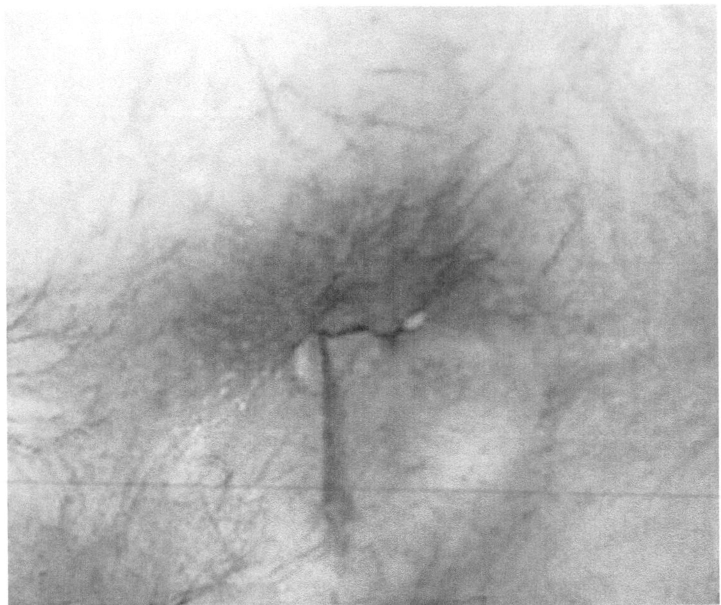

Figura 6 È visibile anche una marisca anale

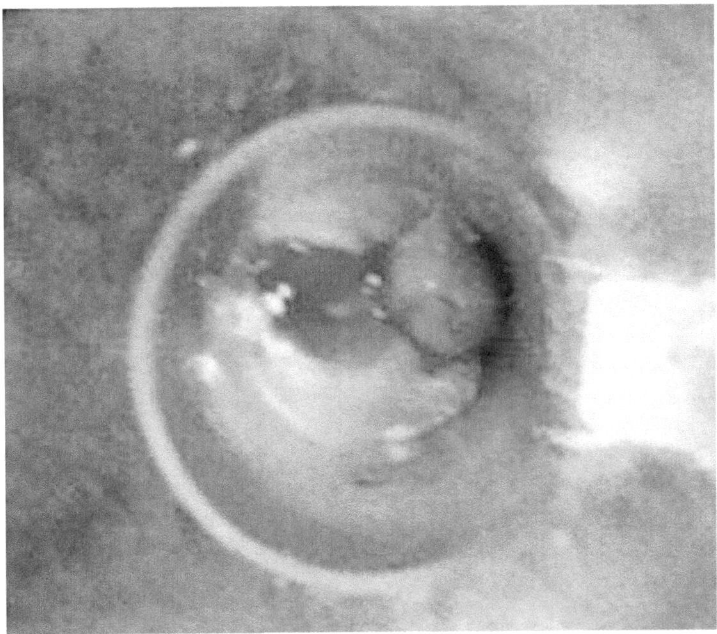

Figura 7 Ragade-ulcera anale posteriore, sanguinante

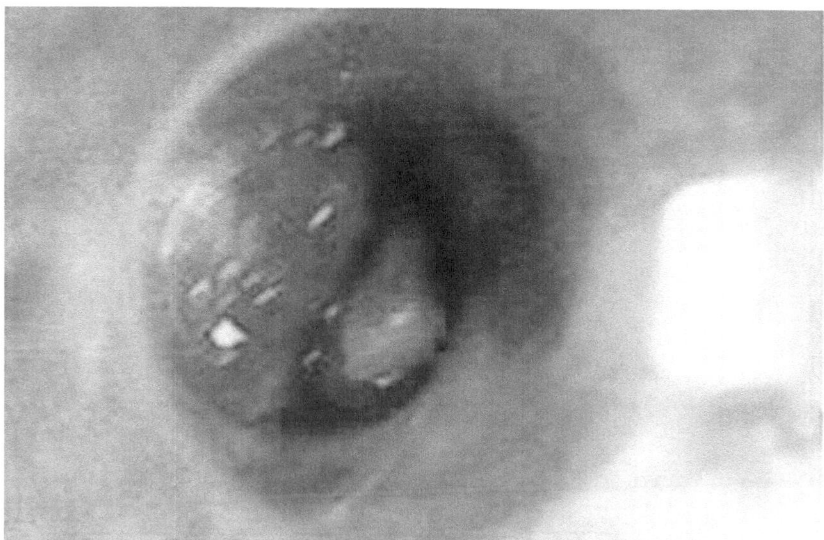

Figura 8 Granuloma iperemico e area con emorroidi sanguinanti nel canale anale. Il sintomo prevalente è proctalgia

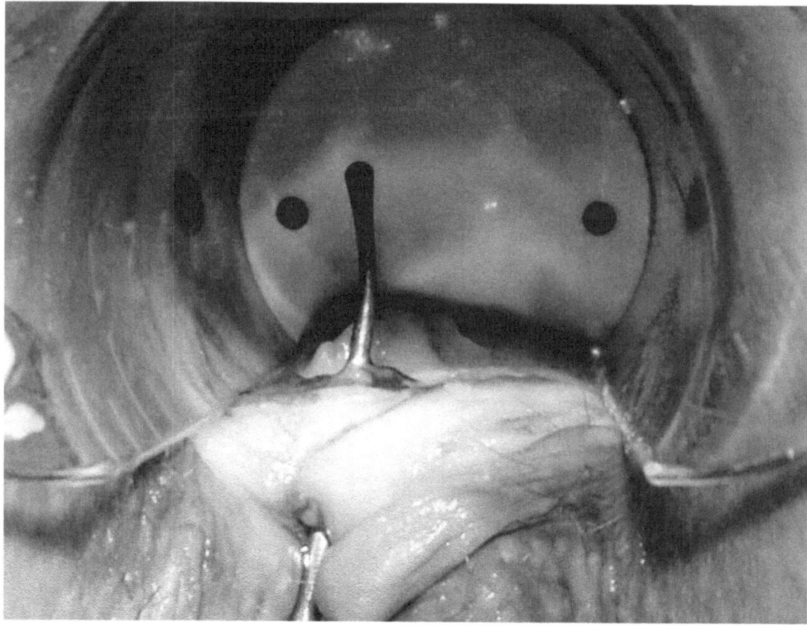

Figura 9 All'intervento, con il paziente in posizione litotomica, si specilla una fistola intersfinterica bassa posteriore

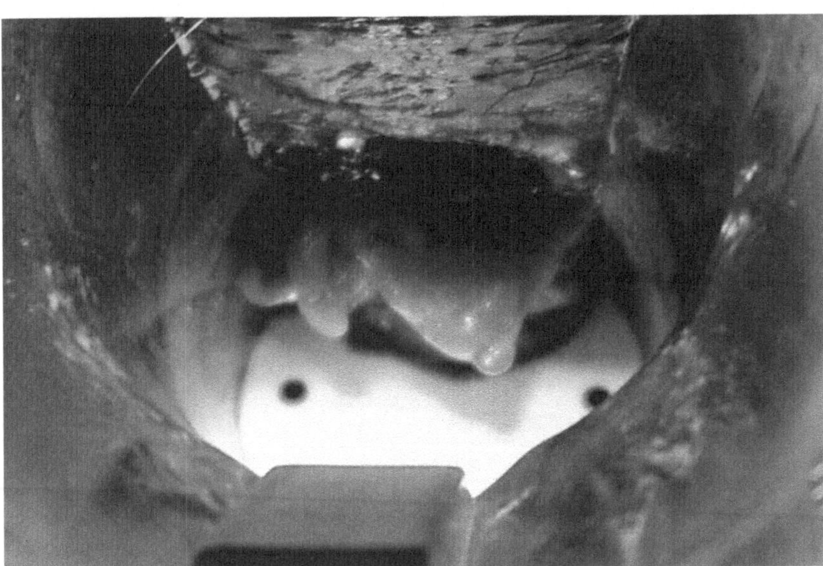

Figura 10 Anteriormente è visibile un polipo granulomatoso del retto-canale anale

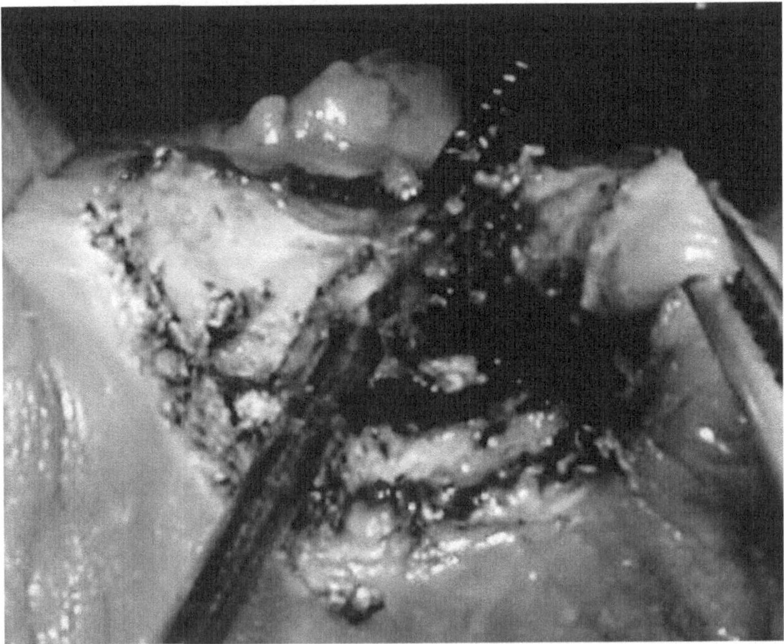

Figura 11 Si esegue la fistulectomia con asportazione di un ascesso intersfinterico cronico. Poiché il paziente aveva "soiling" pre-operatorio, si evitano sezioni sfinteriali

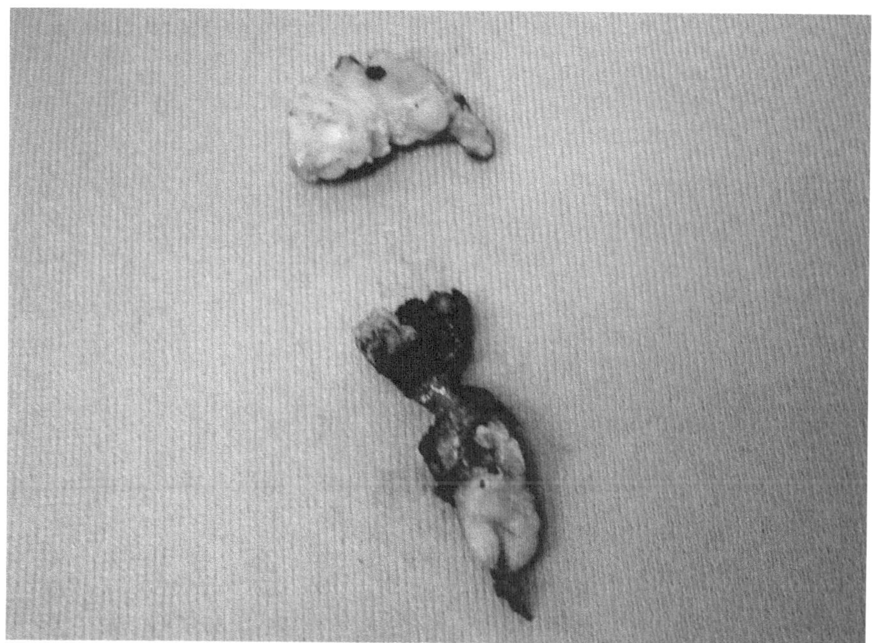

Figura 12 I pezzi operatori asportati. In alto il polipo, in basso la sepsi cronica. Verranno inviati per esame istologico

Caso 4

Ascesso pelvi-rettale e intersfinterico: drenaggio, curettage e sfinterotomia interna

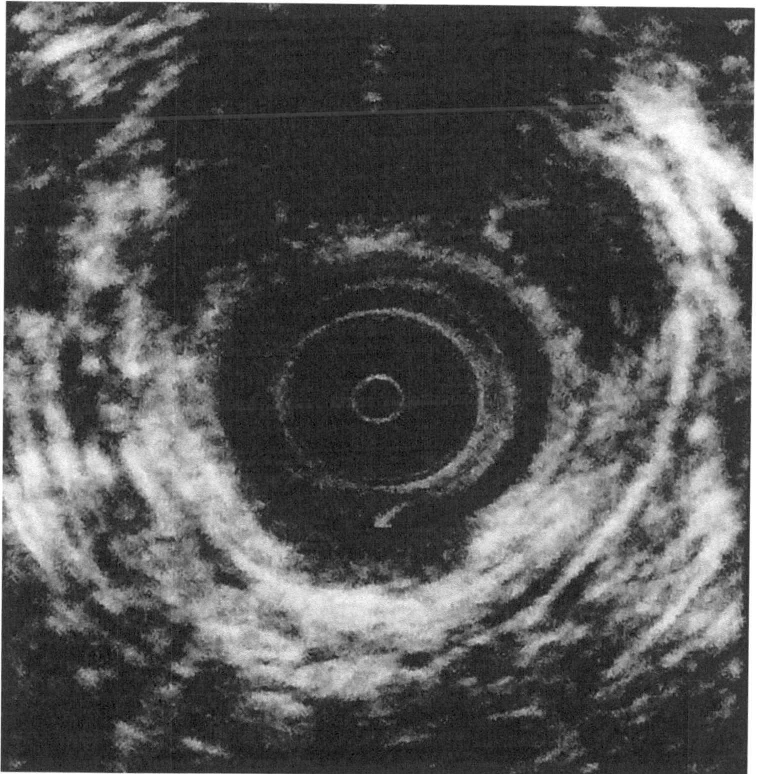

Figura 1 Paziente in posizione litotomica. L'eco anale preoperatoria a sonda rotante mostra (*freccia*) l'ascesso intersfinterico medio alto, che verrà asportato nelle prime fasi dell'intervento

Ascessi, fistole anali e retto-vaginali. Mario Pescatori
© Springer-Verlag Italia 2011

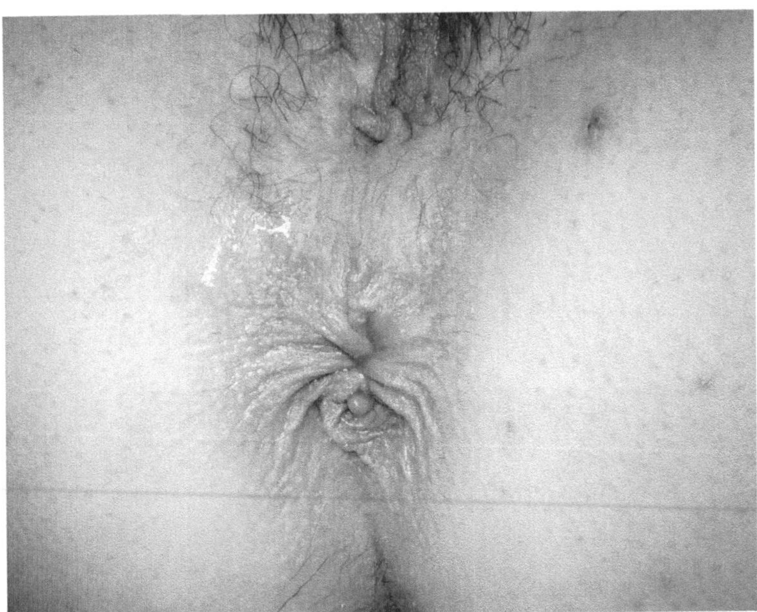

Figura 2 Inizio dell'intervento: ispezione. Si osserva una ulcerazione ragadiforme sulla commissura anale posteriore. Le piccole lesioni a sinistra, una anteriore, distante dall'ano, e le altre laterali, non sono orifizi fistolosi esterni, ma foruncoli

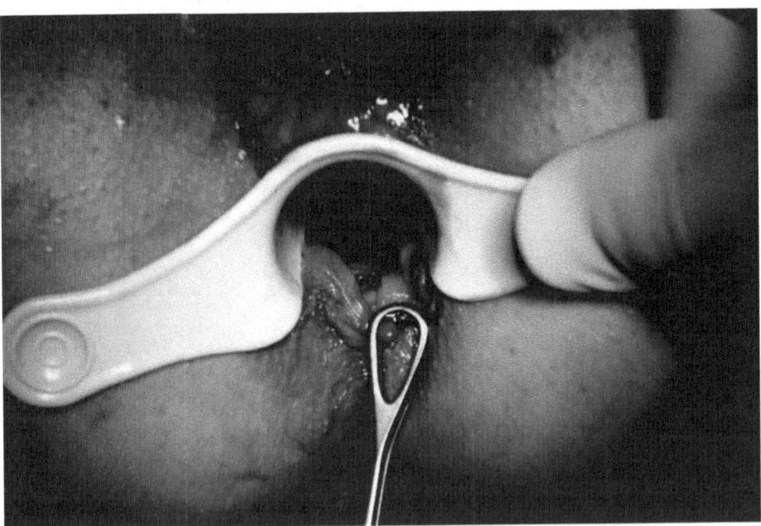

Figura 3 Si introduce il CAD della PPH, che può servire da divaricatore anale, e con una pinza ad anelli si traziona l'epitelio distale del canale anale in modo da evidenziare l'ulcerazione ragadiforme, che è l'esito di un parziale drenaggio spontaneo di un ascesso intersfinterico posteriore medio o medio-alto. Sul fondo dell'ulcera si osserva, come una piccola barra biancastra orizzontale, il margine inferiore dello sfintere interno

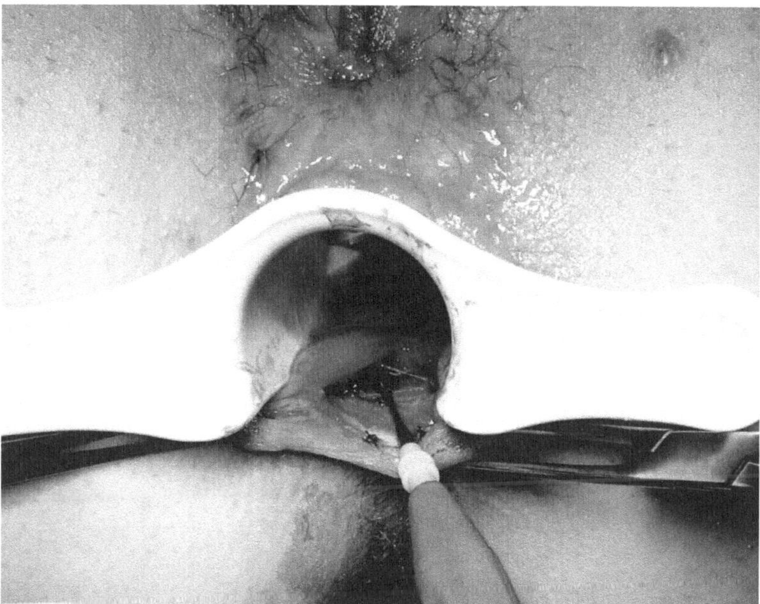

Figura 4 Si esegue una sfinterotomia interna posteriore parziale "di minima" per meglio drenare il piano intersfinterico

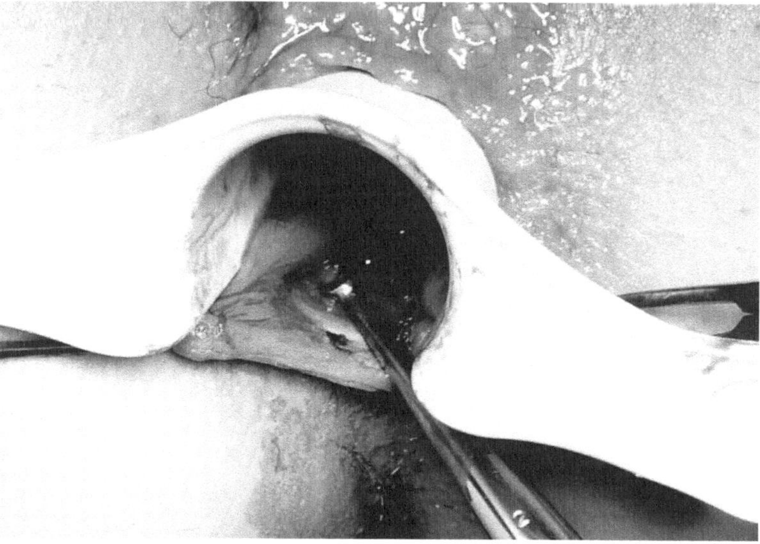

Figura 5 Lo stesso viene curettato con un cucchiaio di Volkmann per asportare la sepsi cronica (residuo dell'ascesso intersfinterico posteriore)

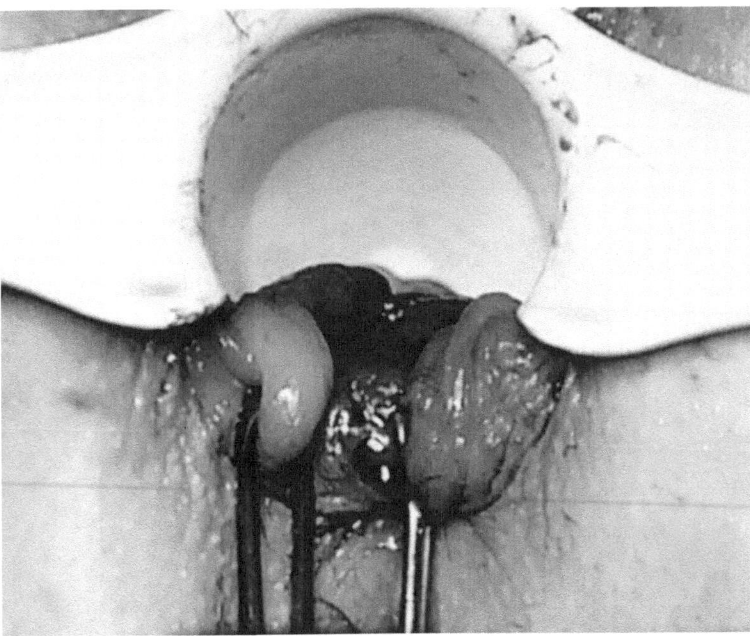

Figura 6 Ora è visibile, distalmente alla mucosa rettale, lo sfintere interno prossimale residuo. Al di sotto lo sfintere esterno

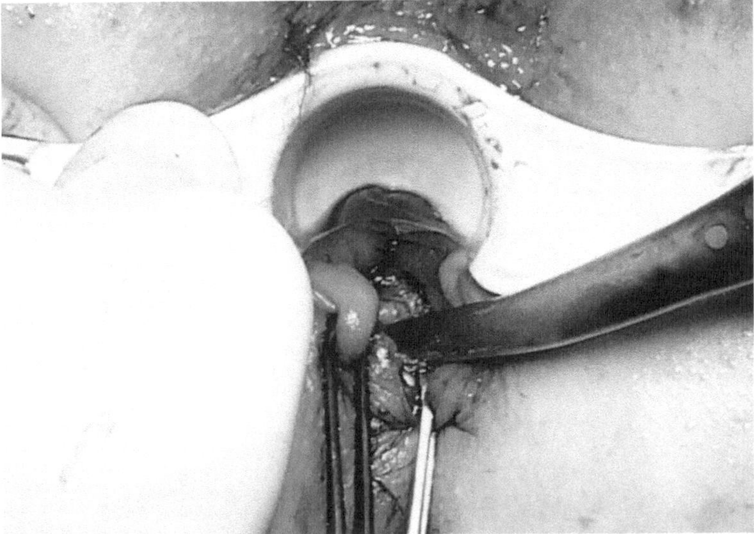

Figura 7 La punta dell'aspiratore viene posizionata nella parte distale dello spazio intersfinterico

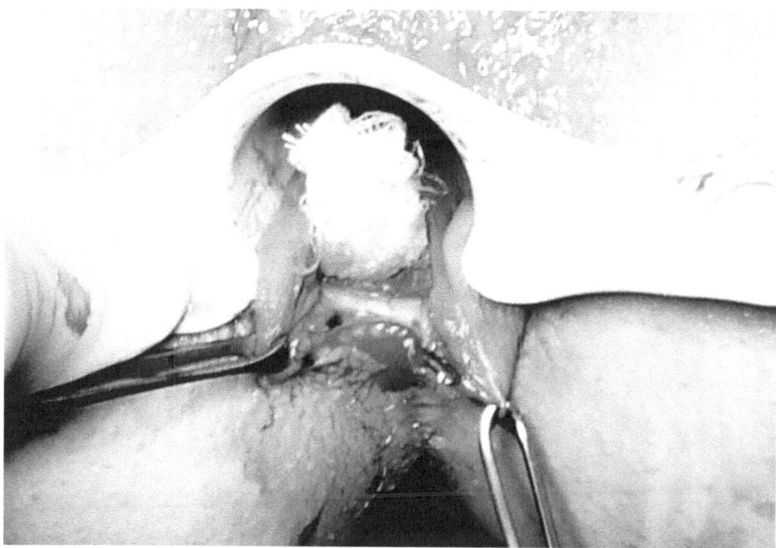

Figura 8 Lo spazio sottomucoso viene zaffato con una garza

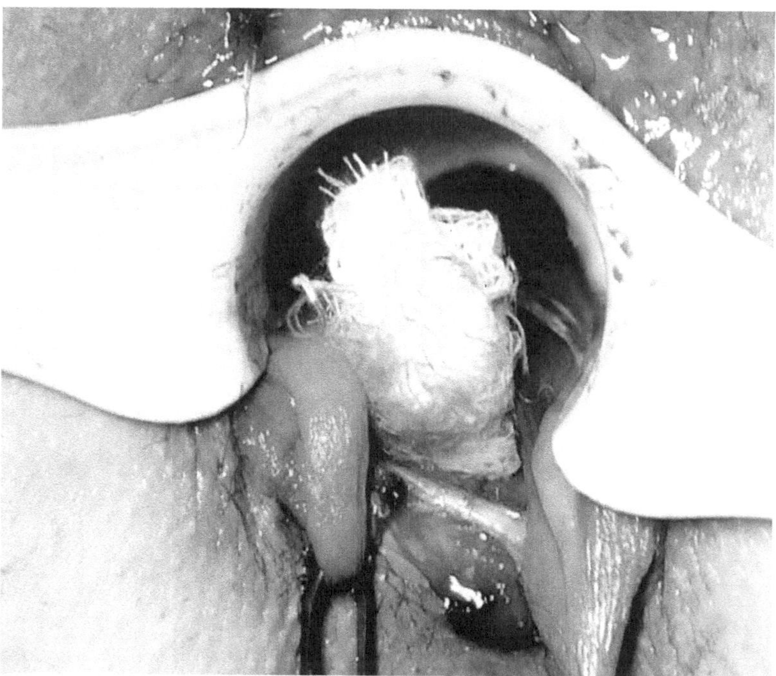

Figura 9 Al di sotto della garza, il margine inferiore dello sfintere interno e la parte sottocutanea dell'esterno

4

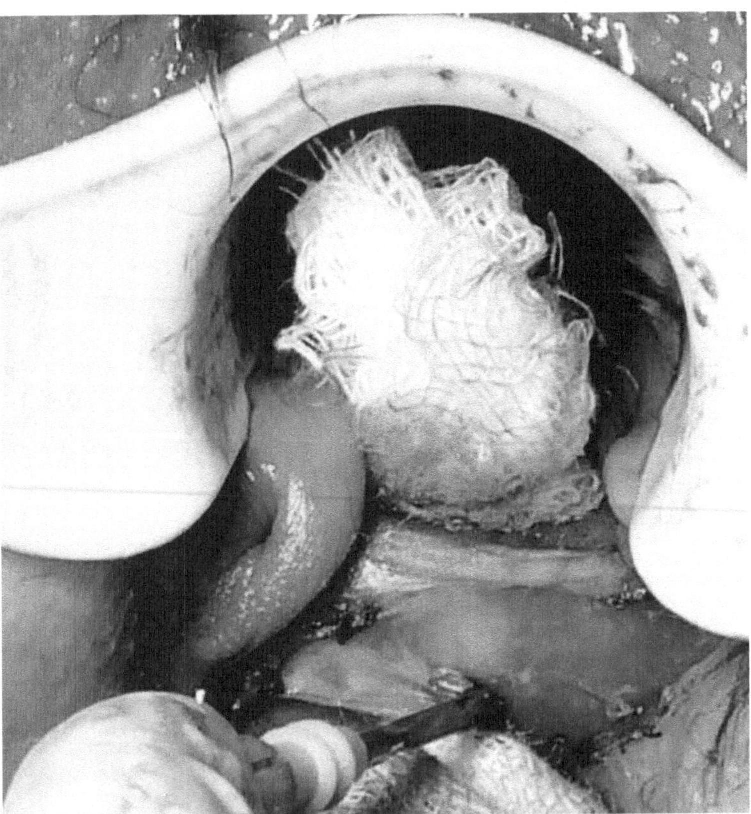

Figura 10 Si seziona con elettrobisturi a livello del bordo inferiore della parte sotto-cutanea dello sfintere esterno alla ricerca di sepsi cronica residua

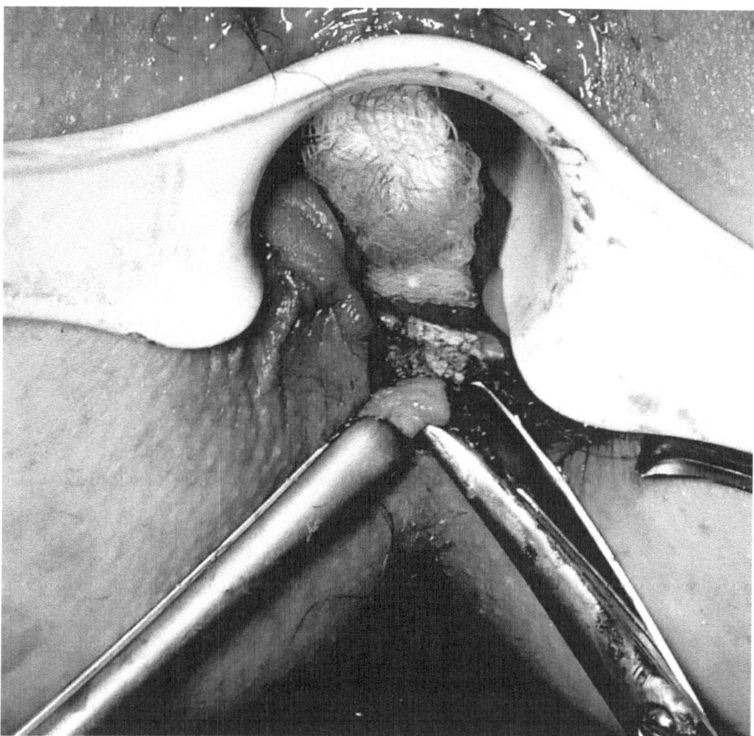

Figura 11 Si asporta un granuloma polipoide a questo livello e si osserva un'area di consistenza dura, probabilmente un ascesso cronico nello spazio retroanale superficiale, posteriormente

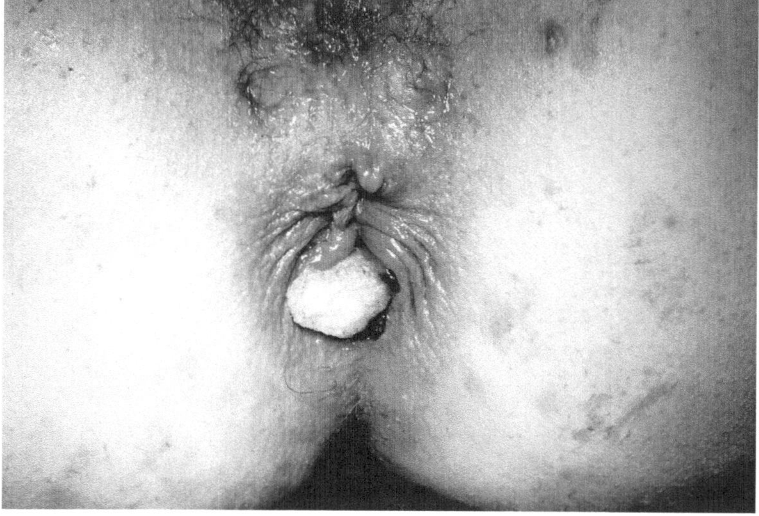

Figura 12 Dopo aver eseguito un curettage, si zaffa la cavità con una garza grassa alle fitostimoline

Caso 5
Fistola trans-sfinterica bassa:
fistulotomia e marsupializzazione

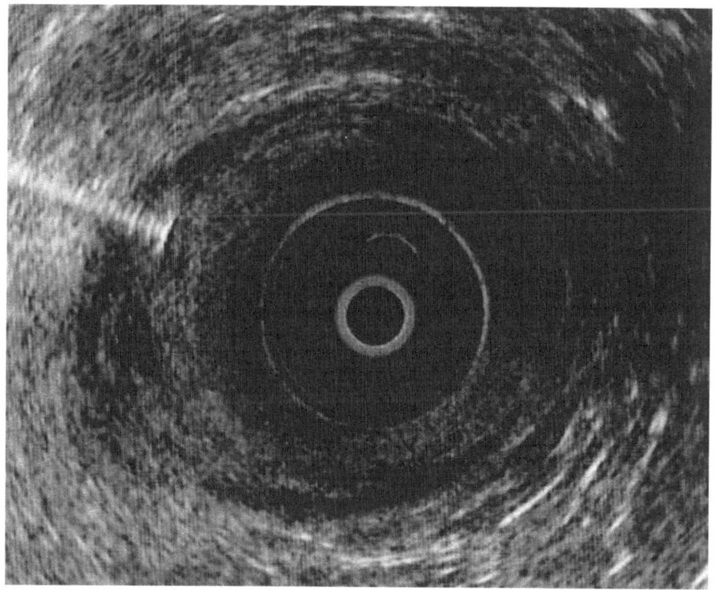

Figura 1 Paziente in posizione di Sims. Ecografia transanale a sonda rotante. Sezione ecografica distale: si distingue appena il bordo inferiore dello sfintere interno (anello ipoecogeno vicino alla sonda) e si osserva l'anello iperecogeno dello sfintere esterno, parte sottocutanea. Attraverso l'orifizio fistoloso esterno è stato introdotto uno specillo la cui punta si arresta nel contesto dello sfintere, perché il tramite è obliterato o tortuoso. Si tratta di una fistola trans-sfinterica bassa postero-laterale destra

Ascessi, fistole anali e retto-vaginali. Mario Pescatori
© Springer-Verlag Italia 2011

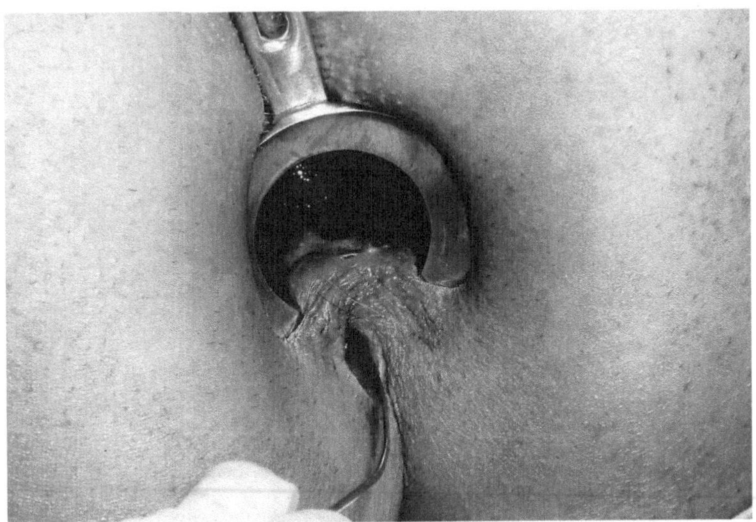

Figura 2 Si introduce delicatamente lo specillo nella ferita perianale posteriore, residuo di una precedente incisione per drenaggio

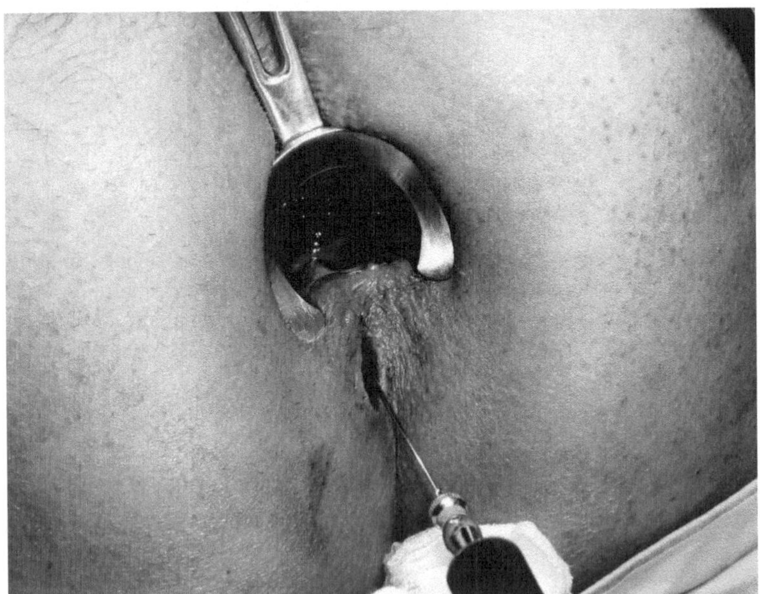

Figura 3 Introdotto il divaricatore di Fansler nell'ano-retto, si inietta dall'orifizio esterno blu di metilene diluito e si osserva il liquido fuoriuscire dalla cripta posteriore, il che dimostra la comunicazione col lume a questo livello

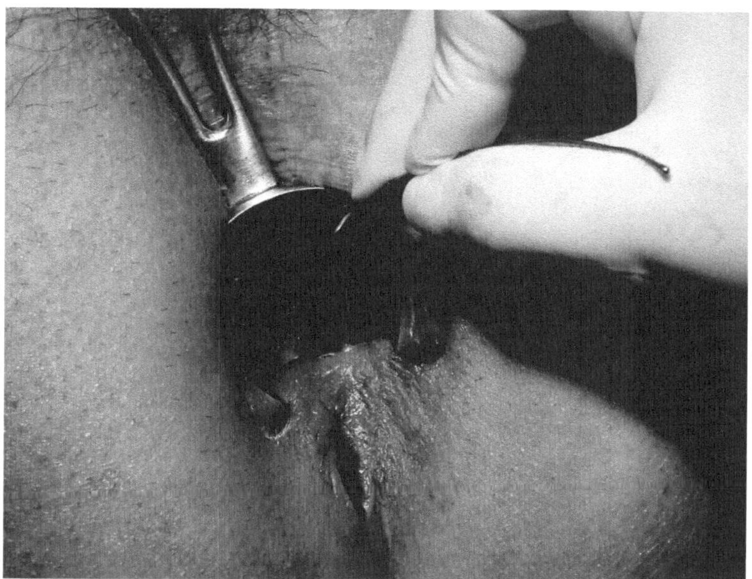

Figura 4 Si cerca di specillare l'orifizio interno

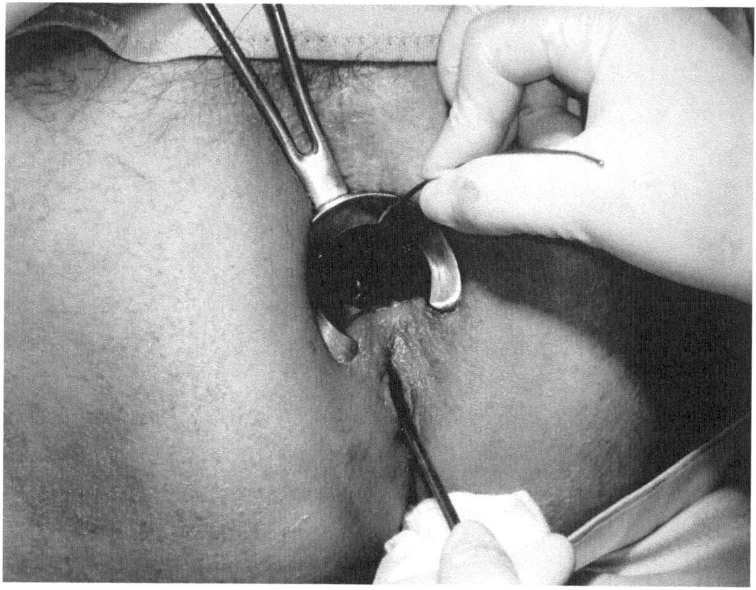

Figura 5 Si esegue una manovra combinata

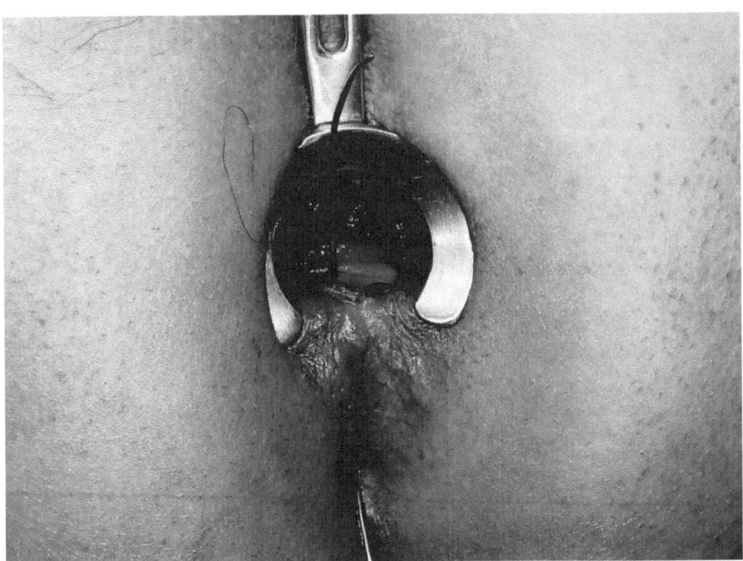

Figura 6 Lo specillo, introdotto nell'orifizio esterno, fuoriesce nel canale anale attraverso l'orifizio interno

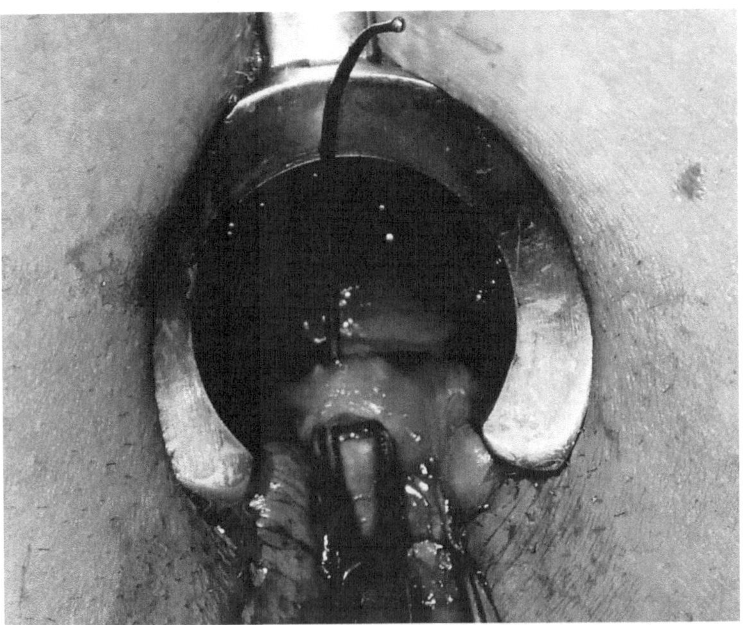

Figura 7 Asportata la cripta e l'epitelio del canale anale distalmente ad essa, con l'ausilio di una Kelly, si osserva quanto sfintere esterno e interno è attraversato dal tramite, per decidere se eseguire una fistulotomia o una fistulectomia. Da notare che il paziente è un maschio di 57 anni, è continente e ha una fistola posteriore. A questo livello i timori di incontinenza in caso di messa a piatto sono ridotti perché vi è la solida massa muscolare del puborettale

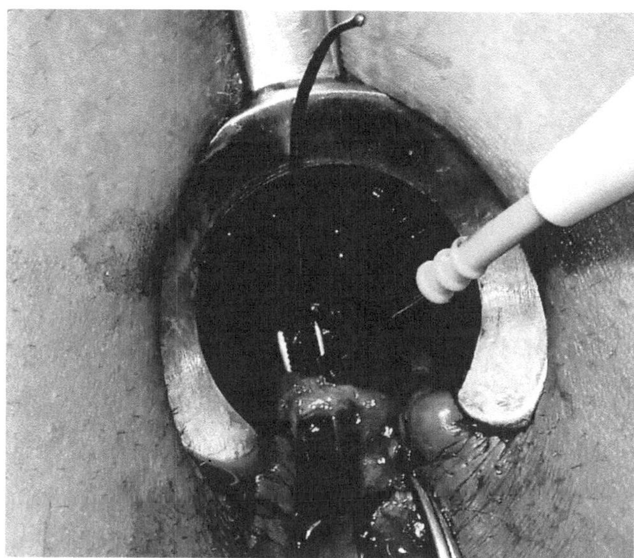

Figura 8 Si decide per una sfinterotomia, iniziando dalla sezione parziale dello sfintere interno, per meglio esplorare e drenare lo spazio intersfinterico

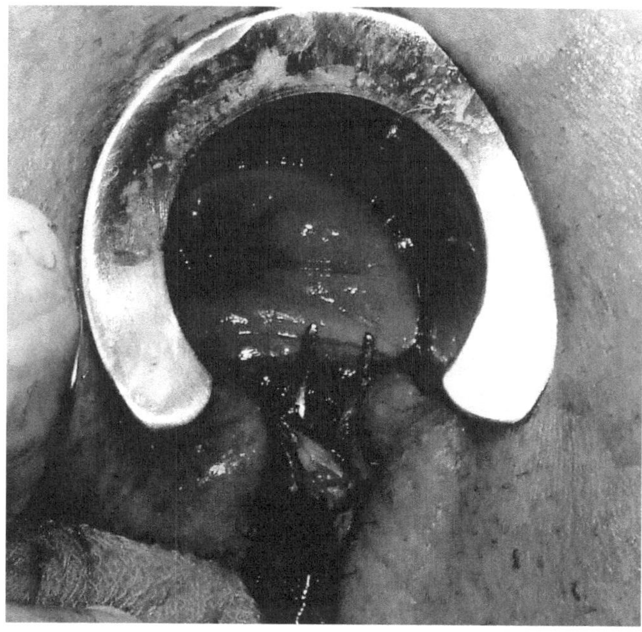

Figura 9 Successivamente si "carica" sulla Kelly la parte sottocutanea dello sfintere esterno prima di sezionarla

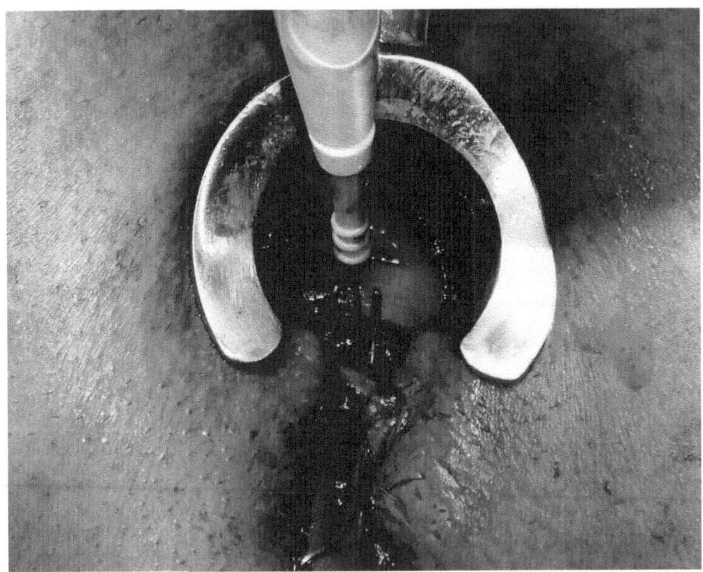

Figura 10 Poi si esegue la stessa manovra sulla parte superficiale dello sfintere esterno

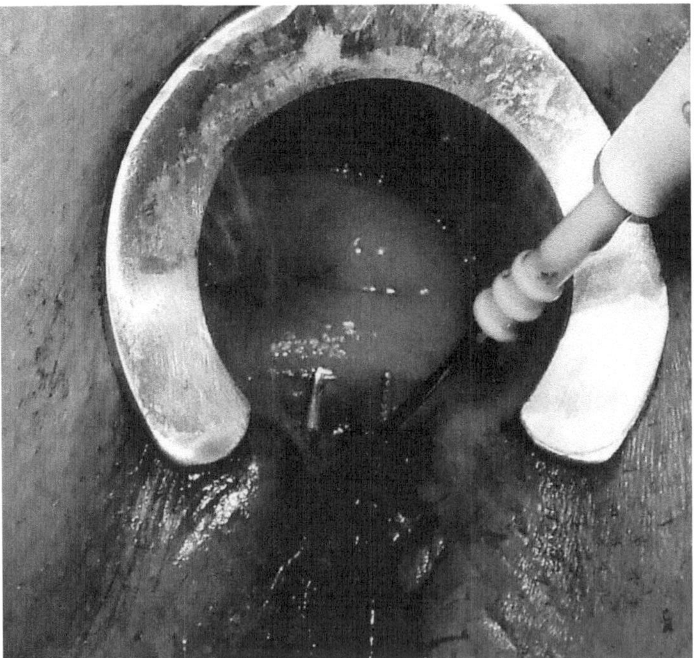

Figura 11 Anch'esso viene sezionato: dunque è stata eseguita la fistulotomia di un tramite trans-sfinterico posteriore basso

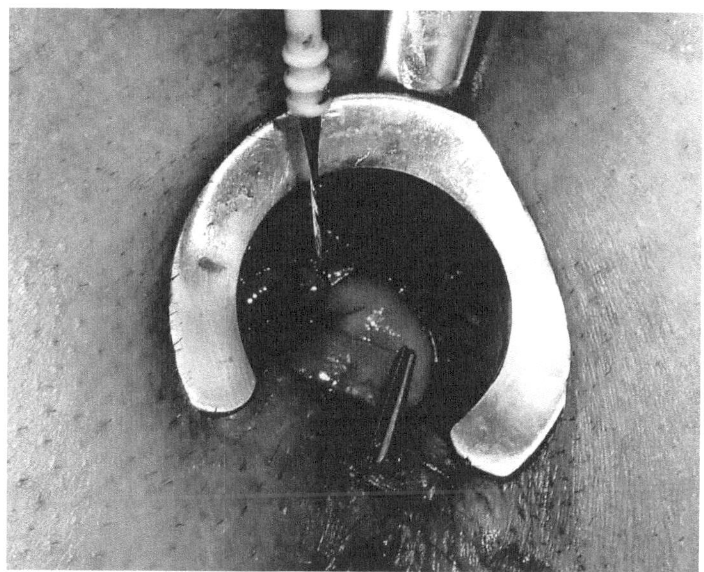

Figura 12 Ci si accinge a sezionare anche un ponte cutaneo

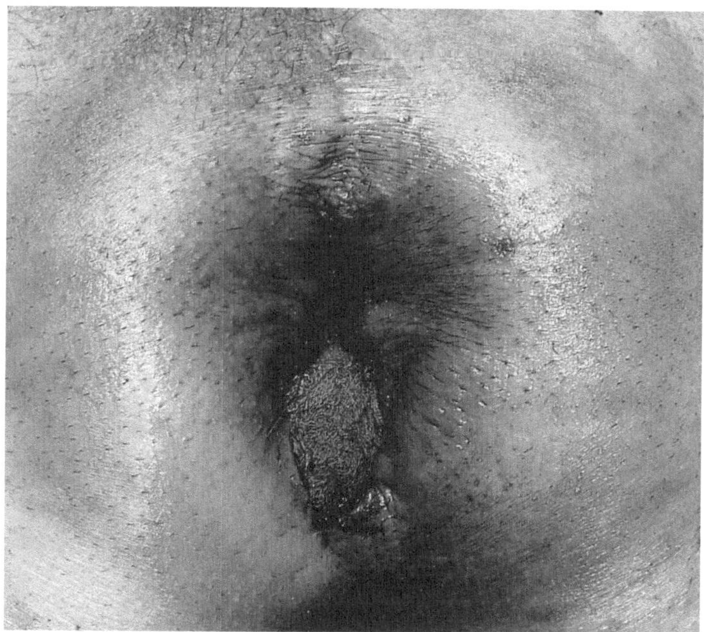

Figura 13 La ferita chirurgica posteriore viene marsupializzata e zaffata

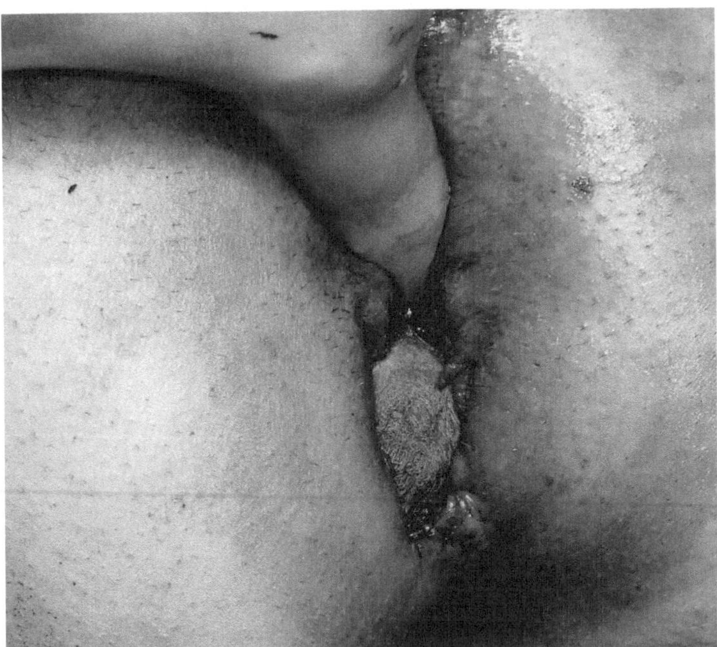

Figura 14 Si controlla che l'ano non sia beante e che il tono sfinterico residuo sia buono introducendo il dito nel canale anale. Questa manovra ha più senso se il paziente non ha subito un'anestesia spinale che dà una paralisi sfinteriale. In tal caso col dito si può apprezzare più che altro la massa muscolare residua. In anestesia generale o in locale invece il tono degli sfinteri è meglio valutabile

Caso 6

Fistola trans-sfinterica bassa: fistulotomia e marsupializzazione

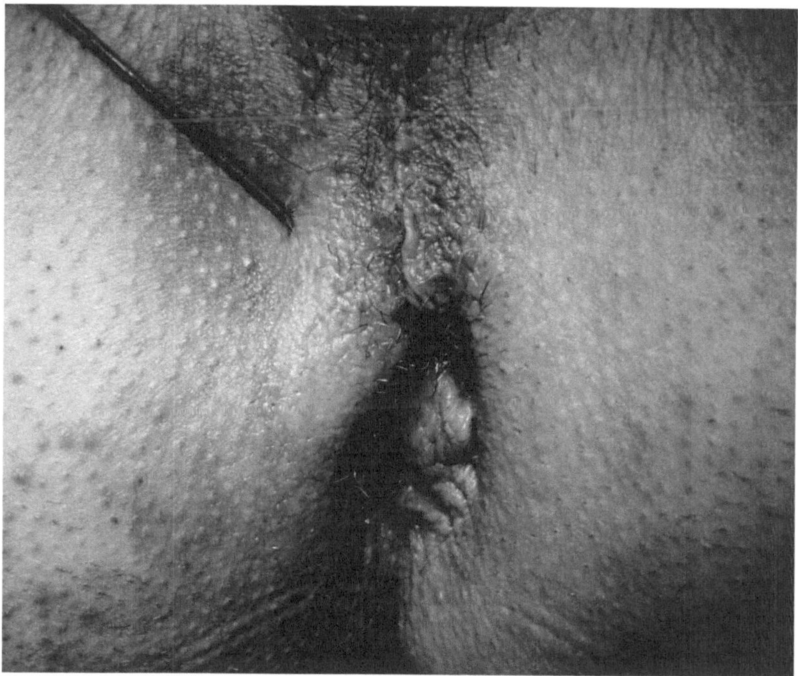

Figura 1 Lo specillo è stato inserito nell'orifizio esterno della fistola. La distanza dall'ano depone per una fistola trans-sfinterica. Si noti bene che fino a questo momento il chirurgo, sia in ambulatorio che durante l'esecuzione dell'ecografia, non ha notato altri orifizi fistolosi esterni

Ascessi, fistole anali e retto-vaginali. Mario Pescatori
© Springer-Verlag Italia 2011

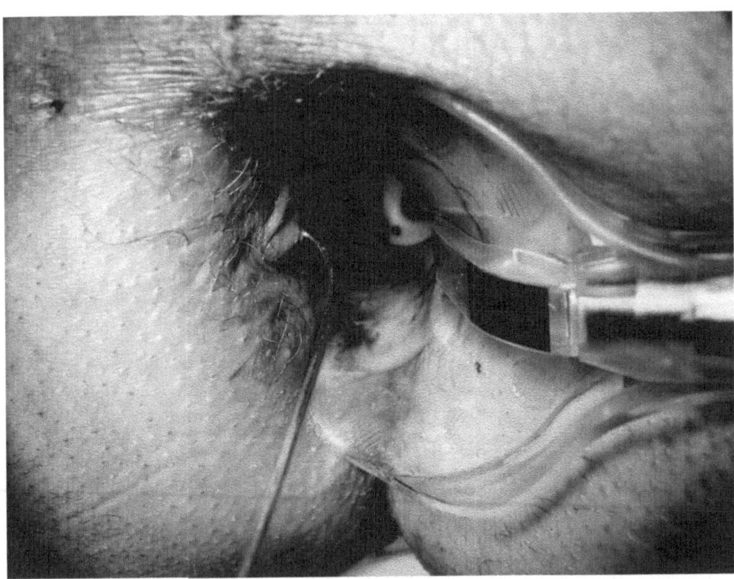

Figura 2 Seguendo la legge di Goodsall (orifizio esterno anteriore = decorso radiale e rettilineo), l'operatore sonda la cripta corrispondente, alla ricerca dell'orifizio interno della fistola, con lo specillo a manico d'ombrello

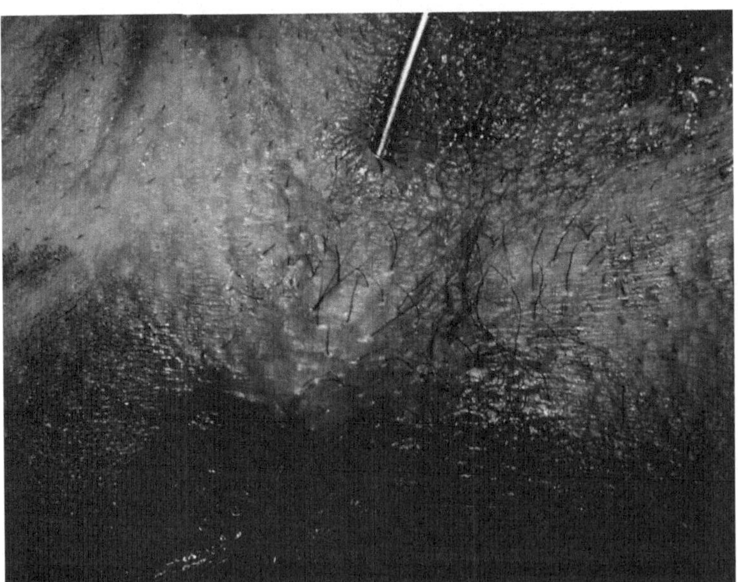

Figura 3 La cute intorno all'orifizio esterno è stata incisa come per l'inizio di una fistulectomia. Introdotto lo specillo si reperta, inaspettatamente, un tramite che si dirige non in profondità verso il lume, ma superficialmente in avanti verso la cute. Lo specillo fuoriesce da un altro orifizio esterno, anteriore, che non era stato visto in precedenza. L'evenienza è rara, ma possibile

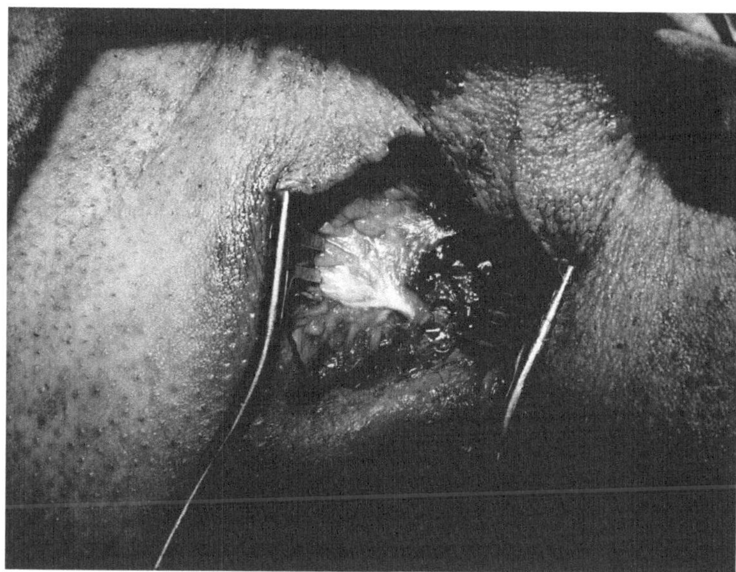

Figura 4 Si seziona la cute al di sopra di questo tramite, che possiamo definire secondario

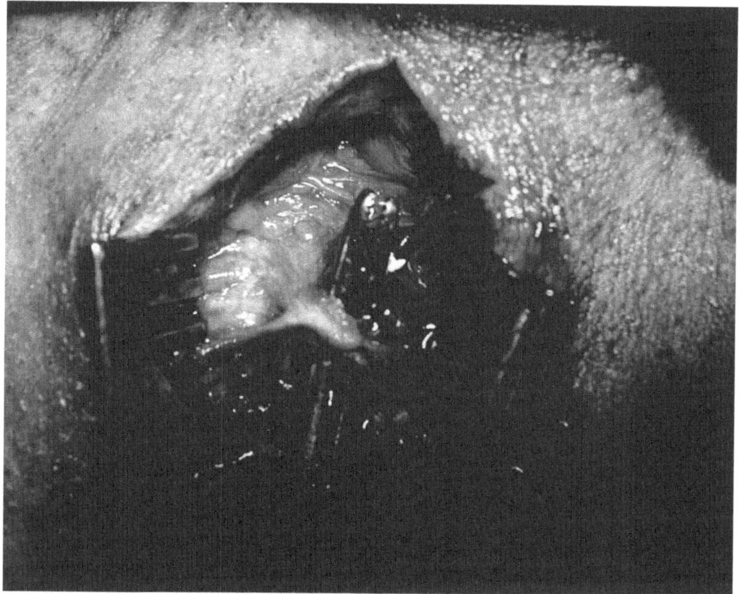

Figura 5 È ben visibile la fistola

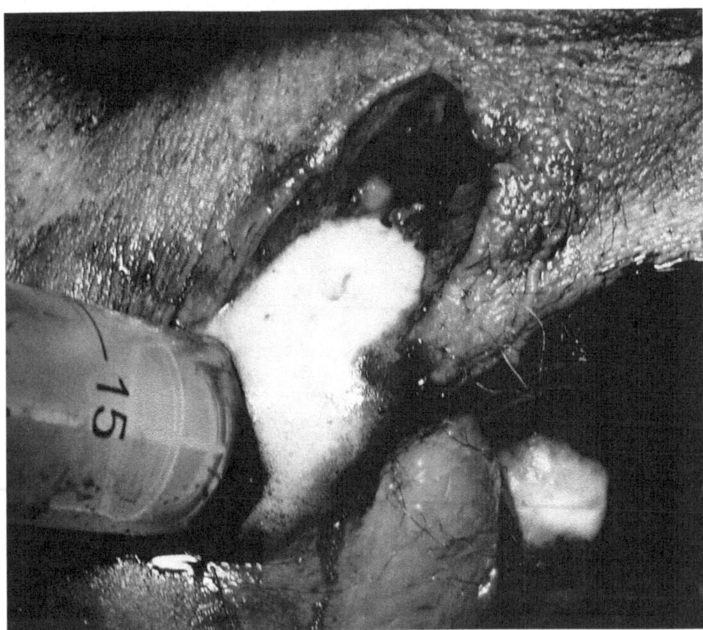

Figura 6 Si inietta acqua ossigenata nello spazio perianale-ischiorettale basso antero-laterale destro e si osserva il passaggio del liquido nel lume, a livello della cripta corrispondente

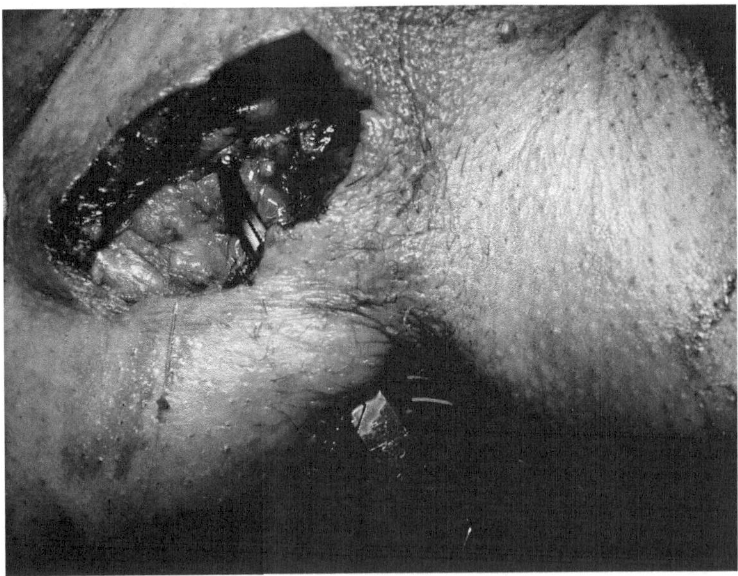

Figura 7 Dall'interno si inserisce un passafili nella fistola, che appare come transsfinterica bassa

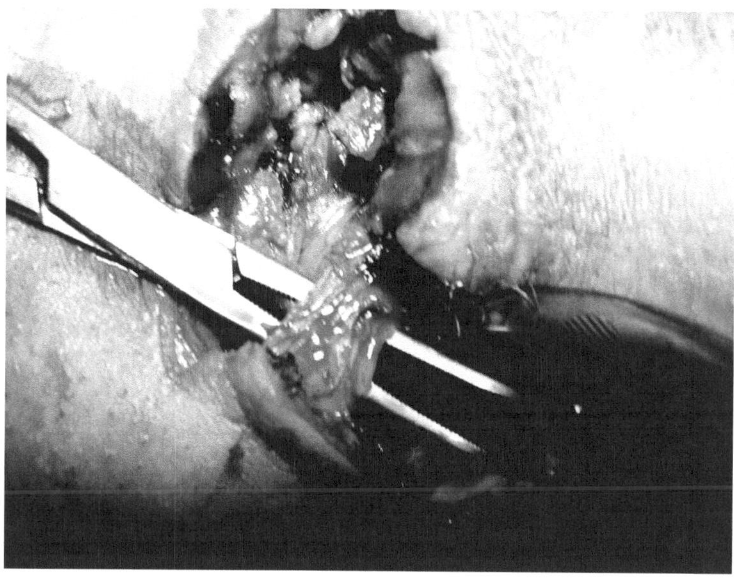

Figura 8 Sezionata la cute, si osserva con esattezza quanto sfintere esterno si dovrebbe sacrificare in caso di messa a piatto. Il paziente è un maschio cinquantenne, mai operato all'ano, lo sfintere al di sotto della fistola non è molto, solo la parte sottocutanea e quella superficiale. È molto improbabile che si abbia incontinenza importante definitiva

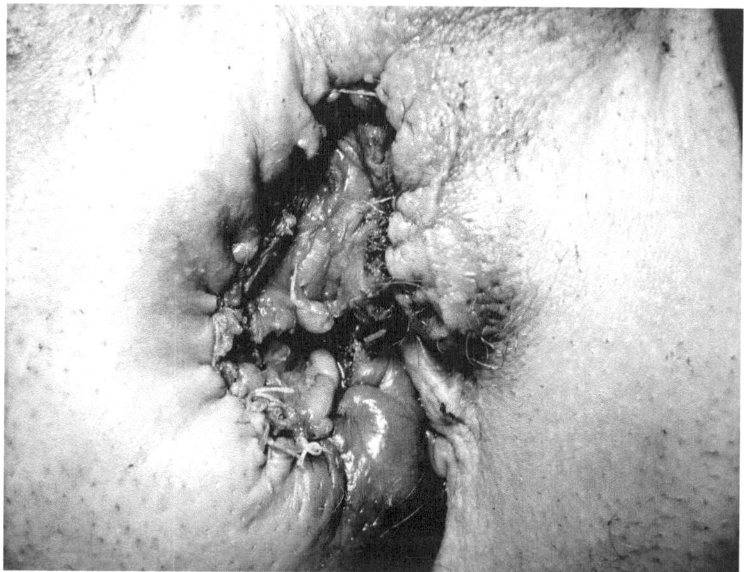

Figura 9 Dopo la fistulotomia si marsupializza la ferita chirurgica. L'intervento è terminato. Dopo un mese il paziente è continente

Caso 7

Fistola trans-sfinterica medio-bassa: fistulotomia e marsupializzazione

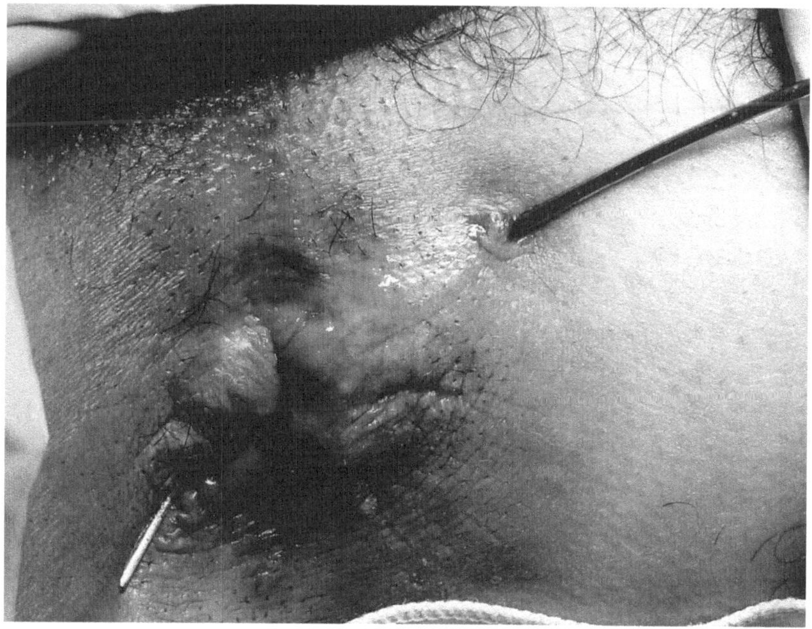

Figura 1 Lo specillo, introdotto nell'orifizio fistoloso esterno, fuoriesce dall'ano, il che dimostra l'esistenza di una comunicazione con il lume. La distanza cospicua dell'orifizio anale esterno dall'ano ci fa orientare, al di là di esami pre-operatori o altre manovre, per una fistola trans-sfinterica

Ascessi, fistole anali e retto-vaginali. Mario Pescatori
© Springer-Verlag Italia 2011

7

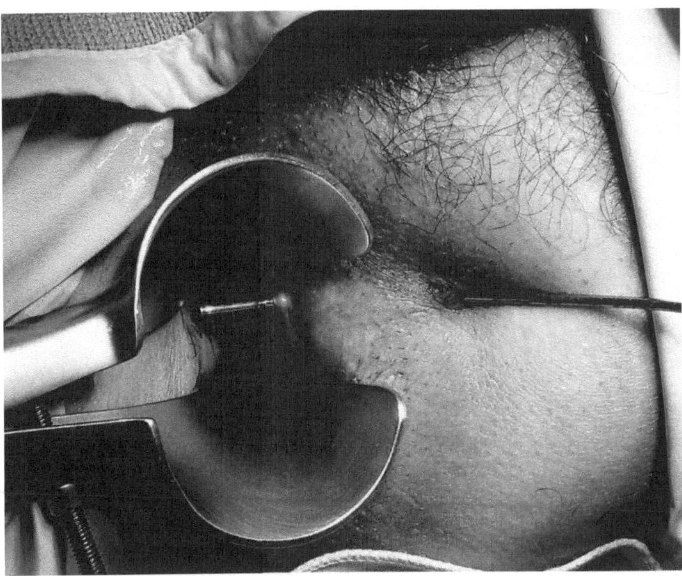

Figura 2 Il divaricatore anale di Eisenhammer permette di notare che l'orifizio interno è in corrispondenza della cripta laterale sinistra (evento raro), il che comunque è in accordo con la legge di Goodsall

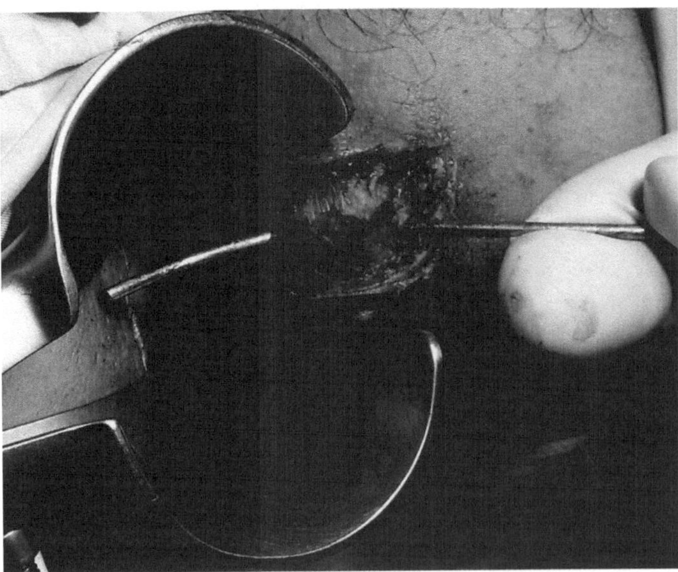

Figura 3 La fistola è sì trans-sfinterica, ma il paziente è un maschio non anziano né già operato all'ano e il tramite non è anteriore (quelli anteriori sono più a rischio per la continenza se messi a piatto). Il chirurgo ancora non ha deciso se eseguire una fistulotomia o una fistulectomia con setone tagliente. Per decidere vuole osservare con esattezza quanto sfintere esterno dovrebbe sezionare per mettere a piatto la fistola. A questo scopo seziona la cute e il sottocute e introduce lo specillo nel tramite

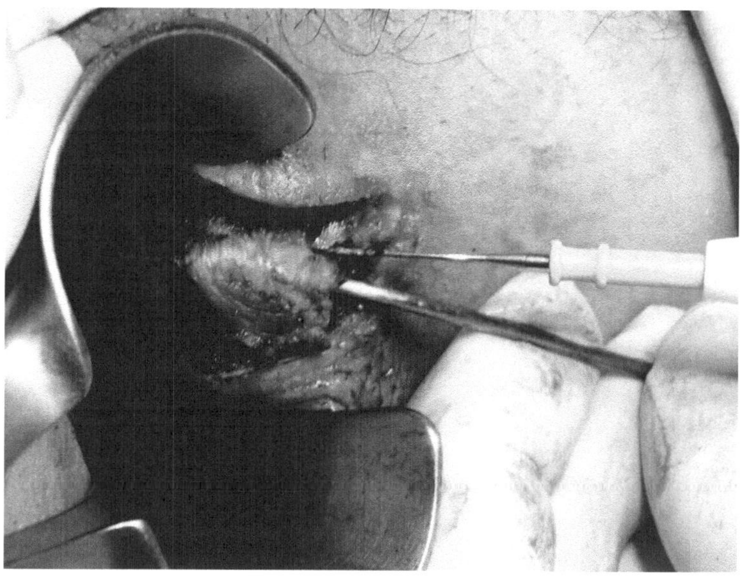

Figura 4 La decisione è presa: la scelta è la "messa a piatto", sacrificando solo la parte sottocutanea e quella superficiale dello sfintere esterno, lateralmente

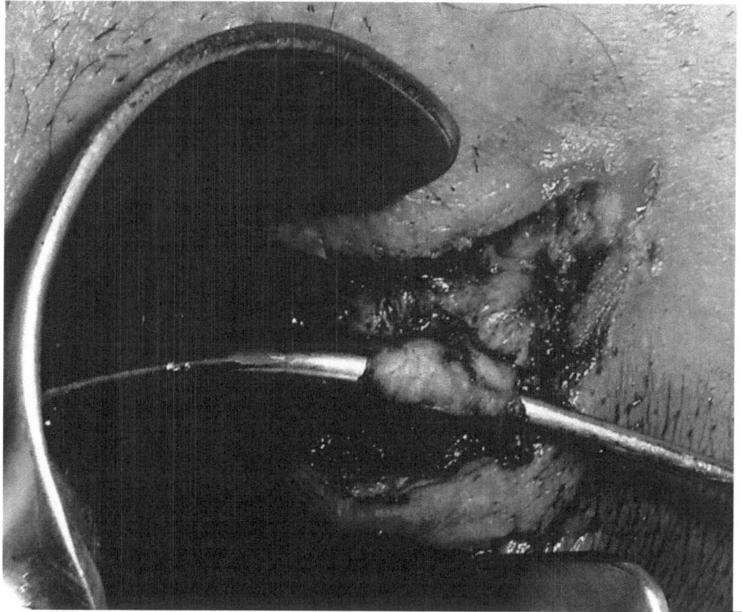

Figura 5 Lo sfintere esterno distale è stato sezionato. La fistola è incannulata e ben visibile

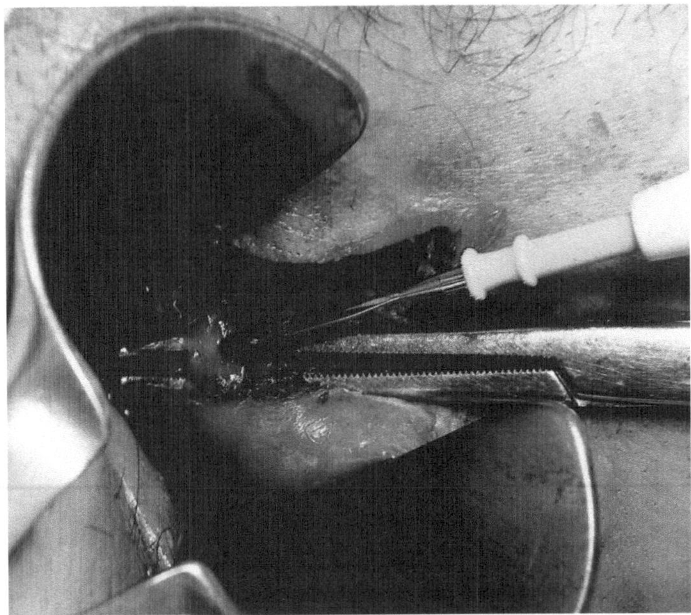

Figura 6 Si completa la fistulotomia asportando l'epitelio patologico

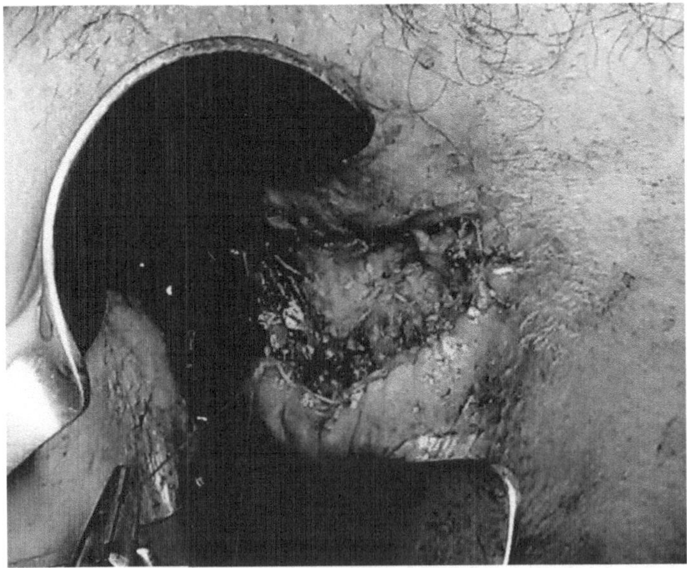

Figura 7 Si esegue la marsupializzazione

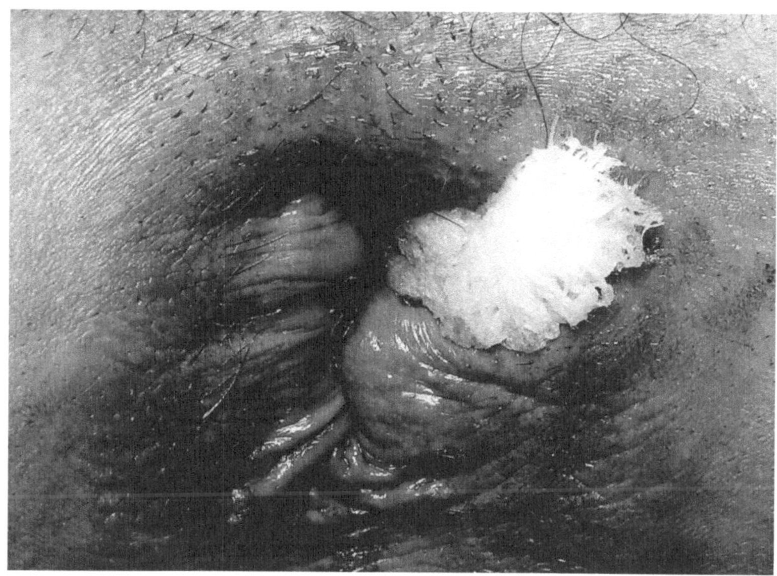

Figura 8 L'intervento è finito, la piccola ferita viene zaffata con una garza alle fitostimoline, che verrà tolta in seconda giornata

Fistola recidiva trans-sfinterica, ascesso ischio-rettale, intersfinterico e perianale: asportazione degli ascessi, fistulectomia-fistulotomia e marsupializzazione

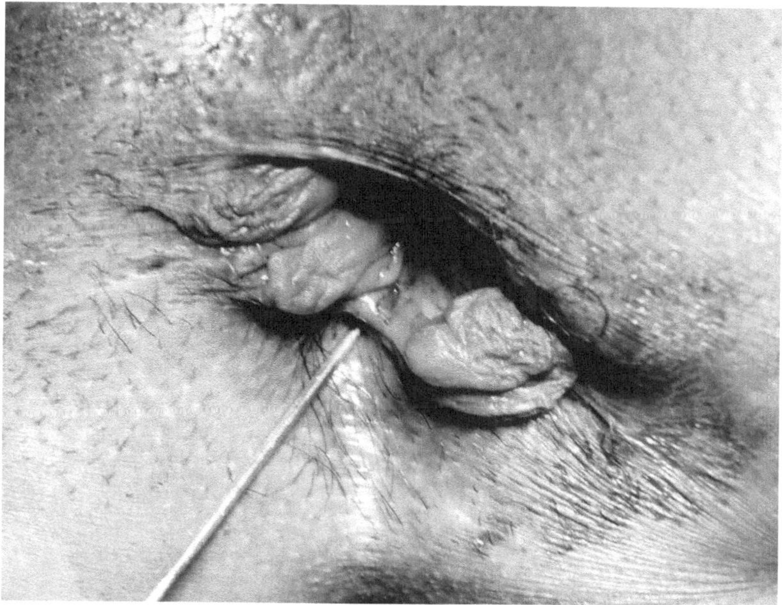

Figura 1 Paziente in posizione litotomica. Si specilla un orifizio fistoloso posteriore

Ascessi, fistole anali e retto-vaginali. Mario Pescatori
© Springer-Verlag Italia 2011

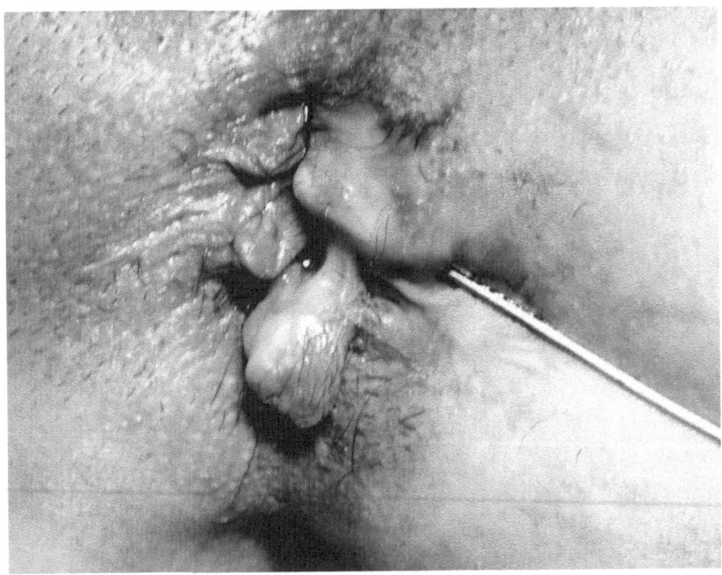

8

Figura 2 Si specilla un orifizio perianale esterno, laterale sinistro

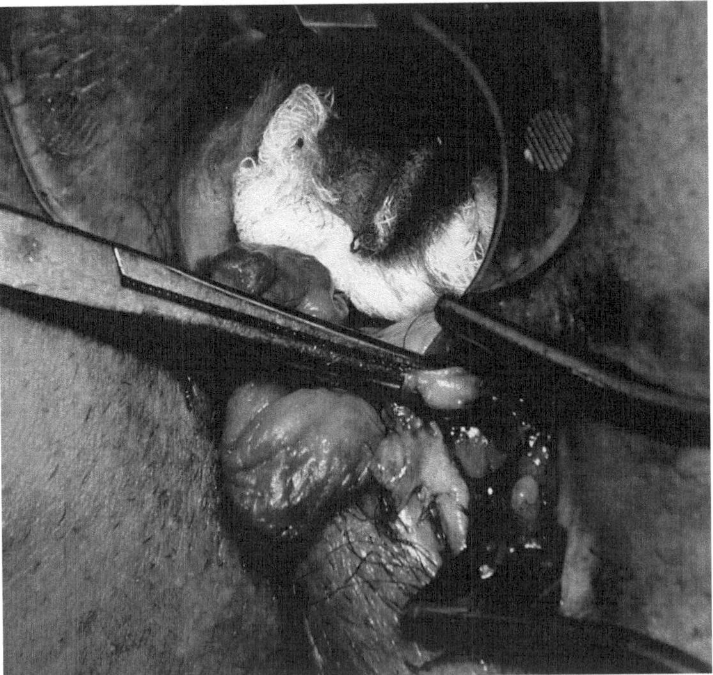

Figura 3 Si inizia la fistulectomia

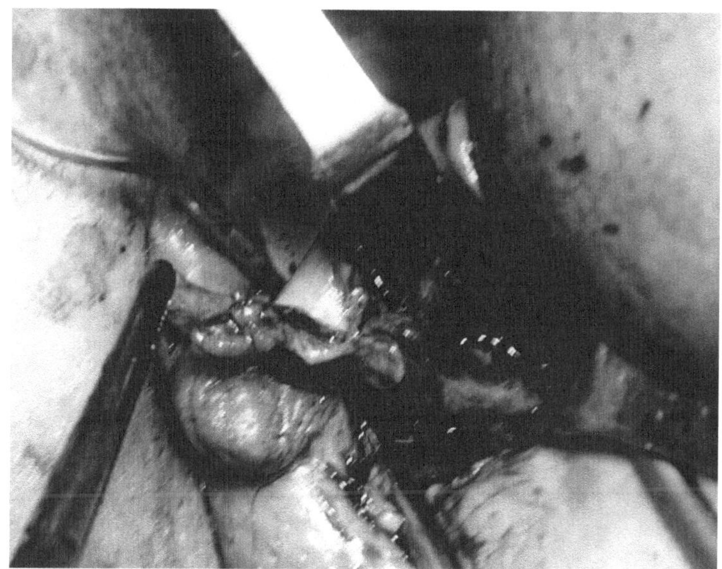

Figura 4 Si prosegue la fistulectomia

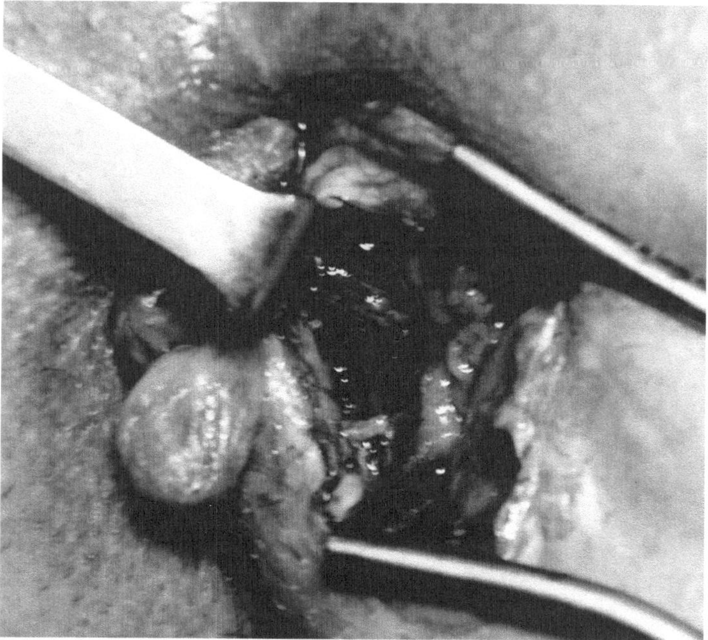

Figura 5 Si asporta la parte esterna della fistola finché essa non penetra attraverso la porzione distale dello sfintere esterno, nella parte bassa della fossa ischio-rettale

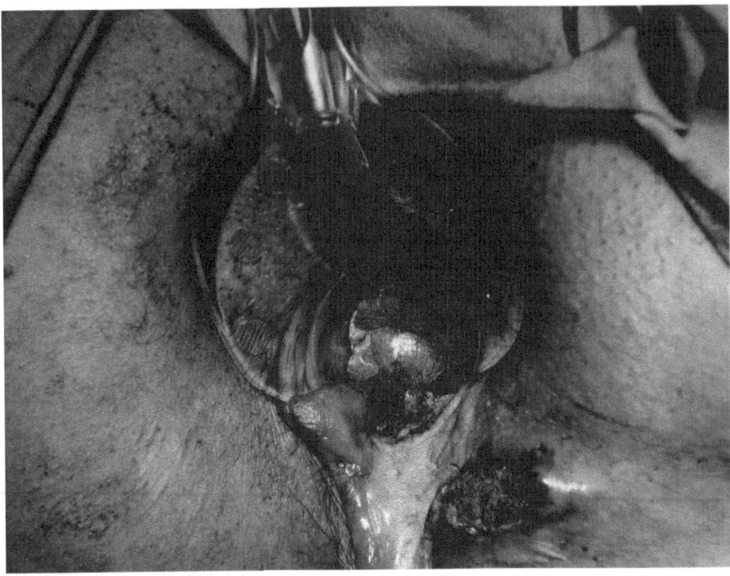

Figura 6 Si individua l'orifizio fistoloso interno e, asportata la cripta corrispondente, si osserva la parte della fistola che penetra nello sfintere interno

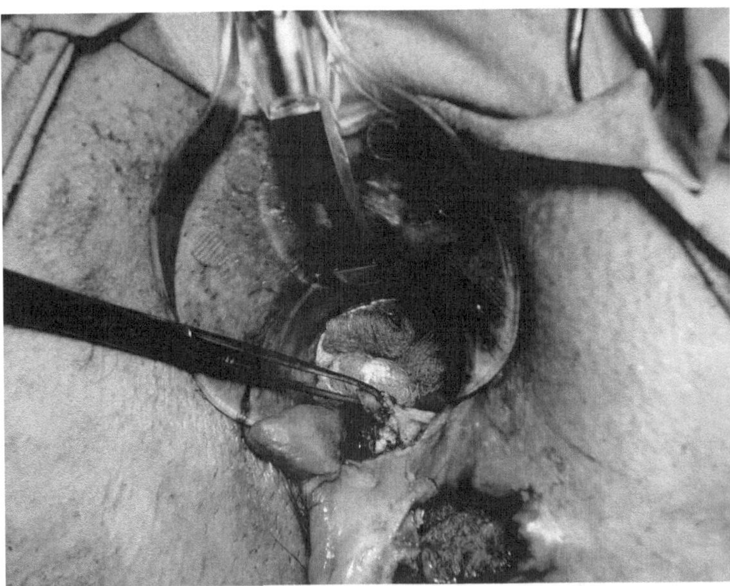

Figura 7 Si prosegue la fistulectomia fino al piano intersfinterico. Si osservano le
fibre dello sfintere interno in parte sollevato

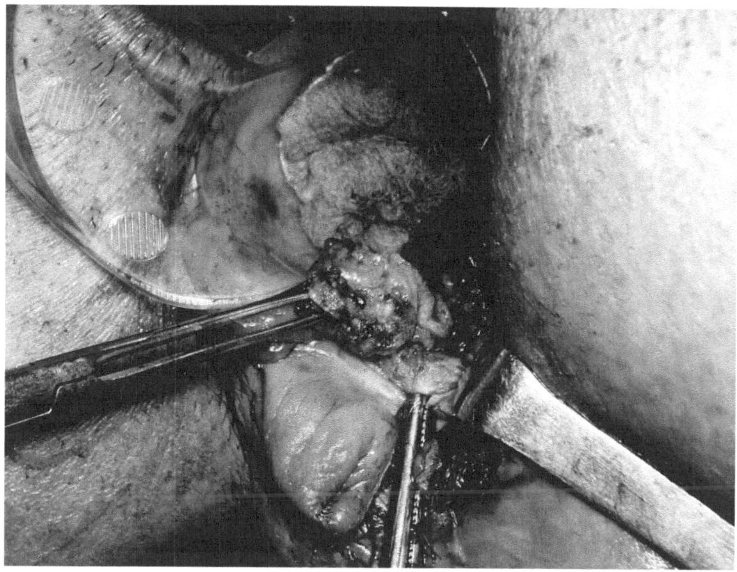

Figura 8 Si asporta l'ascesso intersfinterico cronico posteriore

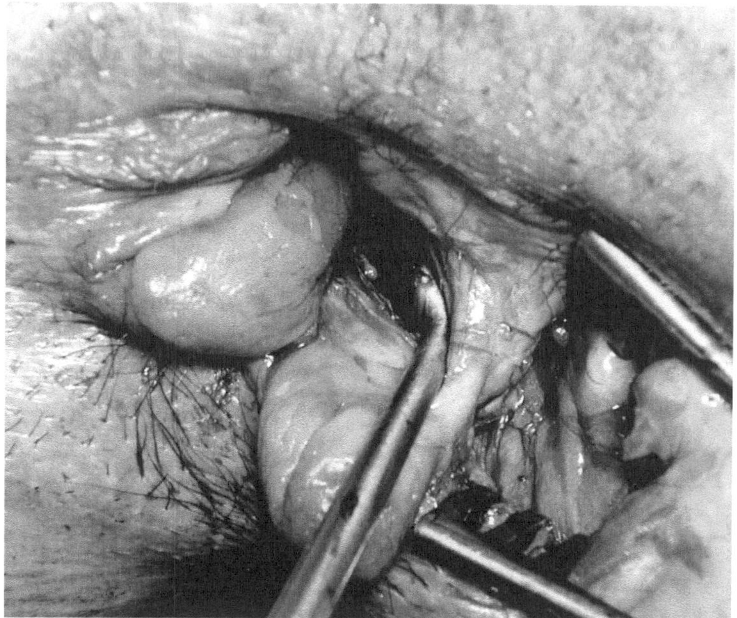

Figura 9 Si esegue il curettage. A questo punto la fistola trans-sfinterica è stata completamente escissa, sia per la parte interna che per quella esterna

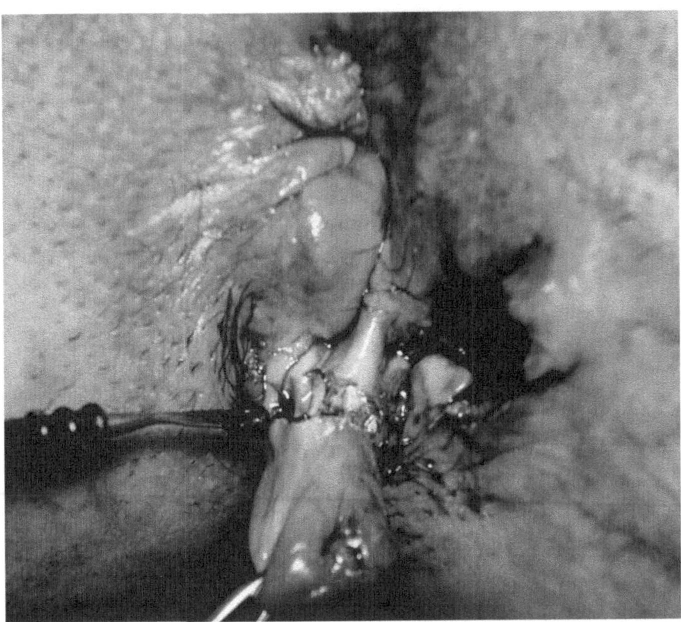

Figura 10 Viene ora asportato un nodulo emorroidario esterno posteriore

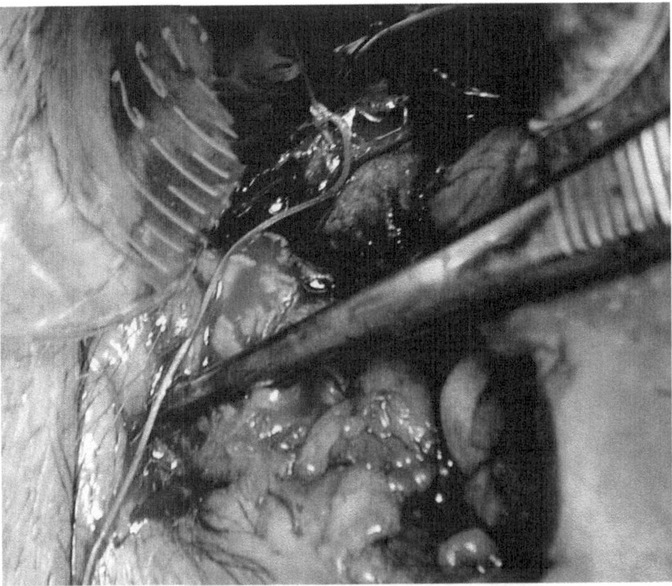

Figura 11 Messa a piatto la parte distale dello sfintere esterno (il tramite è posteriore e trans-sfinterico basso), si inizia la marsupializzazione della ferita chirurgica. L'intervento è stato dunque un'associazione di fistulectomia e fistulotomia

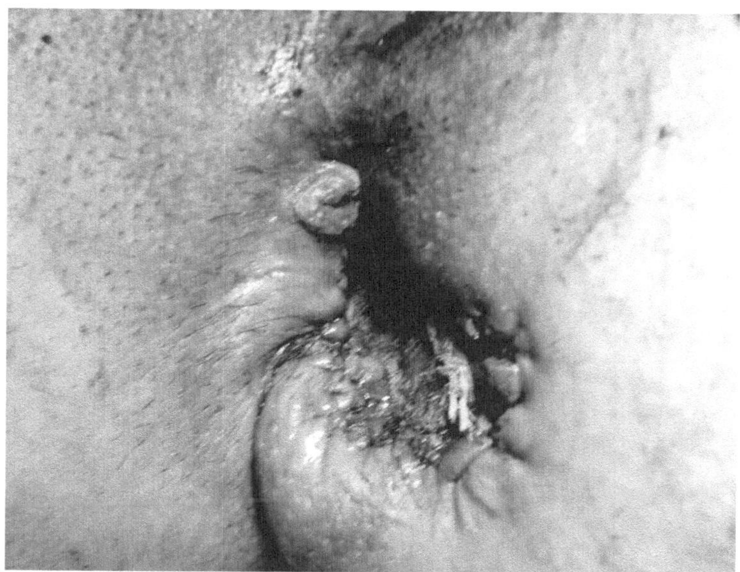

Figura 12 La marsupializzazione è completata

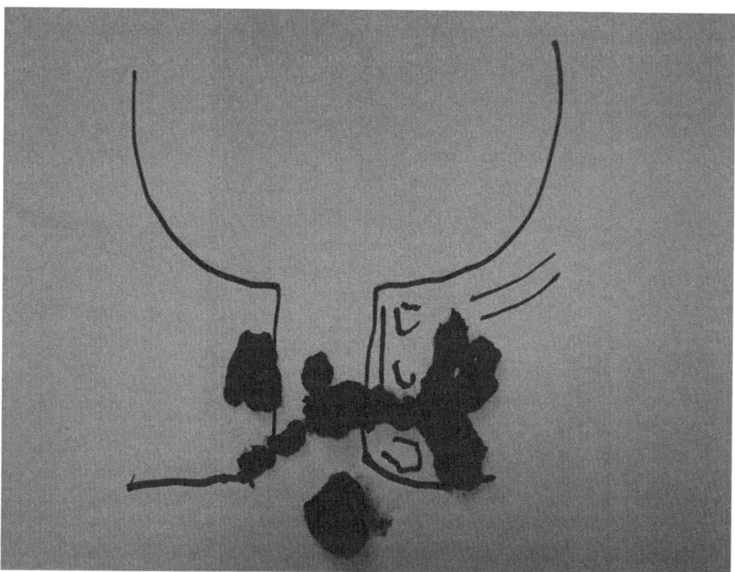

Figura 13 La figura mostra i tessuti patologici asportati e il loro rapporto con le strutture anatomiche circostanti

Caso 9

Fistola trans-sfinterica media recidiva, ascesso intersfinterico e ischio-rettale: fistulectomia, setone tagliente e marsupializzazione

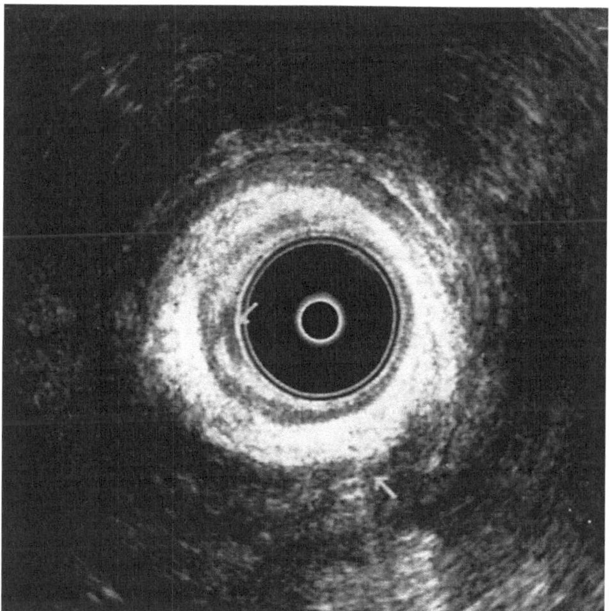

Figura 1 Paziente in posizione di Sims. Ecografia transanale. È stato introdotto uno specillo nel tramite fistoloso trans-sfinterico basso a sinistra. La *freccia* indica il punto di congiunzione tra l'immagine dello specillo e lo sfintere esterno, parte superficiale. Una *seconda freccia* indica un'area a ecogeneticità mista suggestiva per ascesso, che si congiunge all'anello dello sfintere interno; non è di univoca interpretazione poiché potrebbe anche indicare un orifizio fistoloso interno

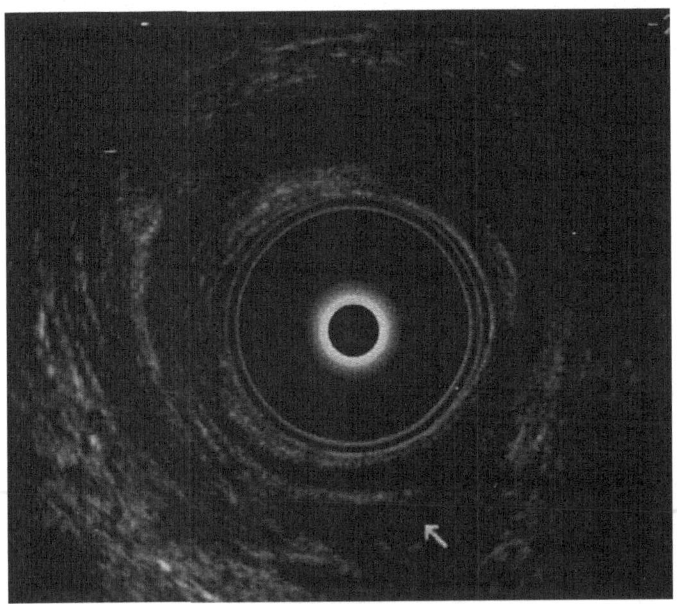

Figura 2 Area triangolare ipoecogena a sinistra (*freccia*) che si sovrappone alla parte profonda dello sfintere esterno e che potrebbe indicare un ascesso ischio-rettale

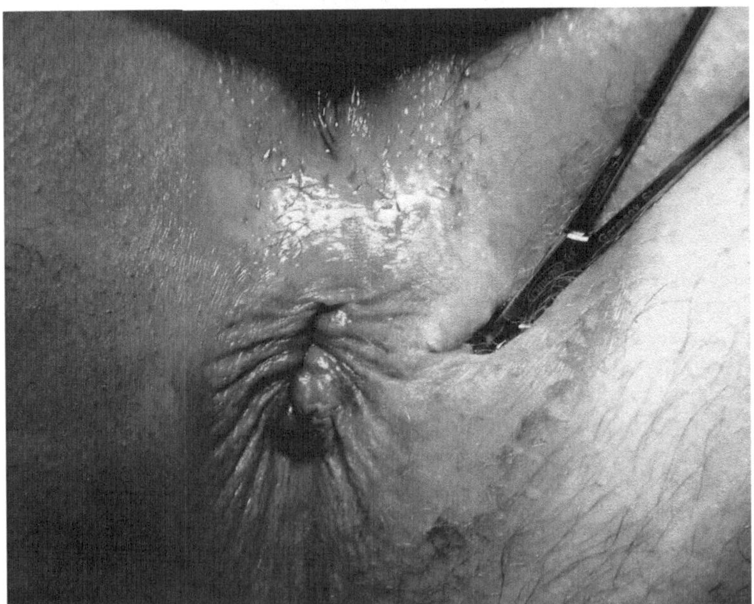

Figura 3 Paziente in posizione litotomica. L'orifizio fistoloso esterno viene sondato con una Kelly

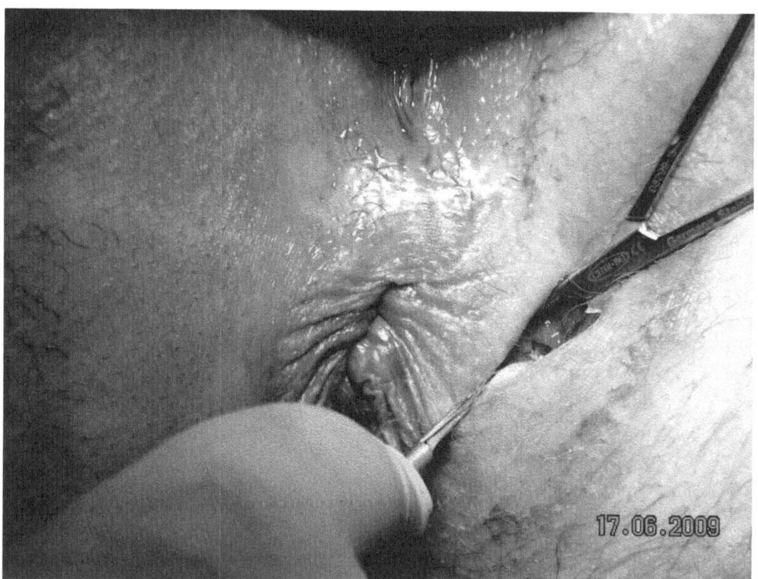

Figura 4 Incisione cutanea perianale sinistra

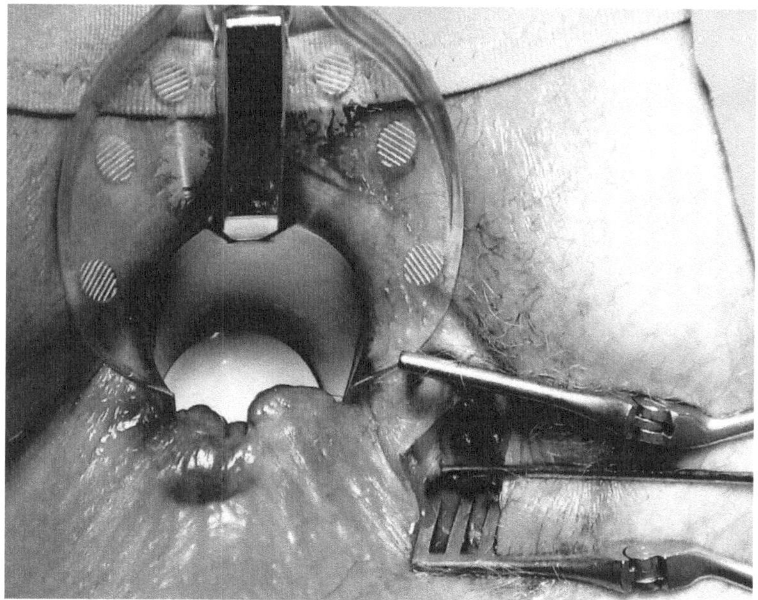

Figura 5 Esplorato lo spazio perianale sinistro, si esamina la porzione distale della fossa ischio-rettale. La punta dello specillo è sulla parte sottocutanea dello sfintere esterno

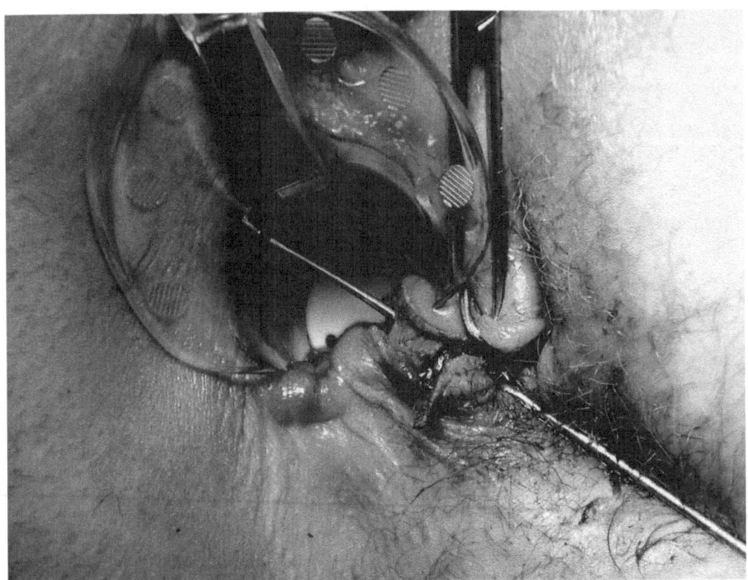

9

Figura 6 Specillo inserito nella fistola trans-sfinterica

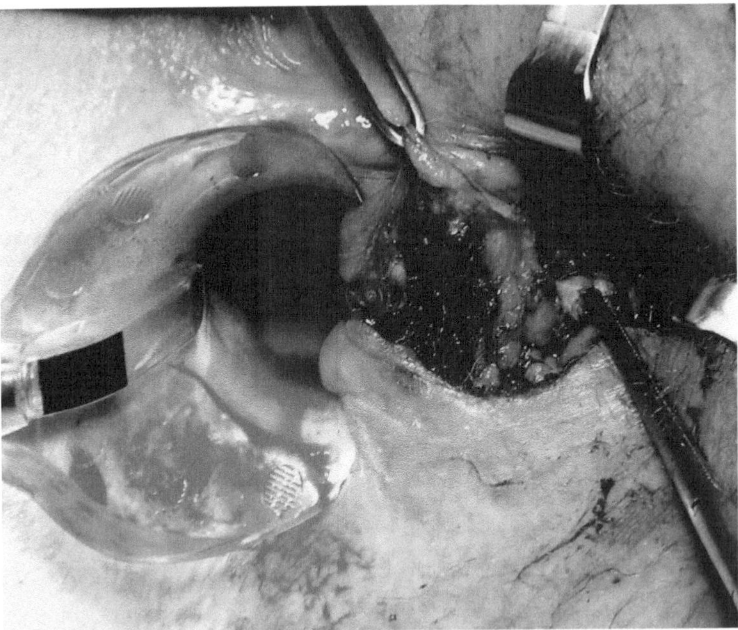

Figura 7 Si asporta un ascesso cronico ischio-rettale sinistro. È ben visibile lo sfintere esterno, nelle sue diverse componenti

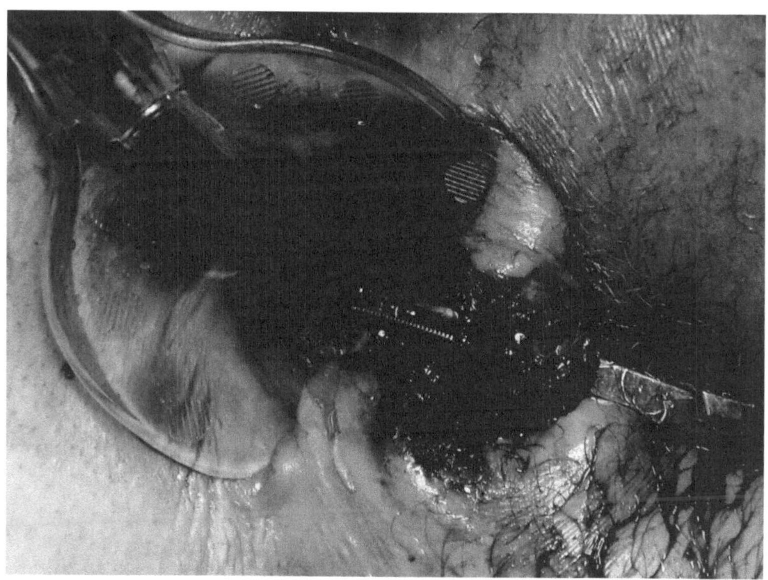

Figura 8 Si evidenzia il tramite fistoloso trans sfinterico medio

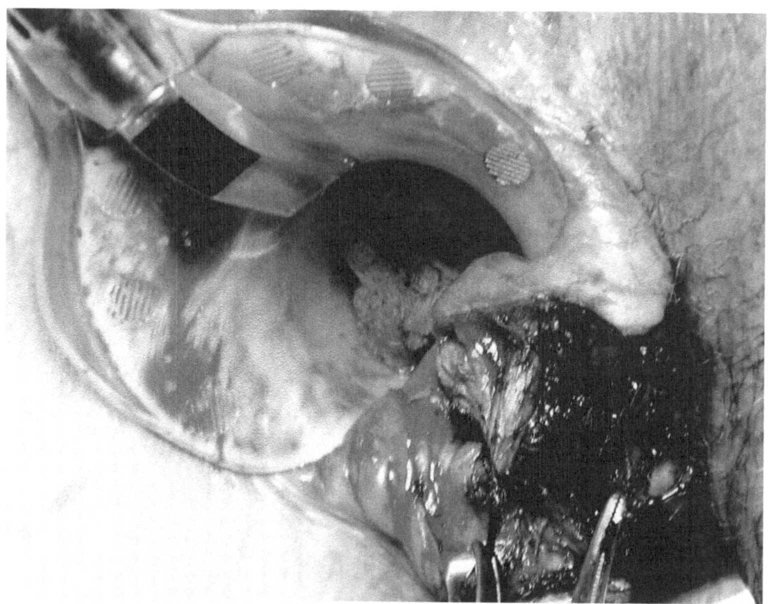

Figura 9 Asportata la cripta patologica postero-laterale sinistra, si osserva, nel piano intersfinterico, l'estremità prossimale della fistola che attraversa lo sfintere esterno

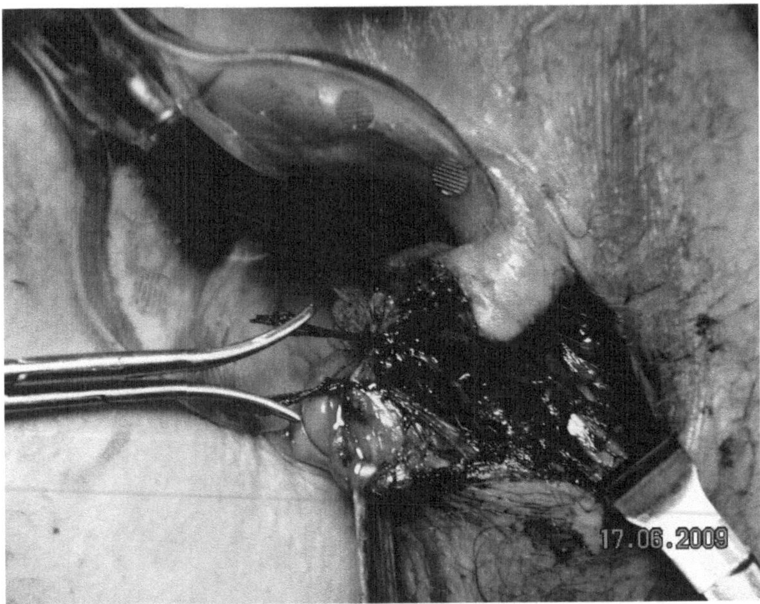

Figura 10 È evidenziata la porzione di sfintere esterno attraversata dalla fistola

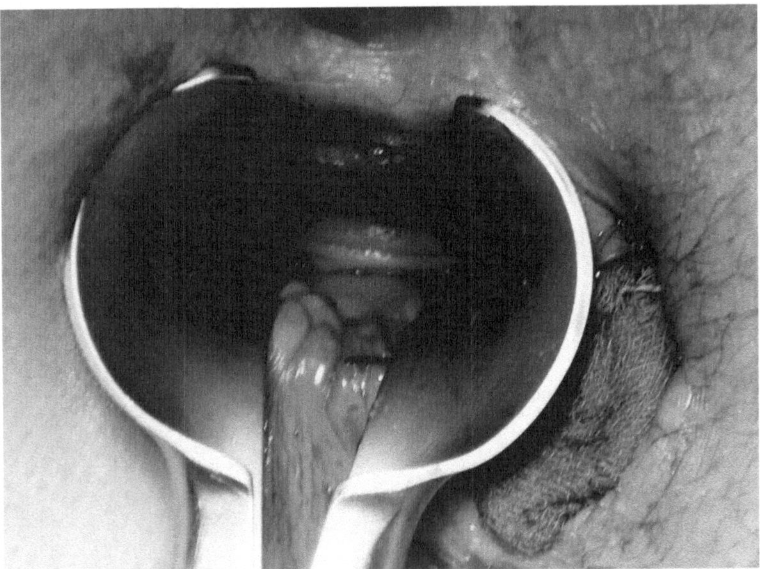

Figura 11 Posizionando il setone si visualizza la cripta posteriore

Caso 10

Fistole trans-sfinteriche e ascesso intersfinterico: fistulotomia, fistulectomia e setone tagliente

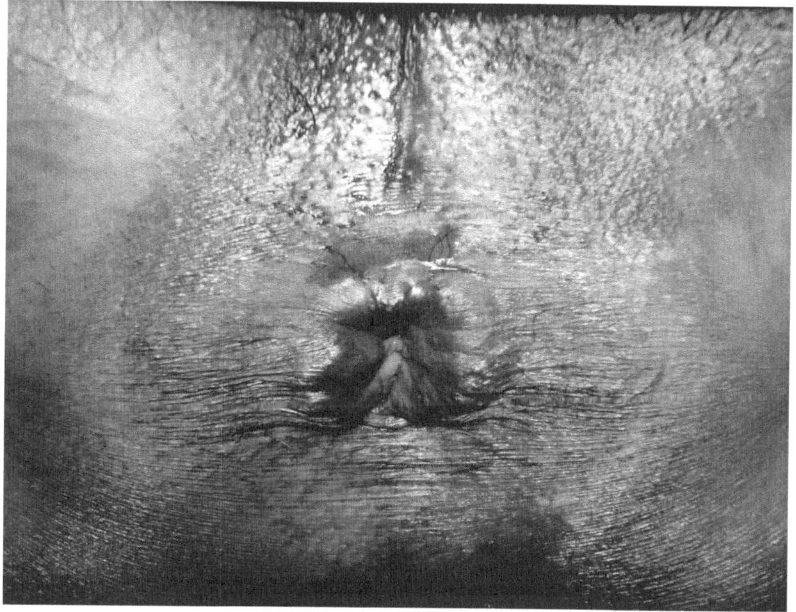

Figura 1 Paziente in posizione litotomica. Si osservano delle emorroidi esterne e si intravede un orifizio fistoloso a livello della rima anale, posteriormente

Ascessi, fistole anali e retto-vaginali. Mario Pescatori
© Springer-Verlag Italia 2011

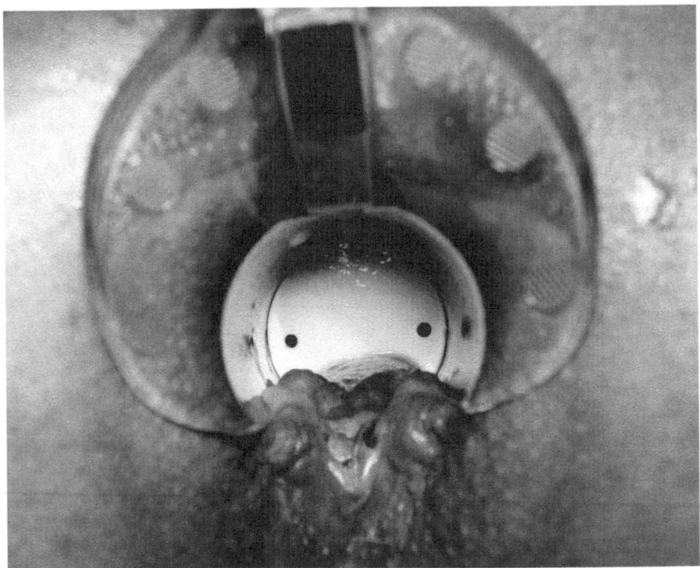

Figura 2 L'inserimento del divaricatore anale permette di evidenziare bene l'orifizio fistoloso posteriore

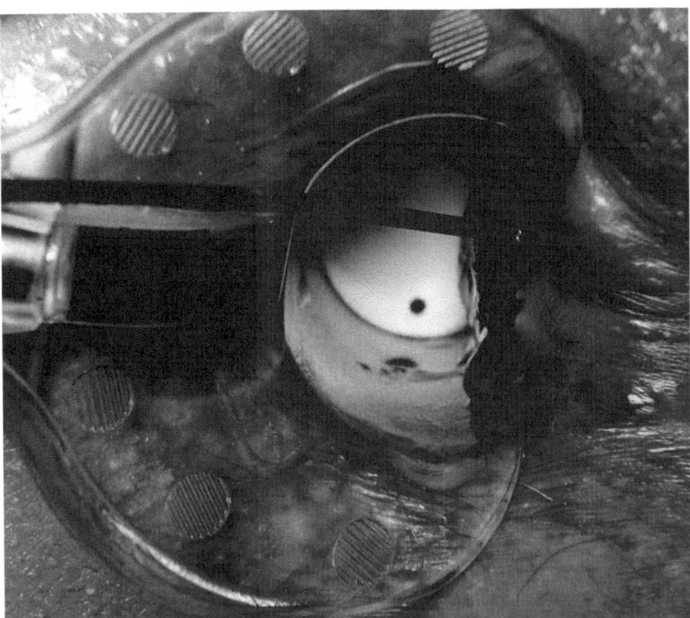

Figura 3 Si specilla un orifizio fistoloso interno in corrispondenza di una cripta laterale sinistra

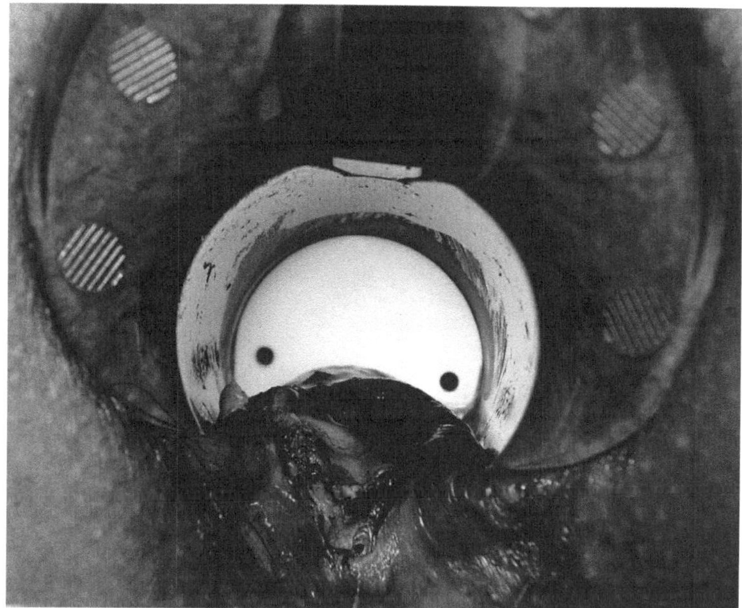

Figura 4 Posteriormente si osserva il piano intersfinterico

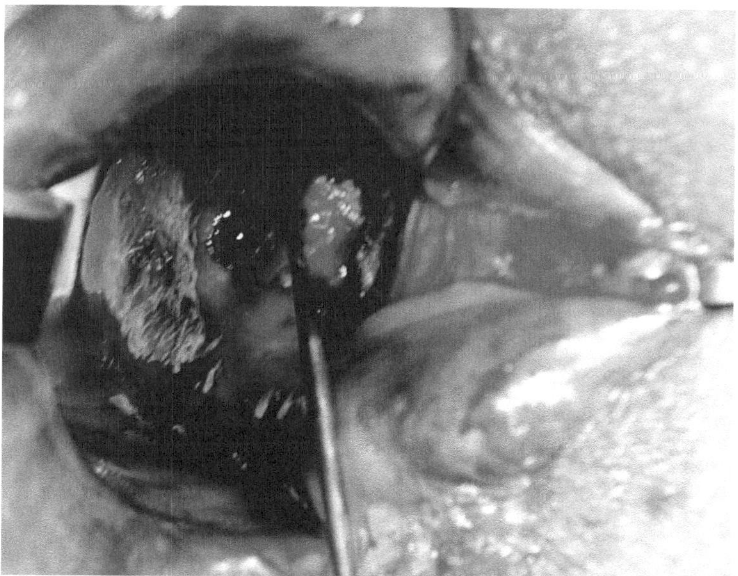

Figura 5 Asportazione della cripta patologica laterale sinistra, in corrispondenza dell'orifizio fistoloso interno specillato. Sono visibili lo sfintere interno, *rosa chiaro*, e, più distalmente a sinistra, la parte sottocutanea dello sfintere esterno, di *colore rosso*

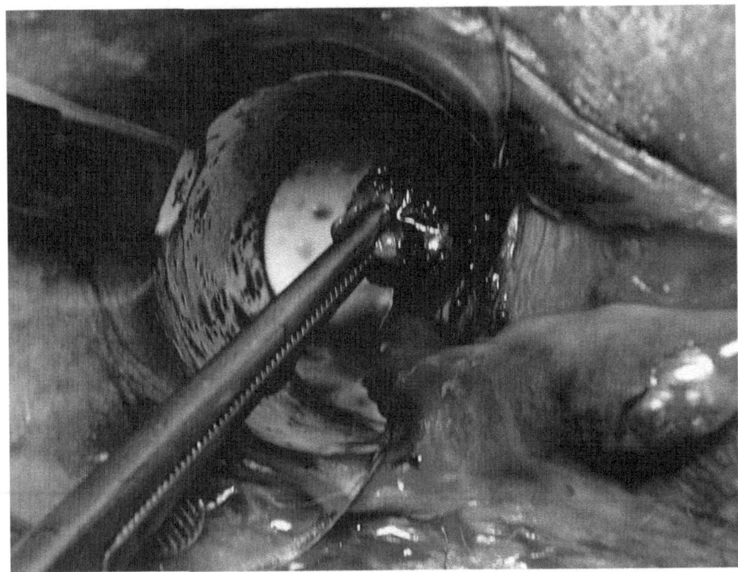

Figura 6 Si asporta l'ascesso cronico intersfinterico

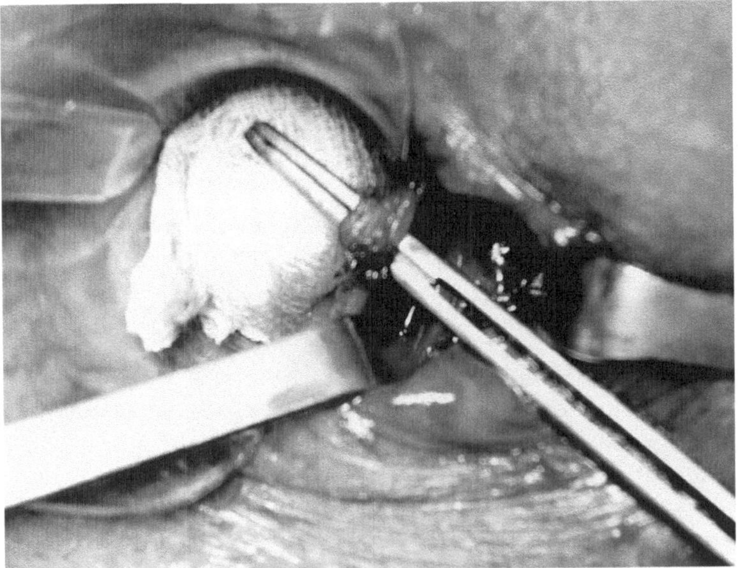

Figura 7 Si evidenzia la porzione distale dello sfintere interno

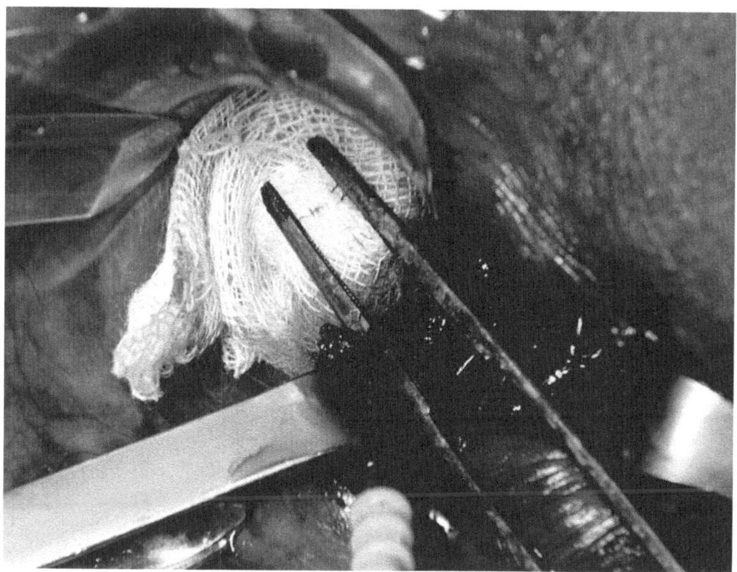

Figura 8 Questa viene sezionata, per meglio drenare il piano intersfinterico

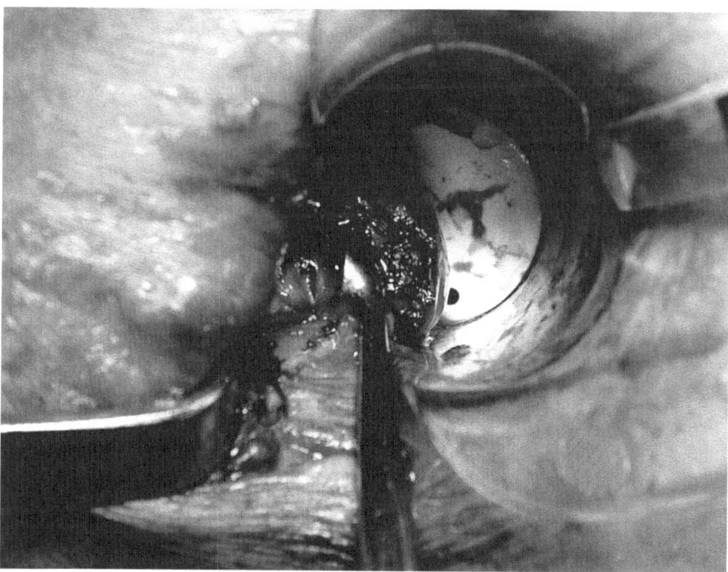

Figura 9 Curettage del piano intersfinterico in regione postero-laterale destra. La punta del cucchiaio di Volkmann tende ad approfondirsi verso un tramite fistoloso "cieco", probabilmente trans-sfinterico

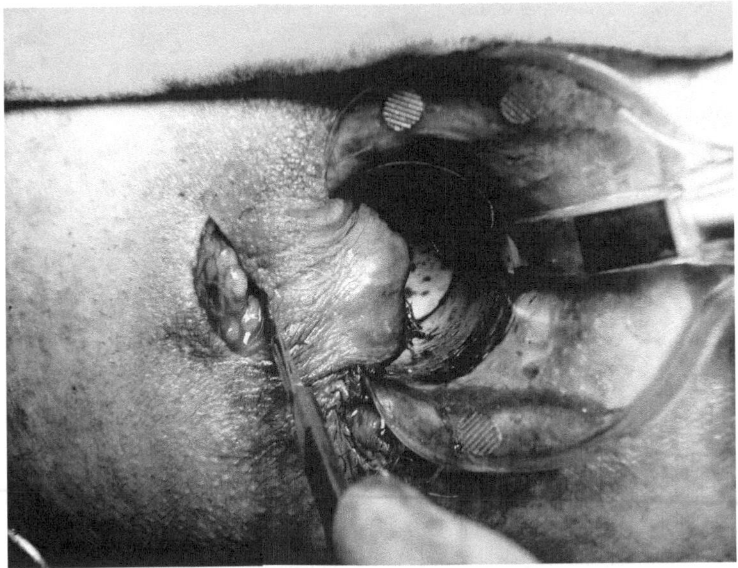

Figura 10 Si incide la cute in corrispondenza della fossa ischio-rettale destra, per reperire la restante parte della fistola

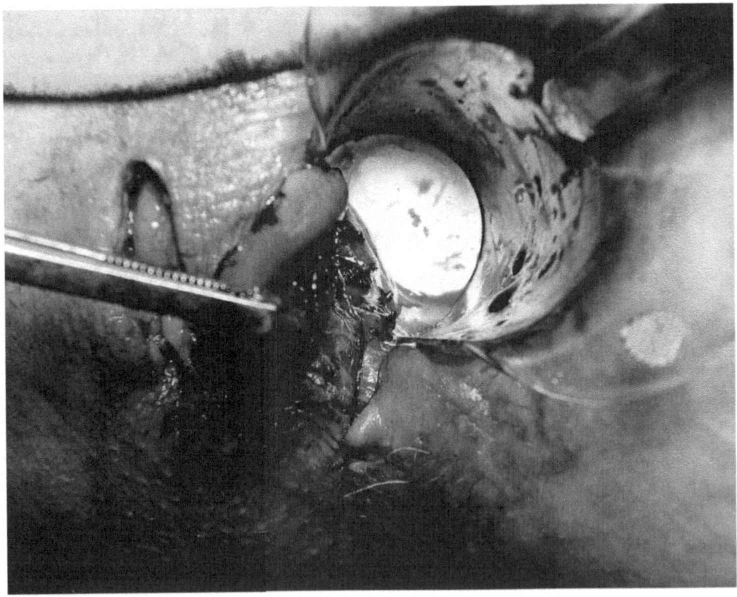

Figura 11 Si asporta un nodulo emorroidario interno per meglio evidenziare la fistola e si posiziona il setone nel tramite fistoloso

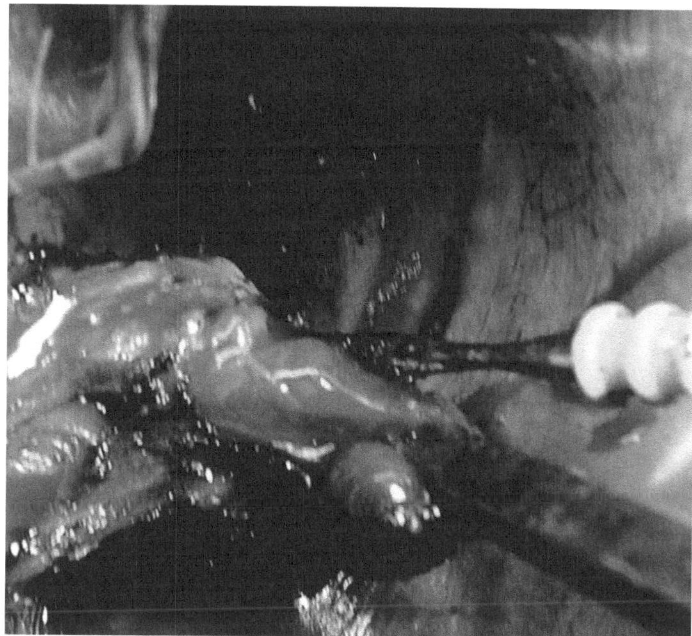

Figura 12 La cute perianale viene sezionata in modo da stringere il setone intorno allo sfintere esterno

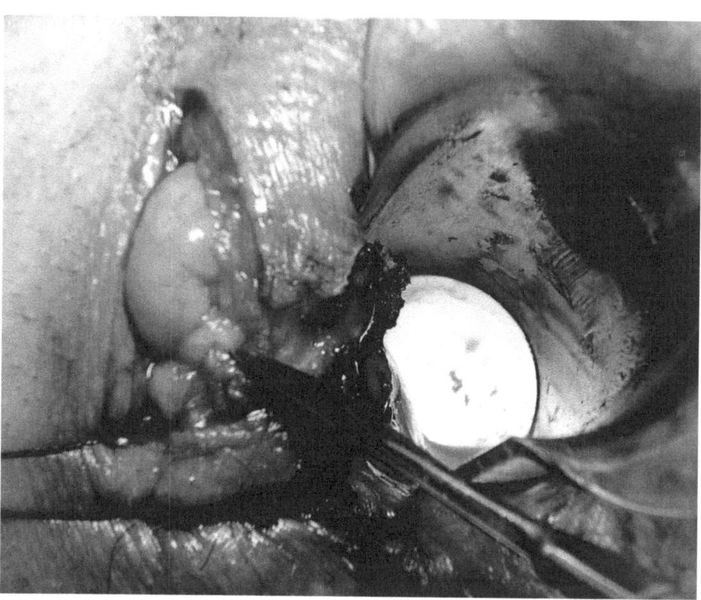

Figura 13 La manovra col setone (*in basso a sinistra*) viene completata

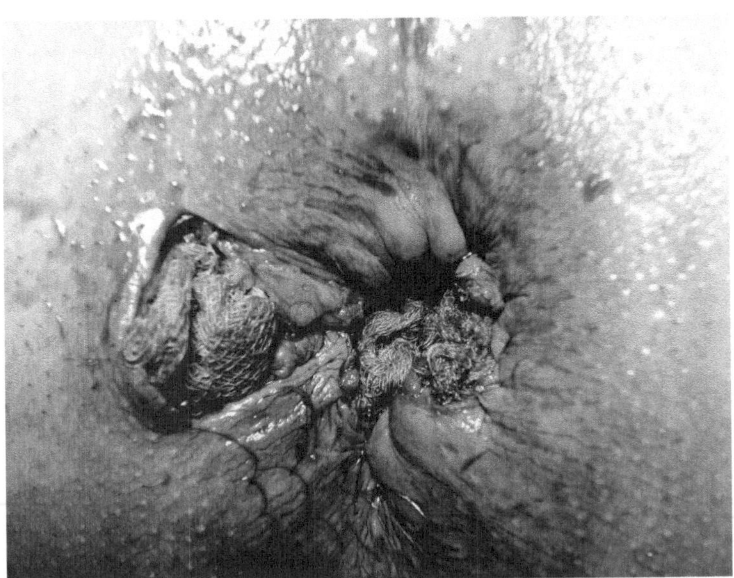

Figura 14 Le due ferite chirurgiche vengono zaffate

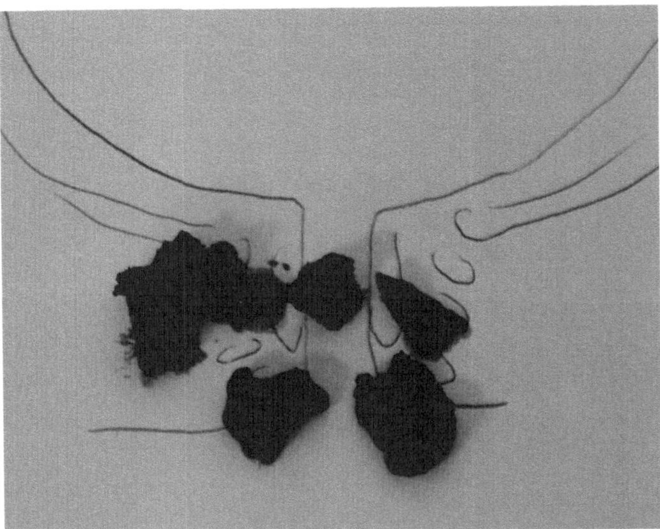

Figura 15 La figura illustra il rapporto con l'ano-retto dei tessuti patologici asportati: due fistole, due ascessi e un nodulo emorroidario. Il setone è stato stretto dopo tre settimane. Dopo 15 giorni si è eseguita una revisione in narcosi: il setone si era quasi del tutto esteriorizzato e il chirurgo ha sezionato per asportarlo poche fibre di sfintere esterno. Inaspettatamente, però, ha individuato una fistola trans-sfinterica residua bassa alla distanza di un centimetro e mezzo, prossimalmente al setone. Tale tramite è stato messo a piatto. Il paziente non ha recidive ed è del tutto continente dopo sei mesi

Caso 11

Ascesso ischio-rettale e pelvi-rettale con fistola trans-sfinterica alta: asportazione degli ascessi, fistulectomia e setone tagliente

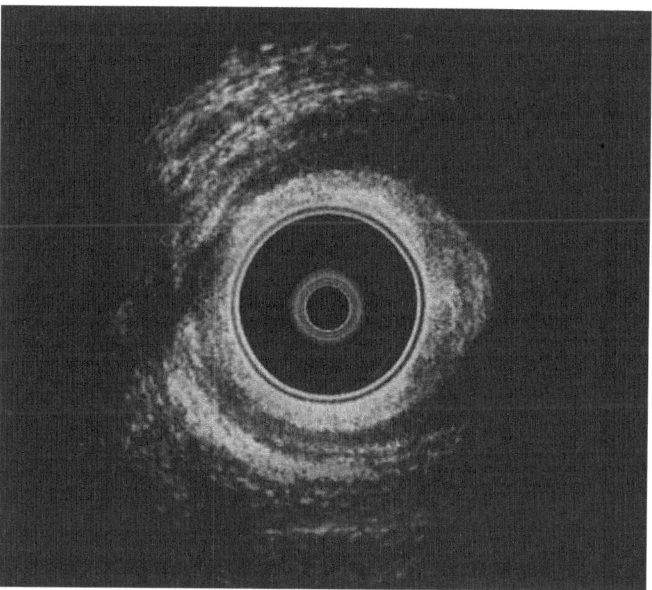

Figura 1 Ecografia transanale con sonda rotante. Paziente in posizione di Sims. Si nota ascesso pelvi-rettale posteriore che appare come un'area a ecogenicità mista e interrompe parzialmente il contorno iperecogeno del muscolo puborettale, che ha l'aspetto di una fionda aperta in avanti

Ascessi, fistole anali e retto-vaginali. Mario Pescatori
© Springer-Verlag Italia 2011

11

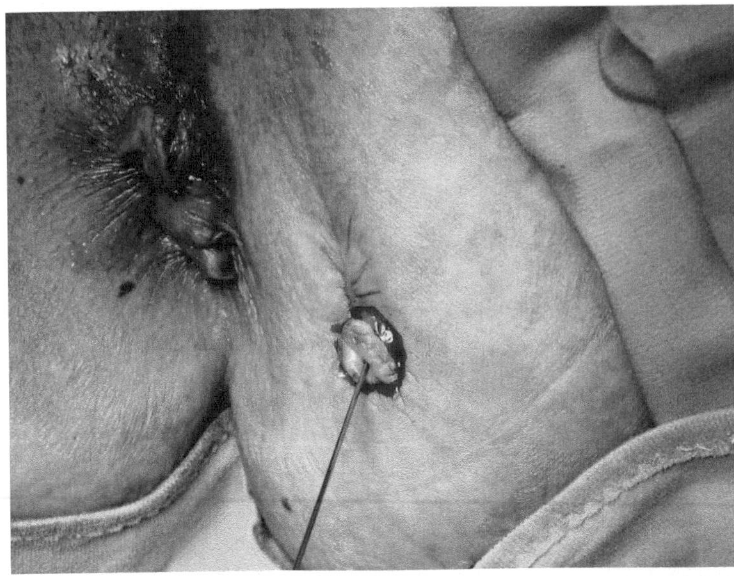

Figura 2 Si inizia la fistulectomia sulla guida di uno specillo inserito nel tramite attraverso l'orifizio esterno

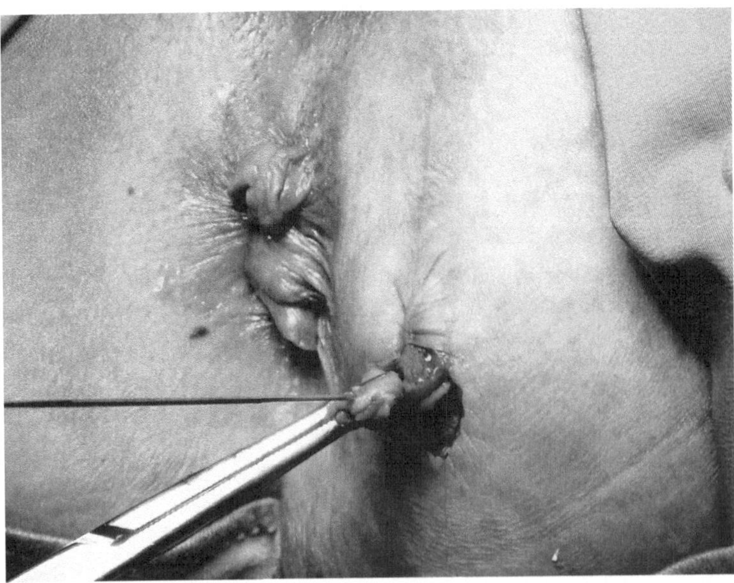

Figura 3 Prosegue la fistulectomia attraverso lo spazio perianale sinistro

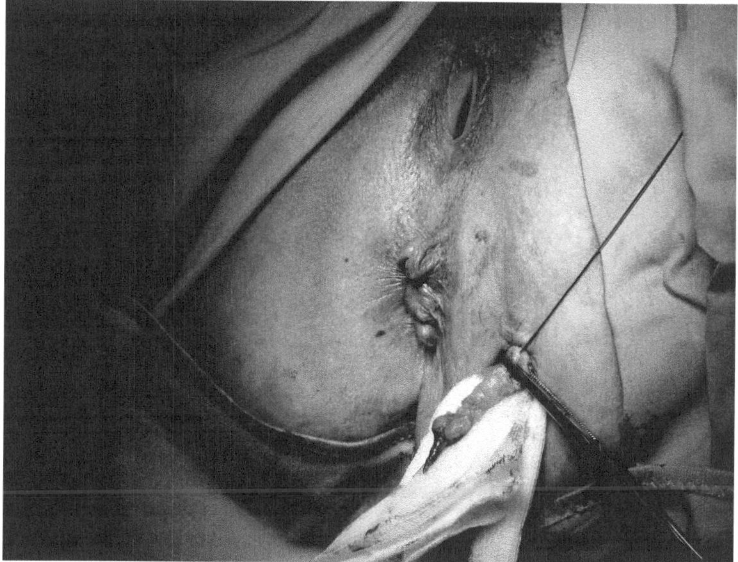

Figura 4 Fistulectomia della porzione esterna del tramite

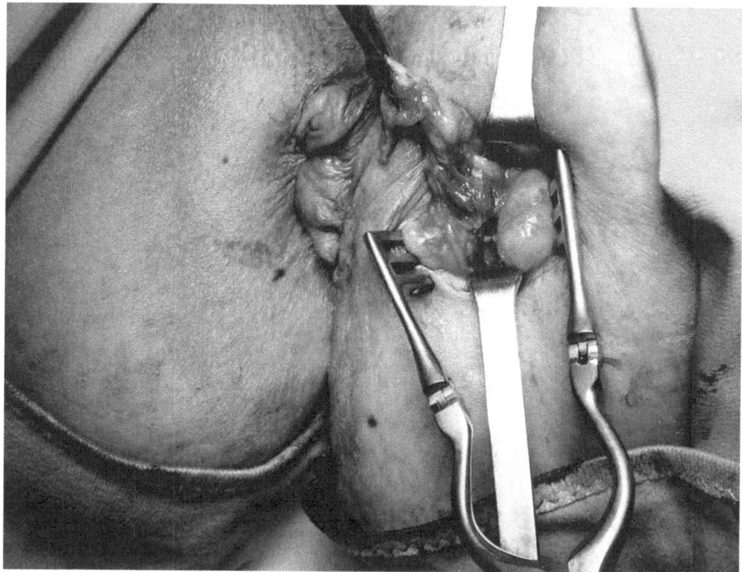

Figura 5 Esplorazione della fossa ischio-rettale sinistra

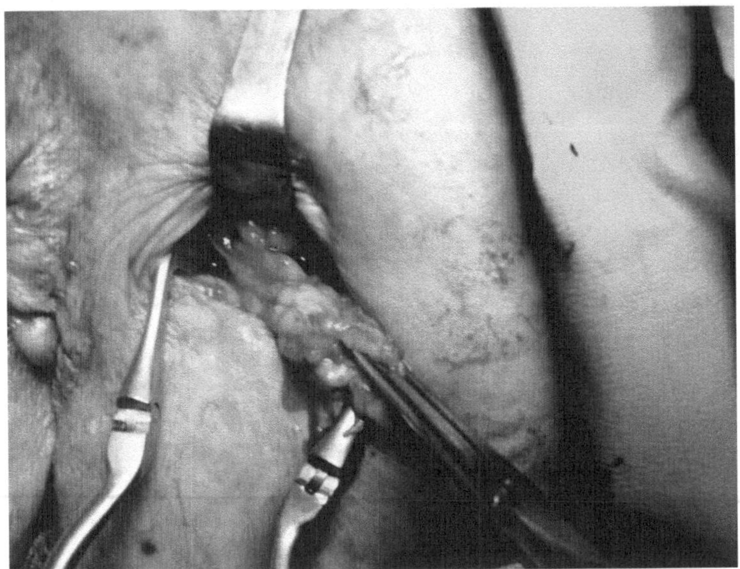

Figura 6 Prosegue la fistulectomia a livello della fossa ischio-rettale

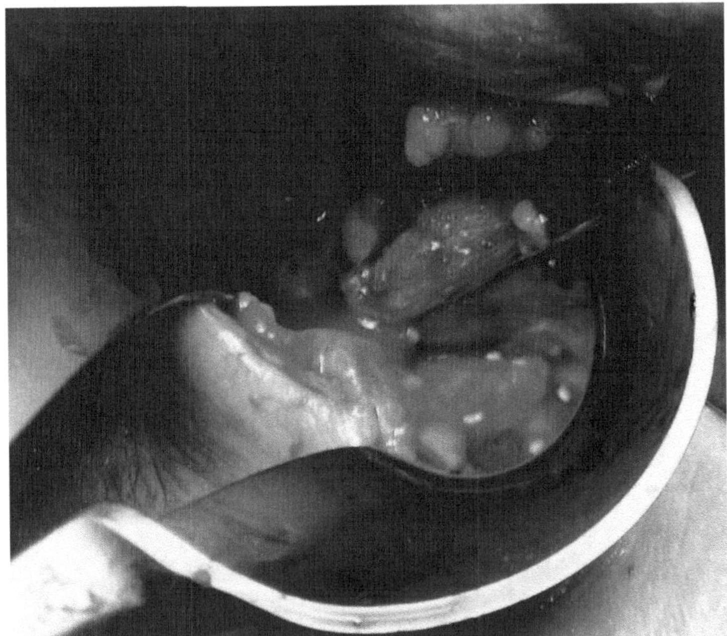

Figura 7 Fistulectomia nella fossa ischio-rettale. Il tramite attraversa lo sfintere esterno al di sopra della parte profonda

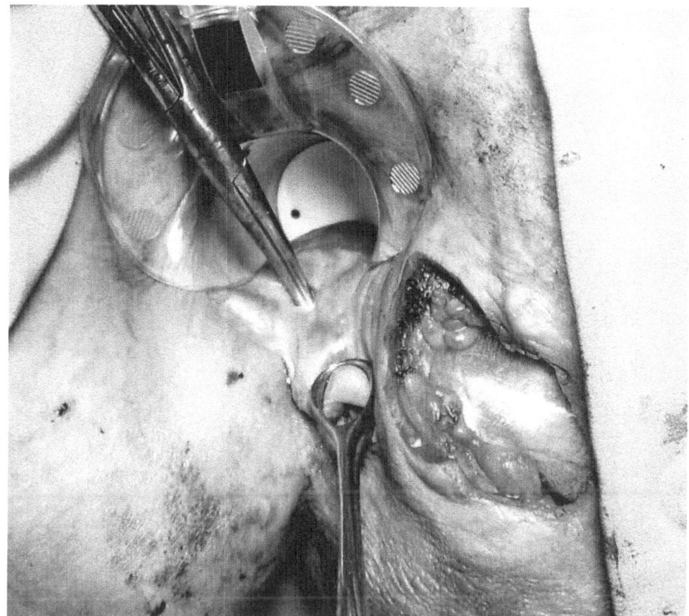

Figura 8 Si sonda l'orifizio fistoloso interno a livello della cripta posteriore

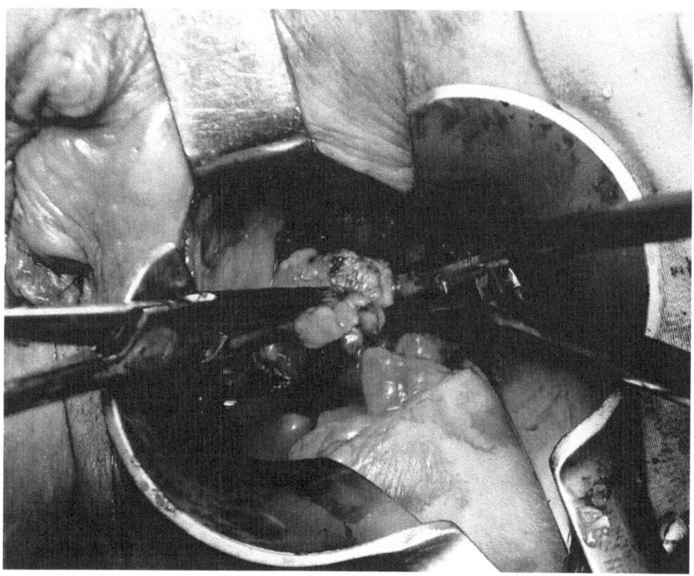

Figura 9 Asportazione della cripta patologica e della porzione interna della fistola

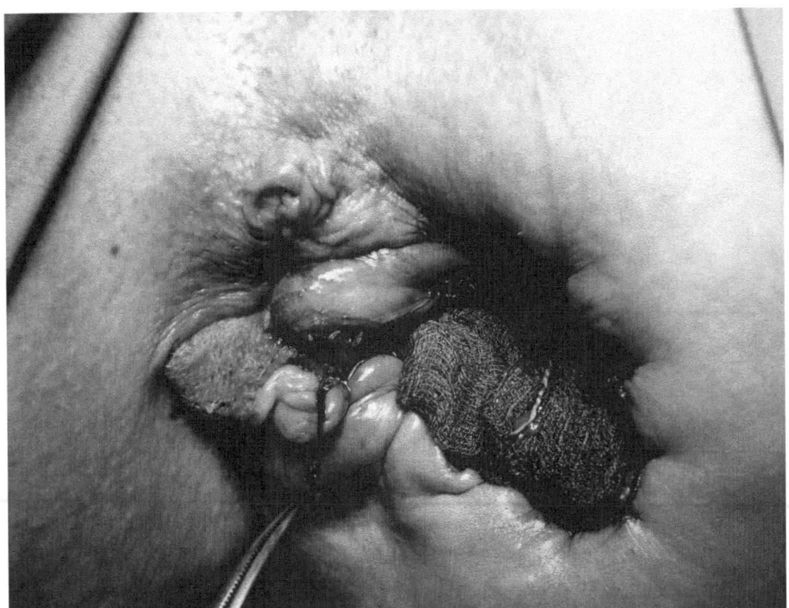

Figura 10 Intervento a termine. Ferita marsupializzata e zaffata

Caso 12

Ascesso intersfinterico e fistola trans-sfinterica media: fistulectomia e lembo di avanzamento rettale

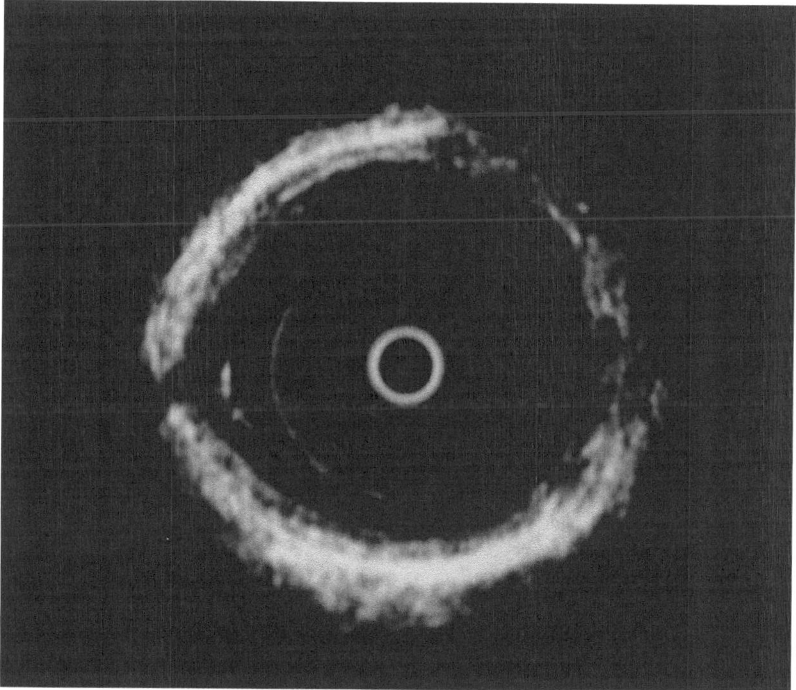

Figura 1 Ecografia transanale preoperatoria. Paziente in posizione di Sims. A sinistra del lettore, ovvero posteriormente, si osserva una piccola area iperecogena (*freccia*) da riferire ad ascesso cronico intersfinterico, dal quale si diparte una stria a ecogenicità mista che depone per un tramite fistoloso, sempre posteriore, che attraversa la parte superficiale dello sfintere esterno

Ascessi, fistole anali e retto-vaginali. Mario Pescatori
© Springer-Verlag Italia 2011

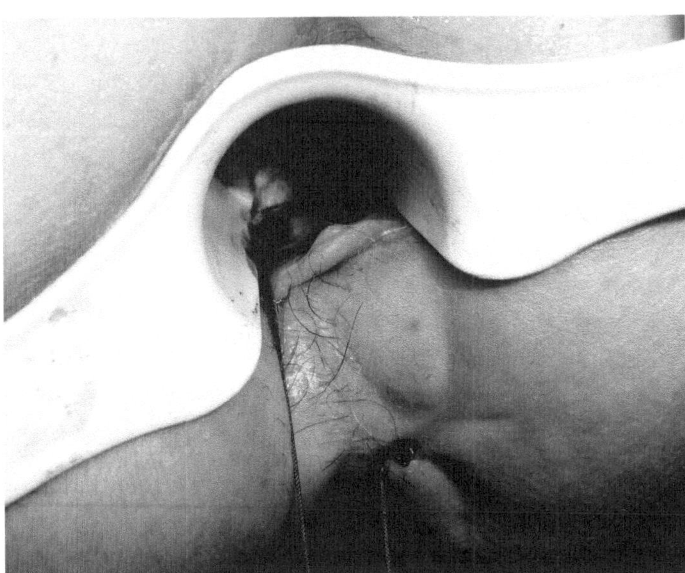

12

Figura 2 Inizio dell'intervento: paziente in posizione litotomica. Nella fistola è stato passato un setone. Sono visibili l'orifizio esterno e quello interno, in corrispondenza della cripta anale posteriore. L'orifizio esterno è distante dall'ano, come è abituale in caso di fistola trans-sfinterica

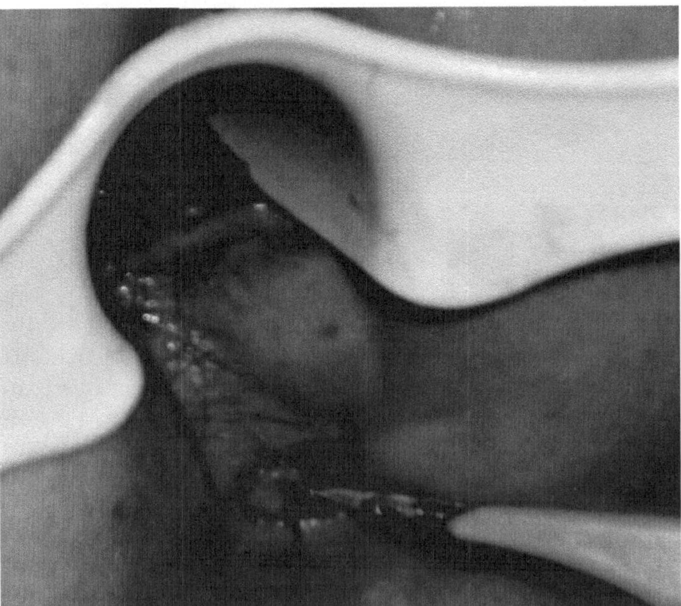

Figura 3 Inizio della fistulectomia. Incisione cutanea

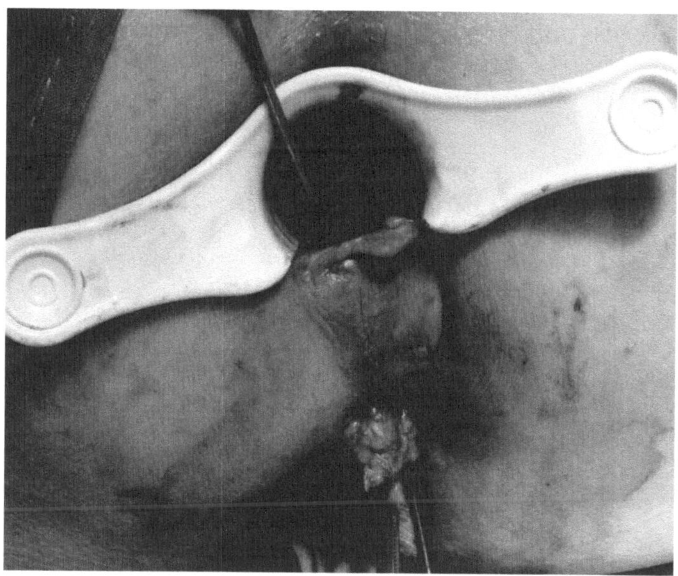

Figura 4 Asportazione del tratto extrasfinterico della fistola

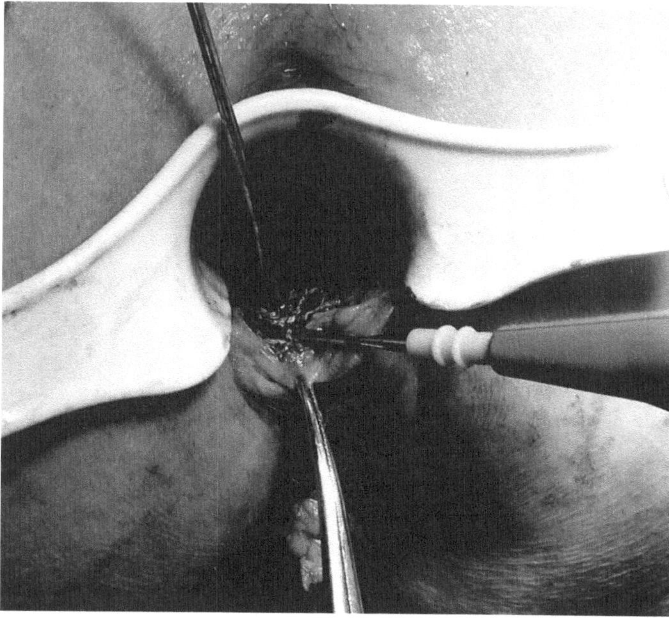

Figura 5 Asportazione della cripta patologica

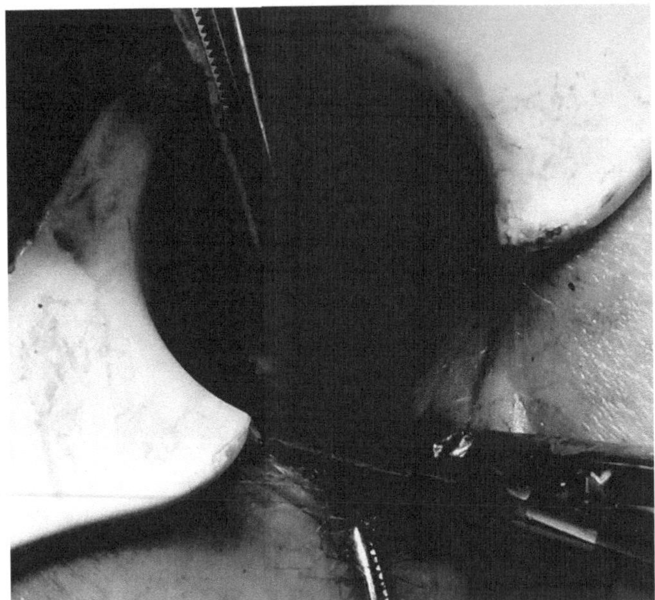

Figura 6 Asportazione dell'ascesso intersfinterico

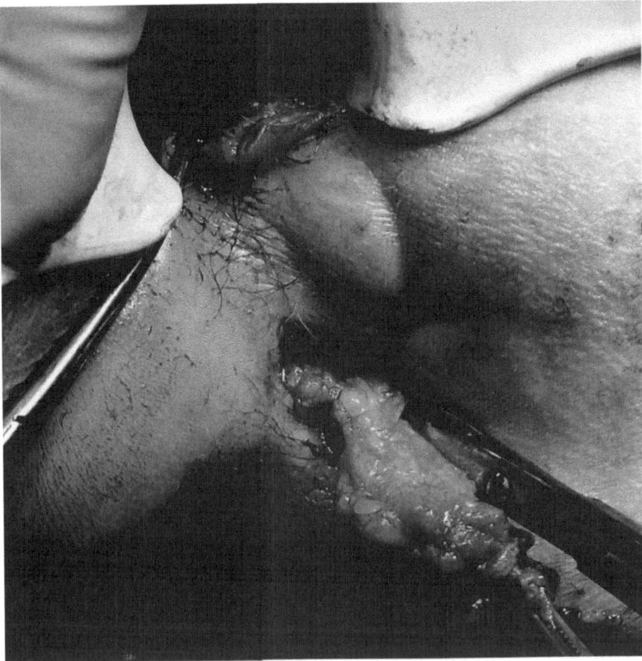

Figura 7 Completamento della fistulectomia

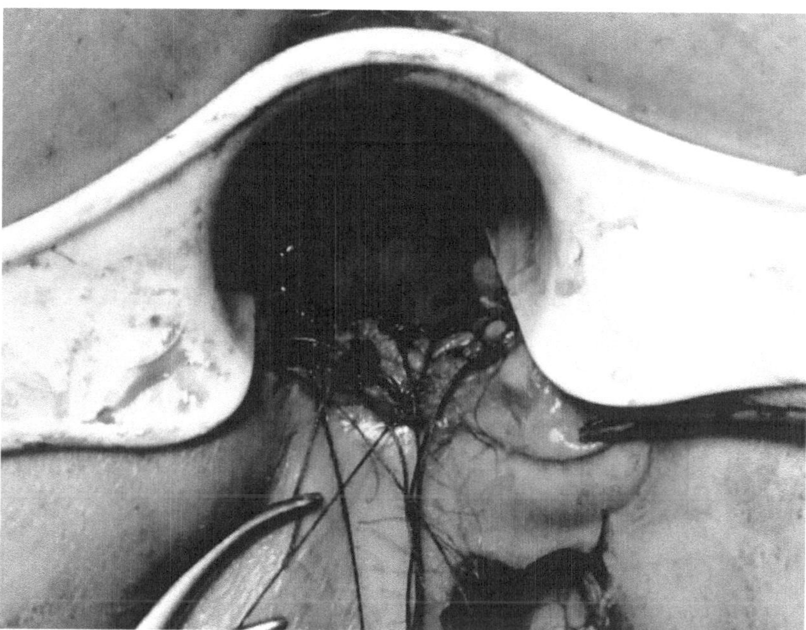

Figura 8 Confezione del lembo rettale da scivolamento, che viene suturato al margine superiore della parte sottocutanea dello sfintere esterno

Caso 13

Fistola intersfinterica posteriore e ascesso retro-anale: fistulotomia, drenaggio e marsupializzazione

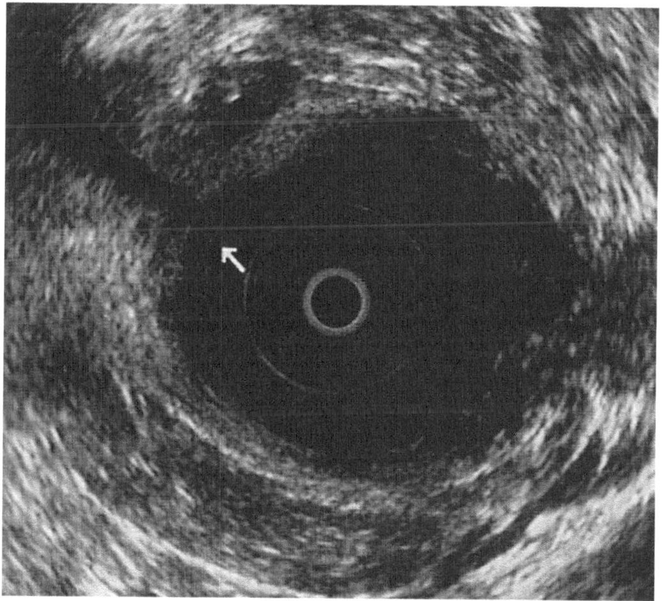

Figura 1 Ecografia transanale preoperatoria a sonda rotante. Paziente in posizione di Sims. Si osserva (*freccia*) la fistola trans-sfinterica alta postero-laterale destra. La sezione ecografica è a livello della parte profonda dello sfintere esterno, poco al di sotto dell'anello ano-rettale

Ascessi, fistole anali e retto-vaginali. Mario Pescatori
© Springer-Verlag Italia 2011

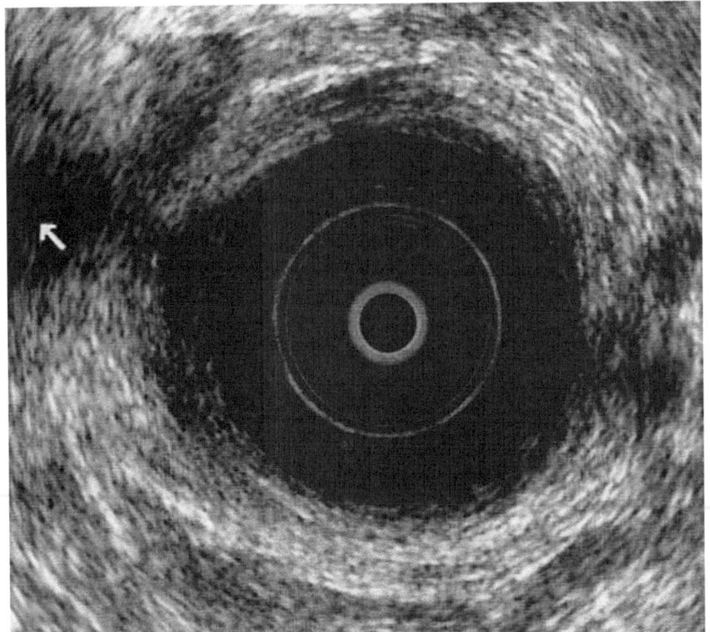

Figura 2 Sezione ecografica distale rispetto alla precedente, a livello dello sfintere esterno, parte superficiale. Si osservano un ascesso intersfinterico posteriore, la fistola trans-sfinterica e un ascesso ischio-rettale posteriore destro che si estende verso lo spazio retro-anale profondo (*freccia*)

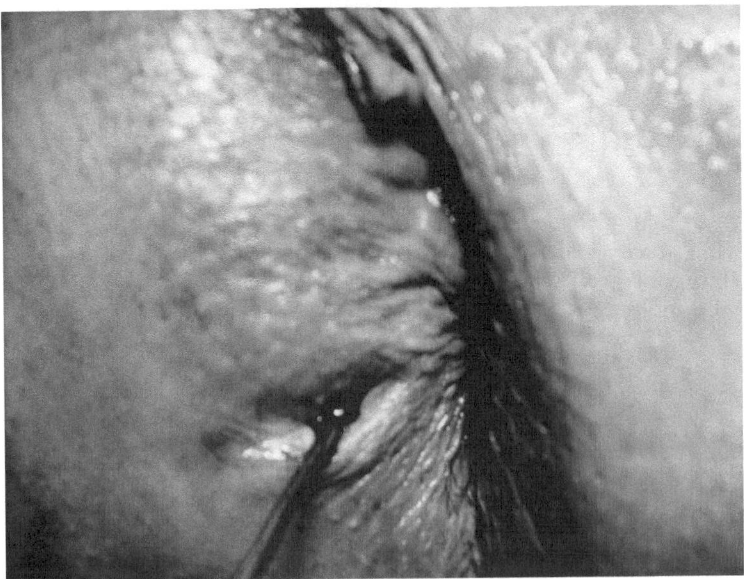

Figura 3 Orifizio esterno della fistola incannulato dallo specillo

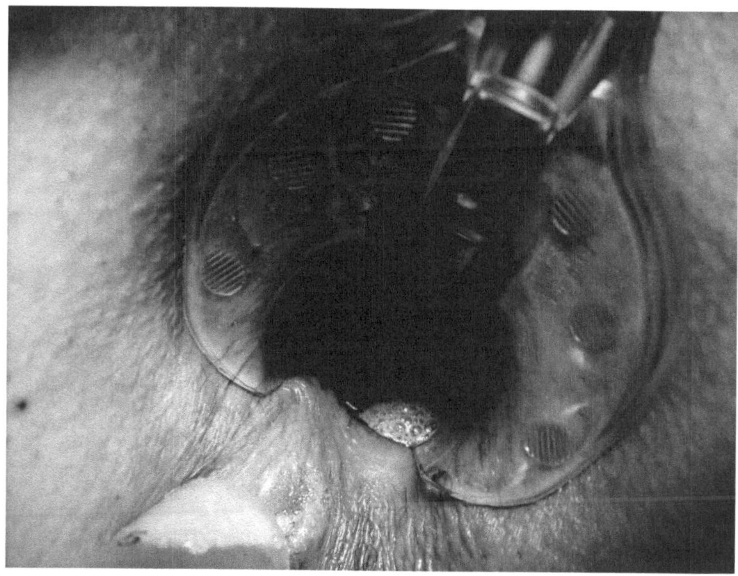

Figura 4 Si inietta acqua ossigenata, che fuoriesce dall'orifizio interno situato nella cripta posteriore

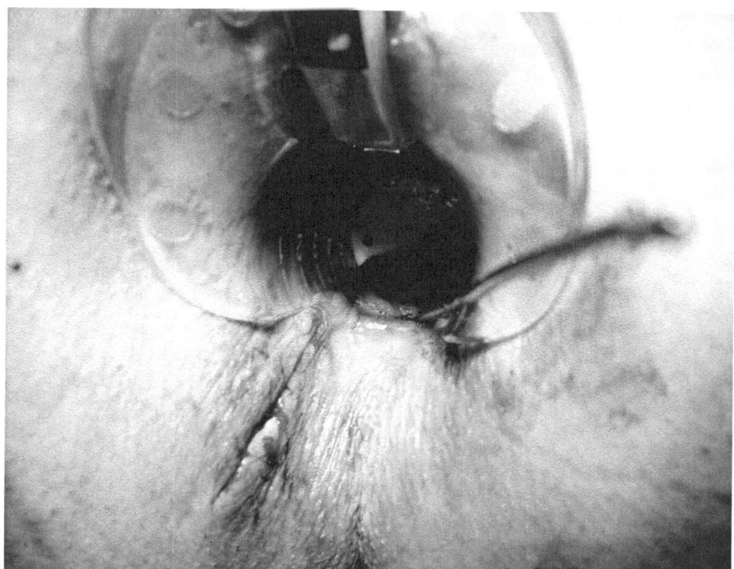

Figura 5 L'orifizio interno viene incannulato dallo specillo

13

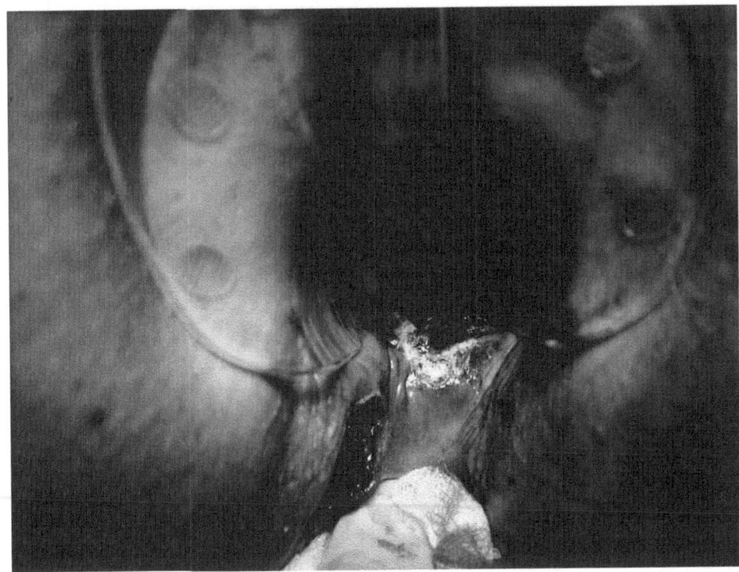

Figura 6 Incisa la cute perianale, si esegue una incisione con diatermocoagulazione nel canale anale, intorno alla cripta patologica da asportare

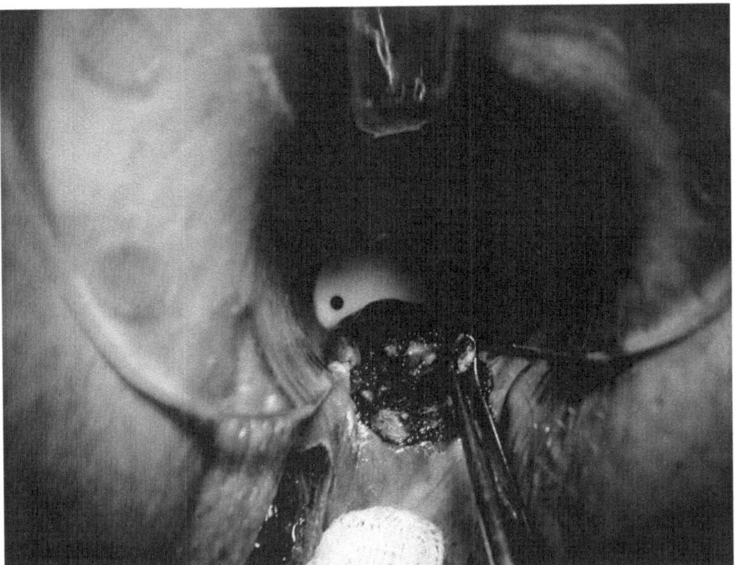

Figura 7 Criptectomia. Si notano le fibre biancastre dello sfintere interno

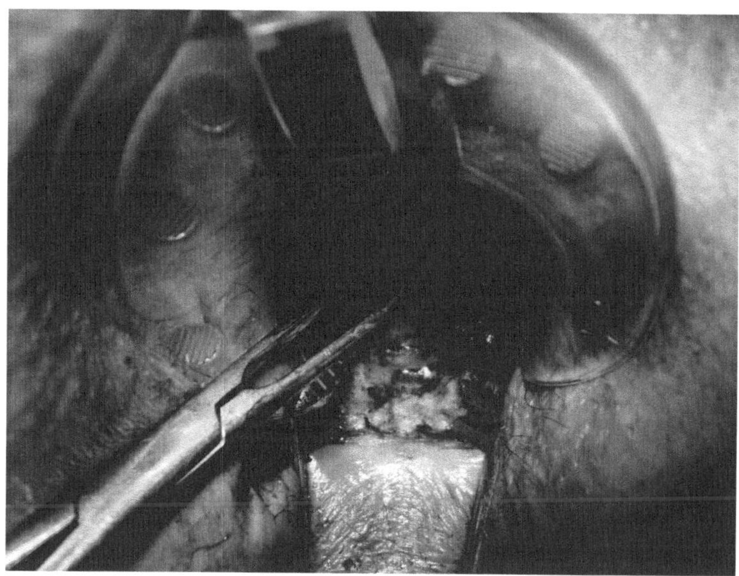

Figura 8 Si asporta la porzione interna della fistola, che appare trans-sfinterica

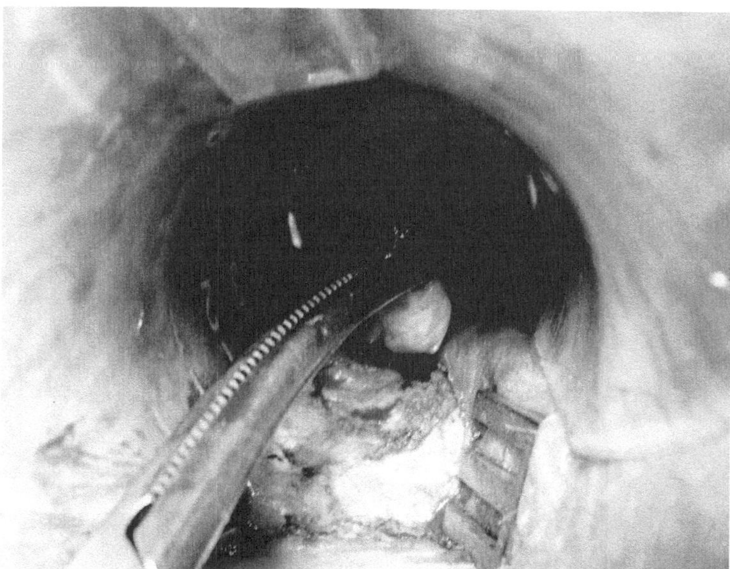

Figura 9 Viene asportato l'ascesso intersfinterico cronico posteriore, tondeggiante e biancastro, praticamente la ghiandola infetta

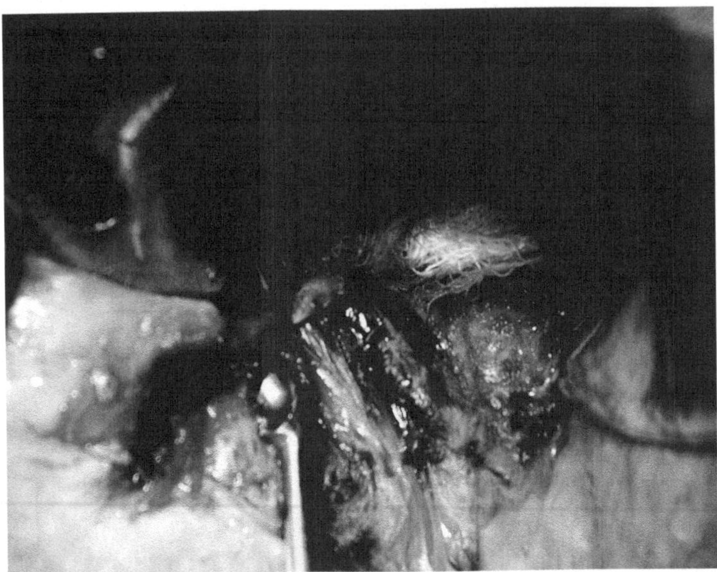

Figura 10 Si osserva, da sinistra (destra del paziente): a) tessuto malacico nella parte bassa della fossa ischio-rettale, che viene curettato con cucchiaio di Volkmann; b) lo sfintere esterno, parti sottocutanea, superficiale e, meno visibile, profonda; c) il piano intersfinterico, con un aspetto fibrotico; d) ai lati di questo, i margini laterali dello sfintere interno residuo, che nella sua parte distale è stato sezionato per meglio asportare la ghiandola patologica e per drenare il piano intersfinterico stesso

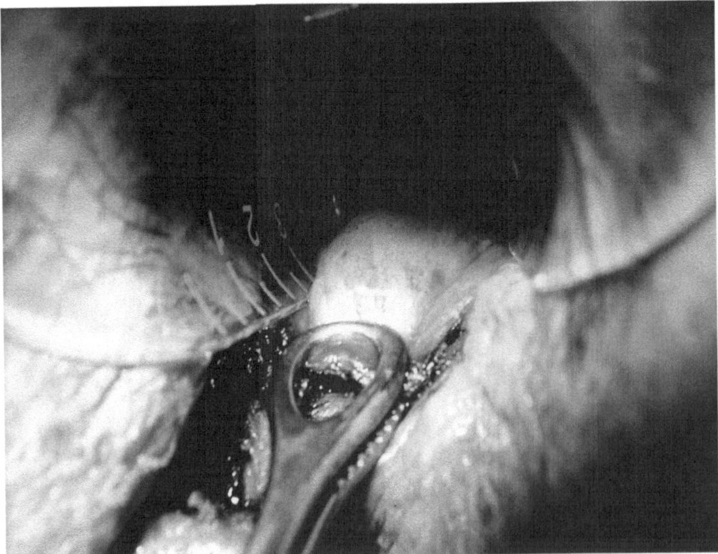

Figura 11 Si prepara il lembo di avanzamento rettale, poiché si è deciso di non mettere a piatto per evitare la sezione di cospicua porzione di sfintere ed evitare l'incontinenza. A sinistra e in basso rispetto all'anello della pinza, si osserva la parte sottocutanea dello sfintere esterno, alla quale verrà suturato il lembo

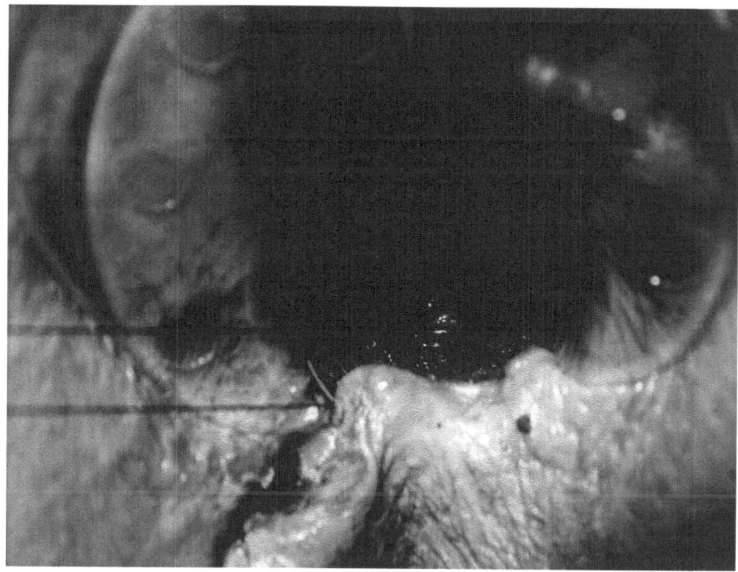

Figura 12 Il lembo, sufficientemente spesso e ben vascolarizzato, sta per essere suturato

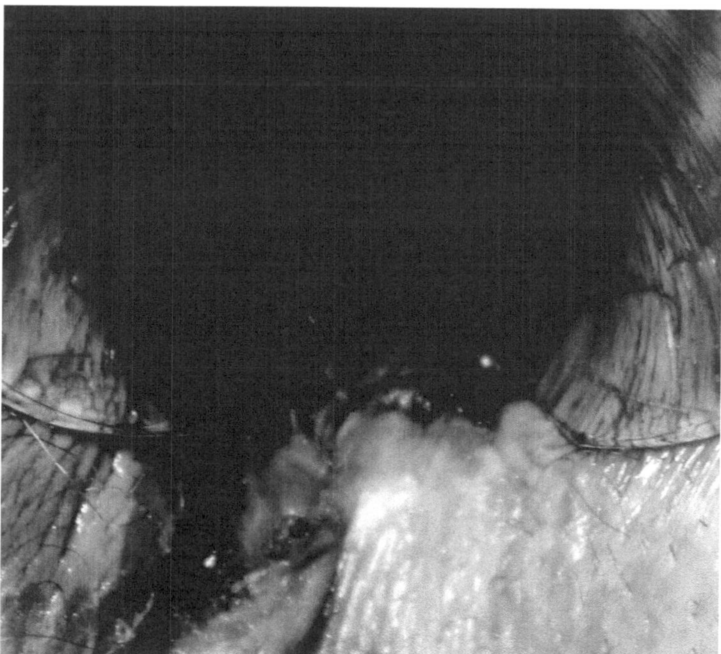

Figura 13 Sutura in punti staccati a lento riassorbimento, come indicato nella Parte I del volume

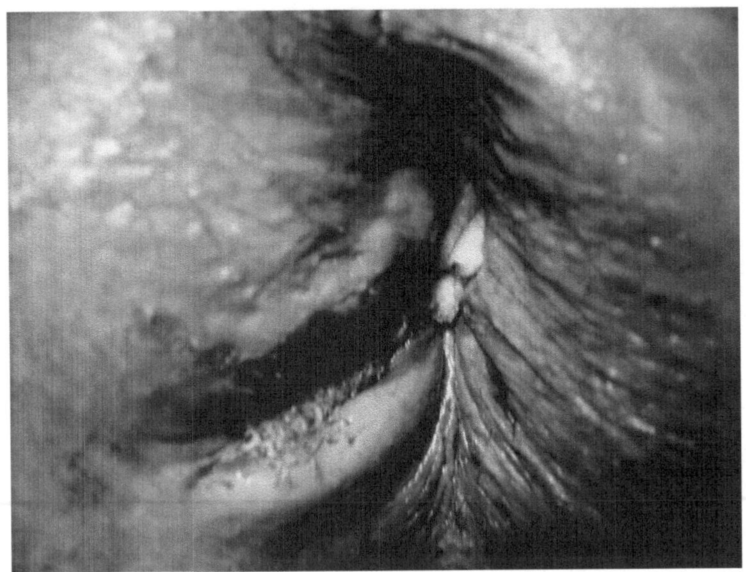

Figura 14 Aspetto finale. Garza grassa nella ferita chirurgica, che è stata marsupializzata. Un tamponcino di Spongostan è stato inserito nel canale anale

Caso 14
Fistola trans-sfinterica recidiva: fistulectomia e lembo di avanzamento rettale

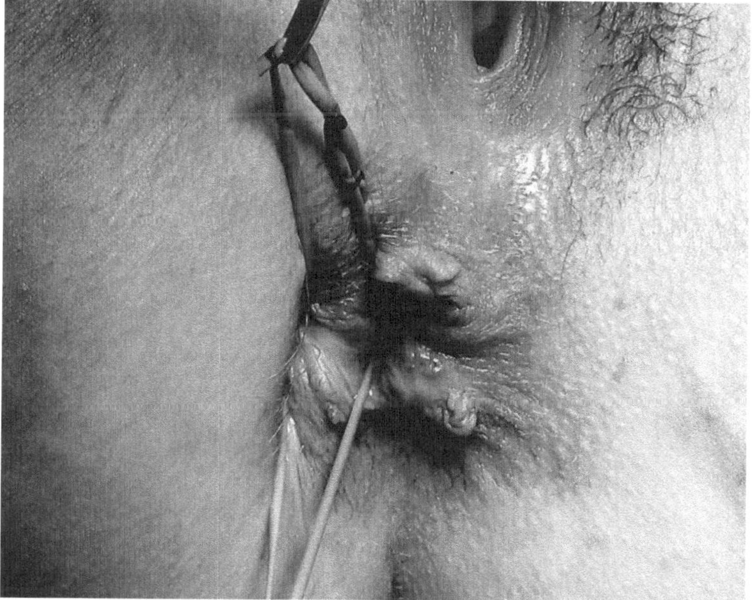

Figura 1 Paziente in posizione litotomica. L'inizio dell'intervento: gli elastici sono stati posizionati dal precedente chirurgo nella fistola trans-sfinterica, a destra

Ascessi, fistole anali e retto-vaginali. Mario Pescatori
© Springer-Verlag Italia 2011

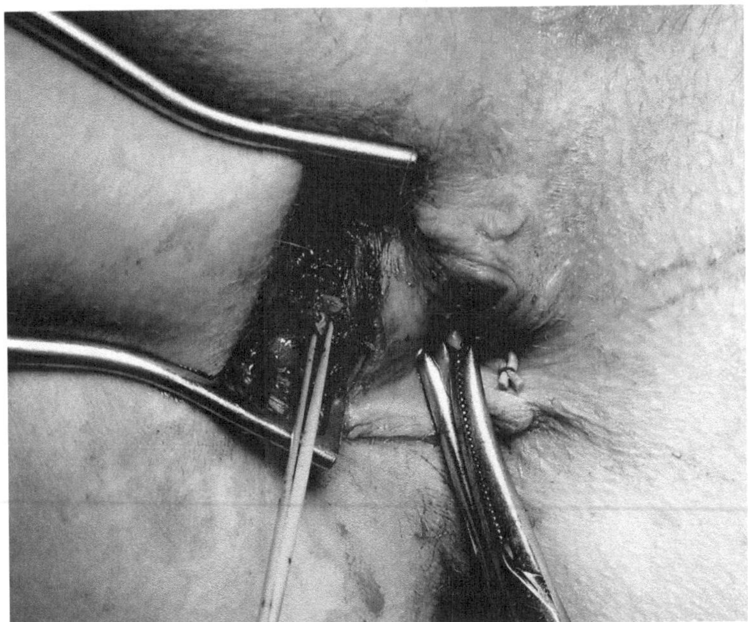

Figura 2 L'elastico è nella fistola e il divaricatore permette di vedere il grasso della fossa ischio-rettale di destra

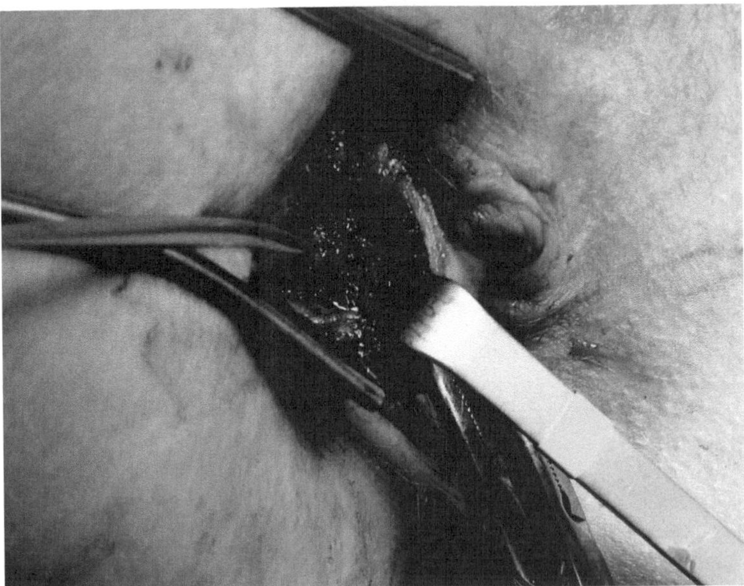

Figura 3 La fistola con un elastico che penetra attraverso lo sfintere esterno, a destra

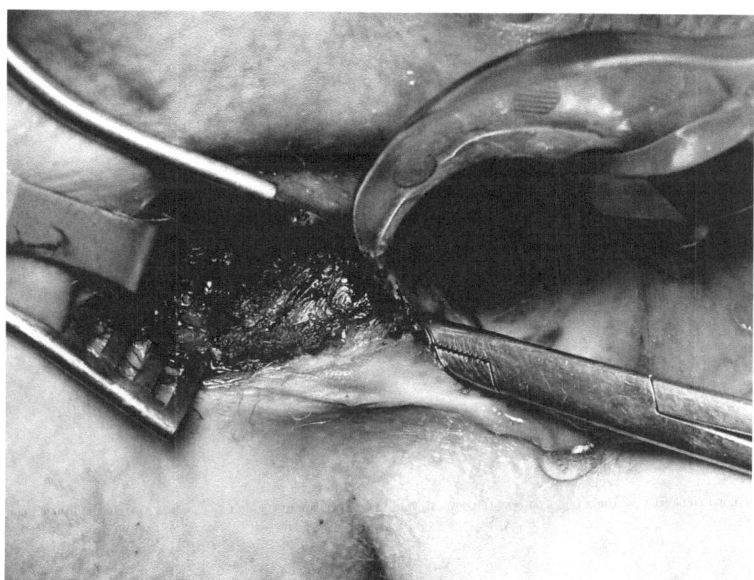

Figura 4 Il passafili circonda lo sfintere esterno, nella porzione sottostante al tramite fistoloso

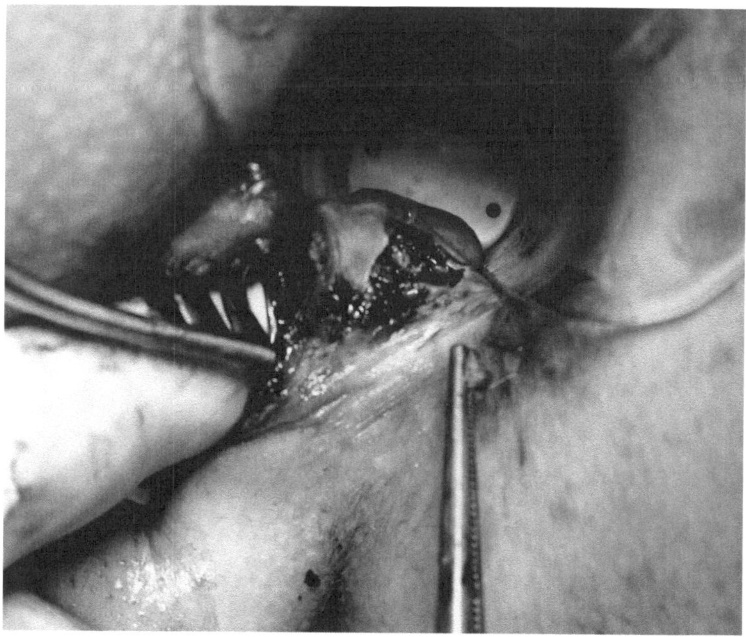

Figura 5 Asportata la cripta patologica, sono visibili lo sfintere interno, *rosa pallido-biancastro*, l'ingresso al piano intersfinterico e lo sfintere esterno, parte sottocutanea, color *rosa scuro*

14

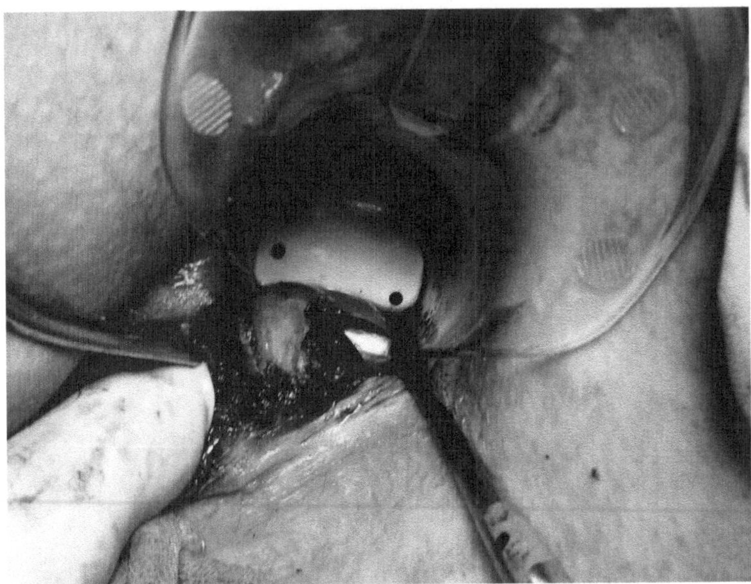

Figura 6 Curettage del piano intersfinterico posteriore con cucchiaio di Volkmann per asportare la sepsi cronica

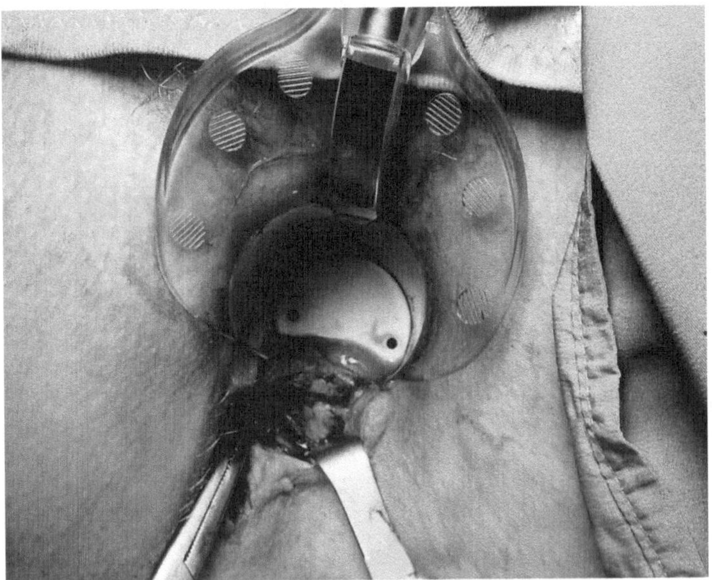

Figura 7 Esplorazione dello spazio retroanale superficiale

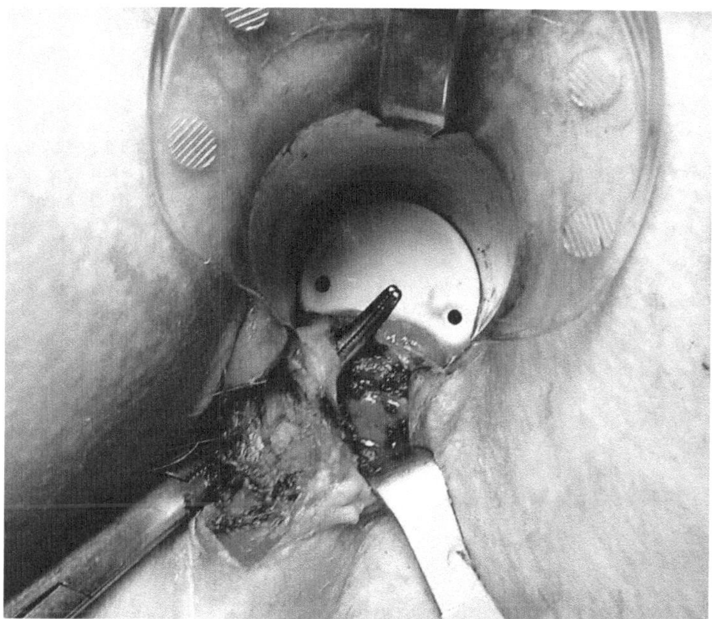

Figura 8 Sotto la punta della Kelly, che attraversa lo sfintere esterno a destra, sono visibili, *in alto*, il margine inferiore dello sfintere interno, *rosa pallido*, e, *più in basso*, la parte superficiale e quella sottocutanea dell'esterno, color *rosa scuro*

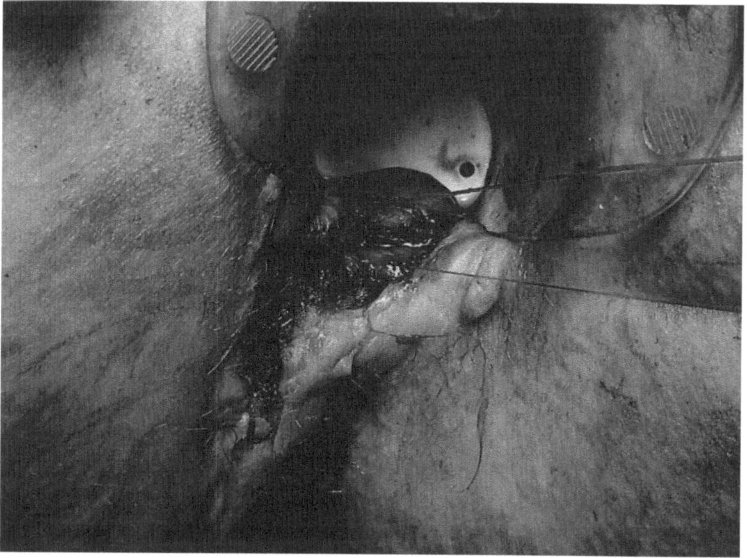

Figura 9 Il lembo rettale è stato preparato. Si nota, al di sotto della mucosa, parte della muscolare del retto che è compresa nel lembo. È stato passato un punto di sutura attraverso il lembo stesso e la parte sottocutanea dello sfintere esterno

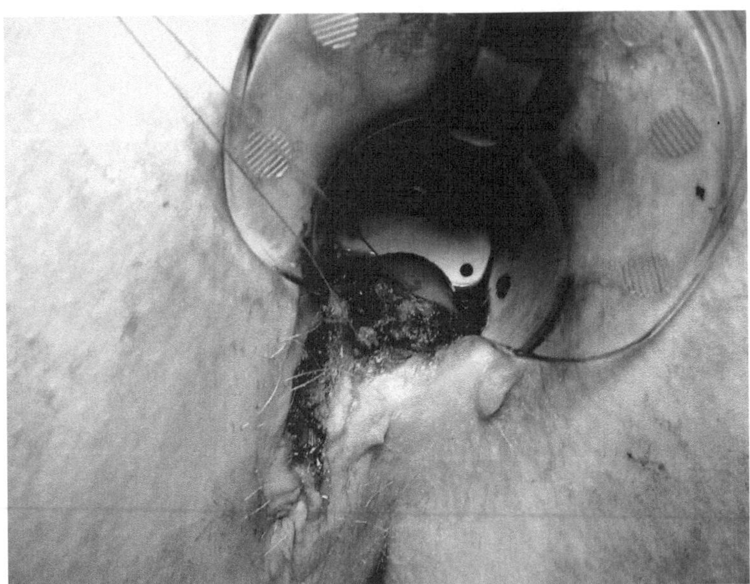

Figura 10 Procede la fissazione del lembo allo sfintere esterno, al di sotto della linea dentata e dell'ex-orifizio fistoloso interno

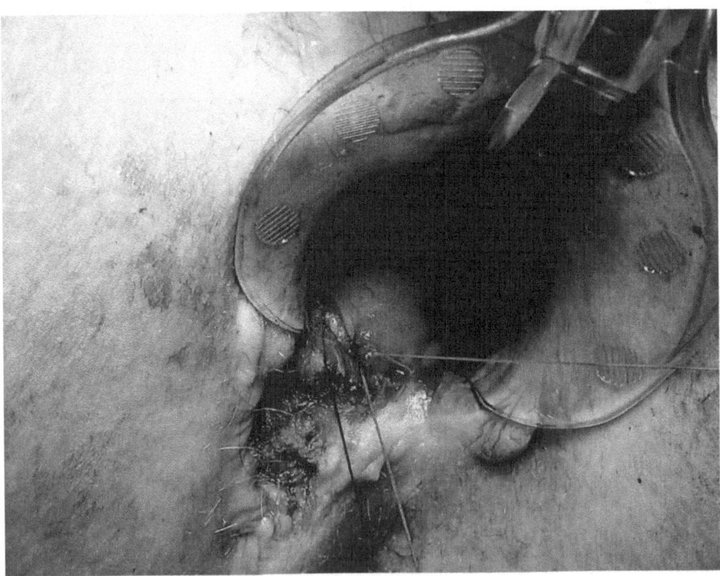

Figura 11 La sutura del lembo rettale è quasi ultimata

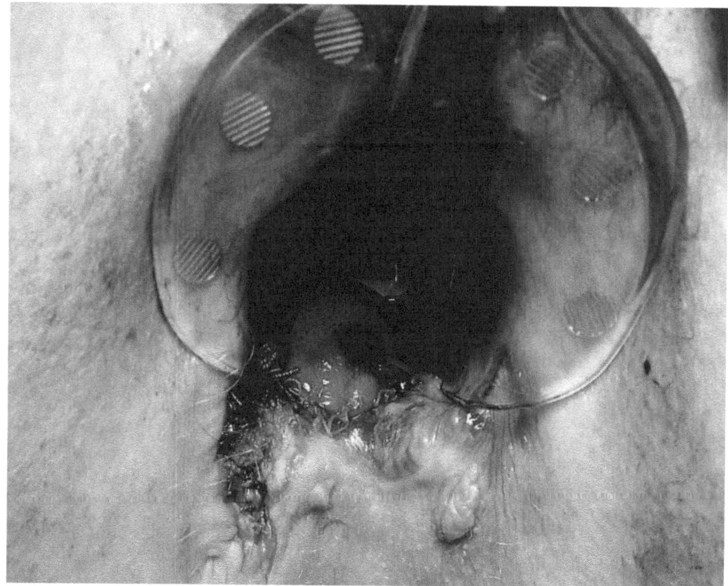

Figura 12 Il lembo rettale da scivolamento è stato suturato al bordo dello sfintere esterno, parte sottocutanea, posteriormente

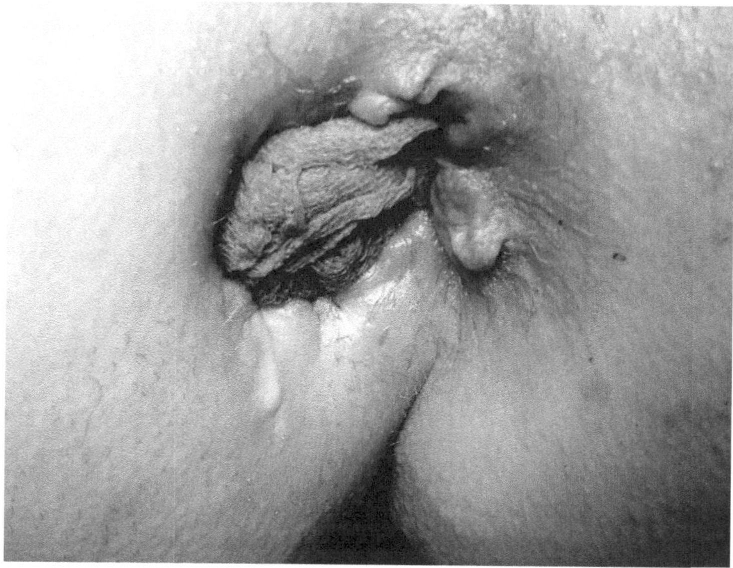

Figura 13 Lo zaffo della ferita chirurgica al termine dell'intervento

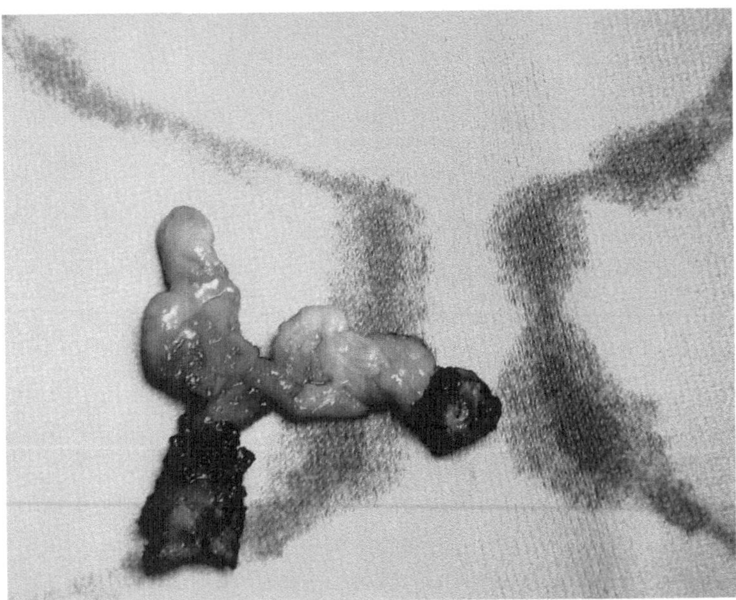

Figura 14 Ricostruzione della fistola e degli ascessi una volta asportati e dei loro rapporti con il canale anale e con il retto distale

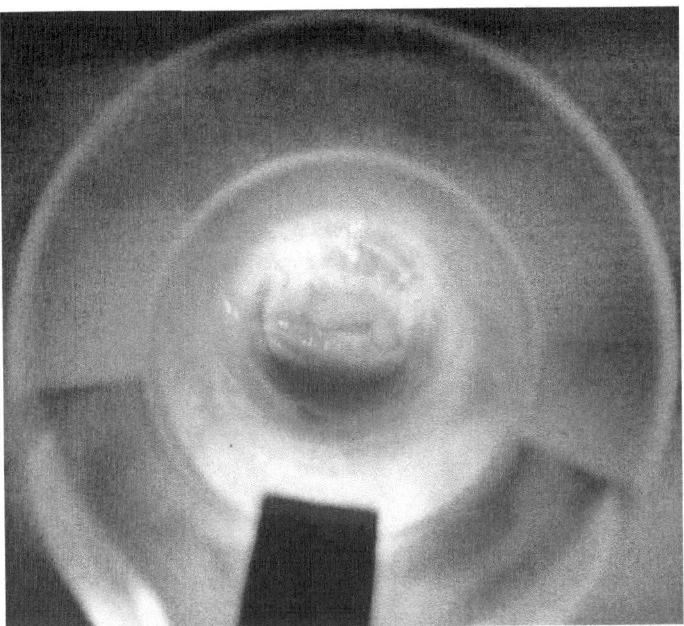

Figura 15 Paziente in posizione di Sims. La proctoscopia, eseguita 2 mesi dopo l'intervento, mostra la porzione laterale destra del lembo rettale ben adesa al canale anale

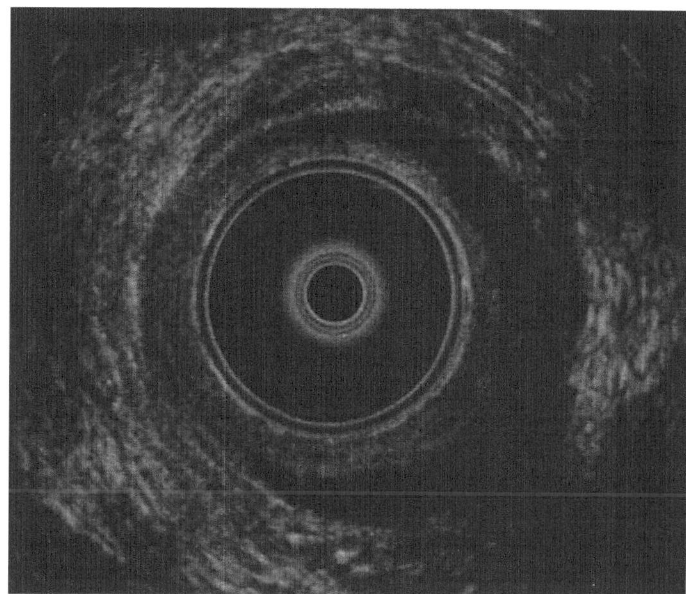

Figura 16 L'ecografia transanale con sonda rotante non mostra segni di sepsi persistente o recidiva

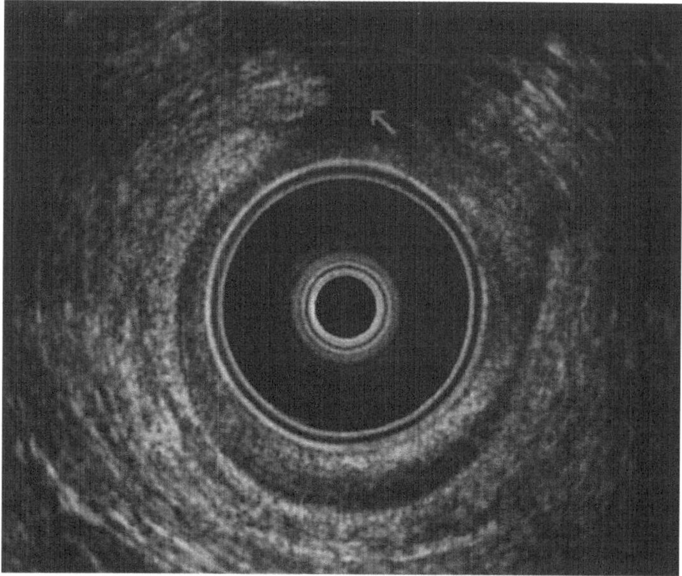

Figura 17 Ecografia transanale con sonda rotante. Paziente in posizione di Sims. La *freccia* indica la posizione del lembo rettale di scivolamento

Caso 15

Fistola trans-sfinterica anteriore persistente dopo fistulectomia, lembo di avanzamento rettale e deiscenza della sutura endoanale del lembo: sfinteroplastica e sigmoidostomia escludente temporanea

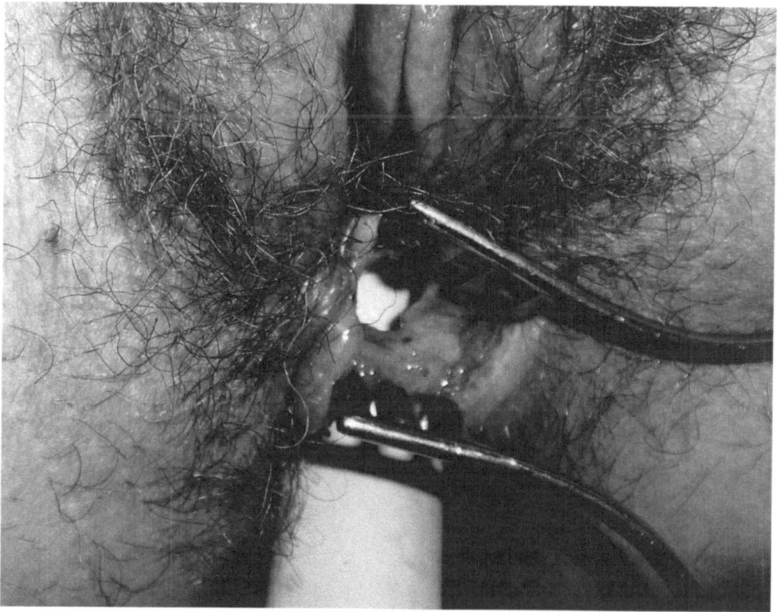

Figura 1 Paziente in posizione litotomica. Inizio dell'intervento. Si osservano la parte sottocutanea e quella superficiale dello sfintere esterno. Dopo la deiscenza del lembo rettale, la comunicazione con il canale anale è troppo ampia per una semplice apposizione di setone tagliente

Ascessi, fistole anali e retto-vaginali. Mario Pescatori
© Springer-Verlag Italia 2011

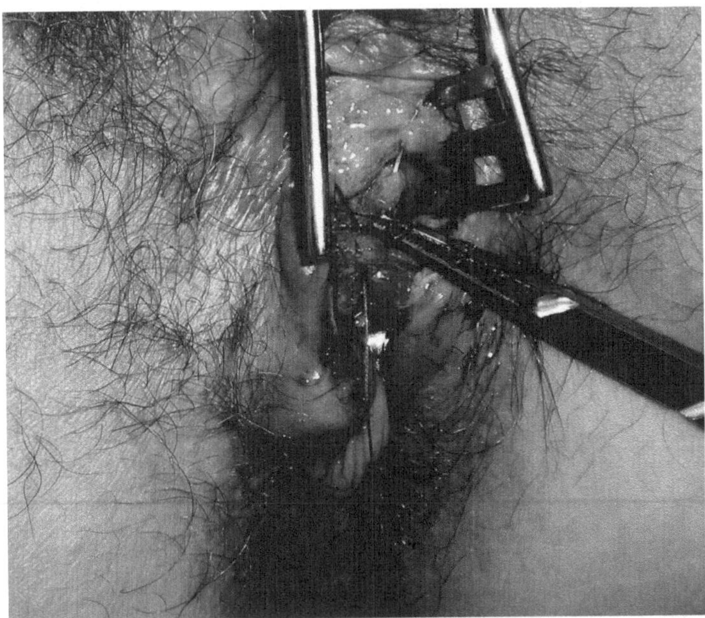

Figura 2 Si esegue una sfinteroplastica suturando la parte superficiale con la parte profonda dello sfintere esterno anteriormente

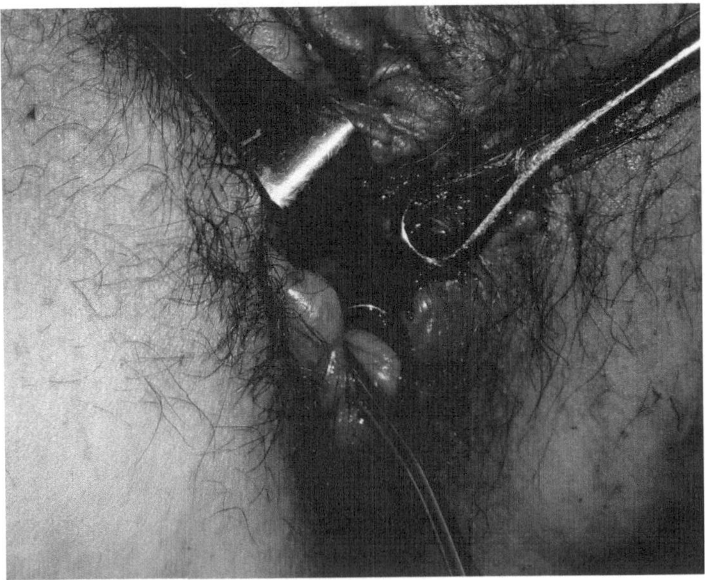

Figura 3 Si prepara un lembo rettale da scivolamento antero-laterale sinistro ("re-do flap")

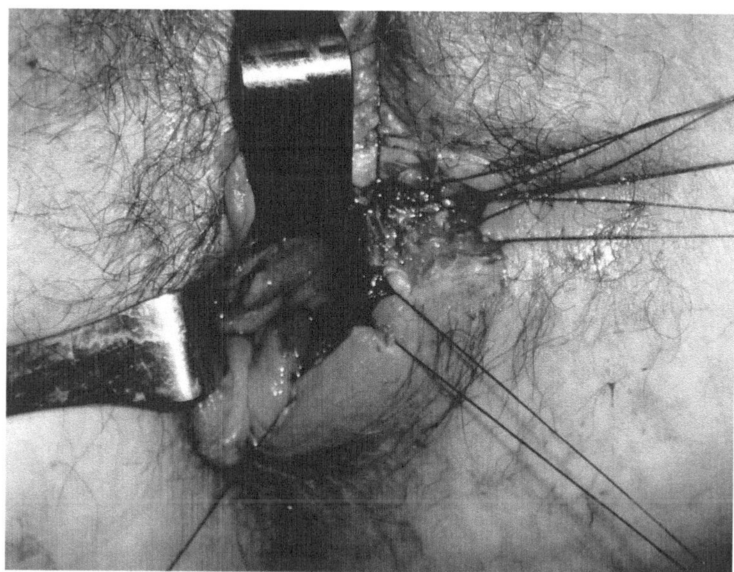

Figura 4 Si sutura il lembo allo sfintere esterno con i fili di sutura della sfinteroplastica non ancora annodati, per non restringere il canale anale e non ostacolare la sutura endoanale

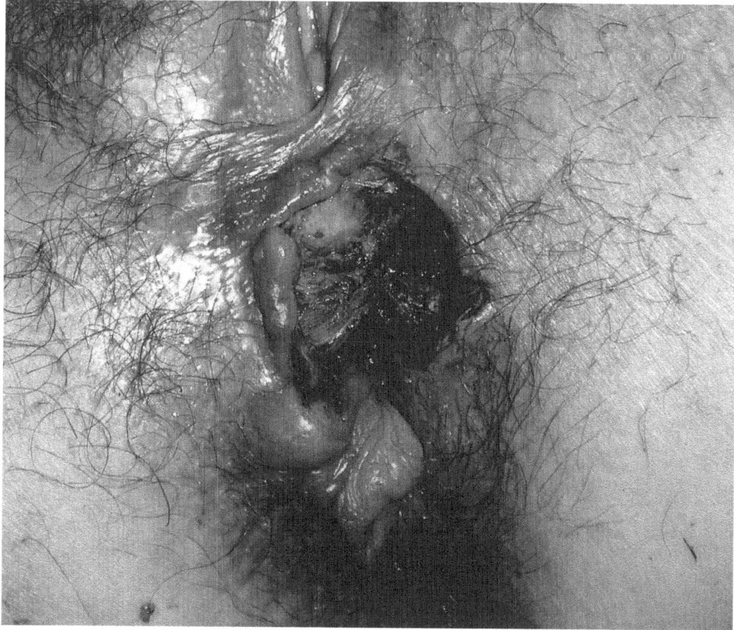

Figura 5 La sfinteroplastica è completata annodando i fili

15

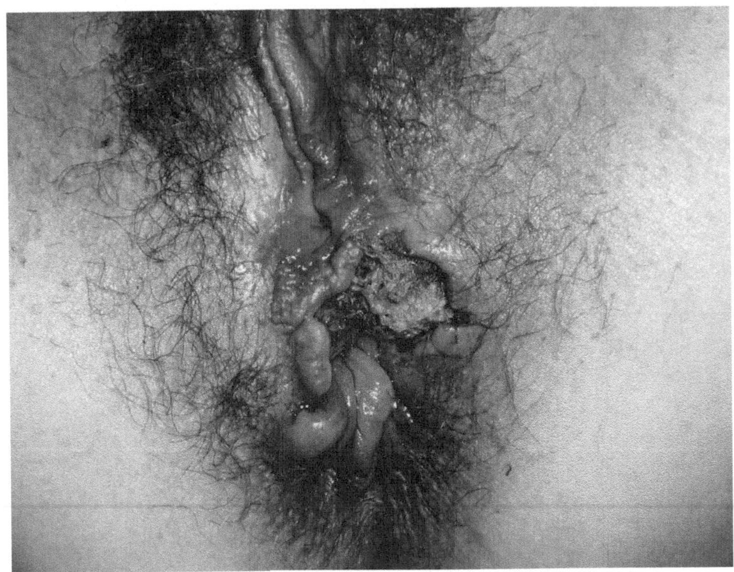

Figura 6 Zaffo della ferita chirurgica

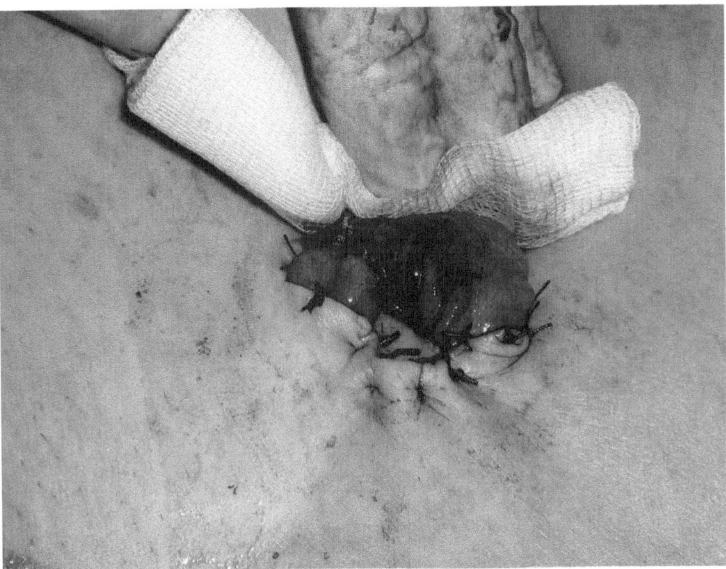

Figura 7 Si esegue una sigmoidostomia temporanea

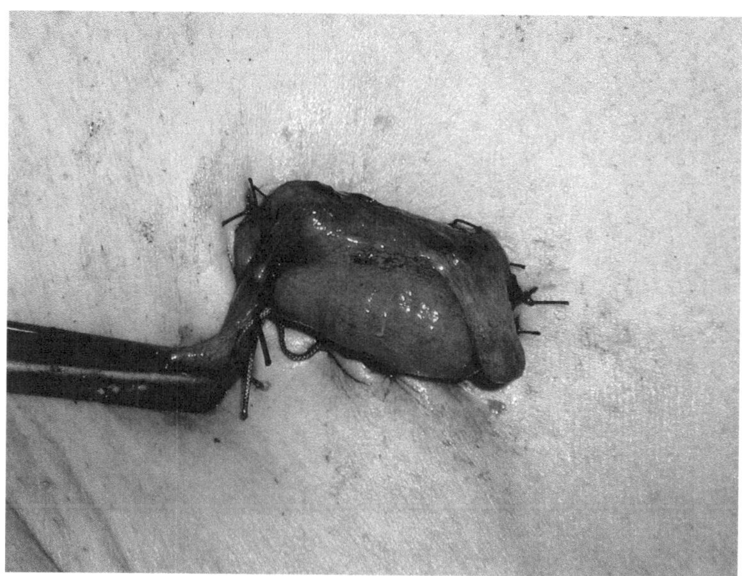

Figura 8 Anziché impiegare una bacchetta, si confeziona un "ponte" cutaneo al di sotto della stomia per meglio assicurare che si mantenga escludente prima della sua chiusura

Caso 16

Ascessi pelvi-rettale e ischio-rettale con fistole trans- e intersfinterica a ferro di cavallo: fistulectomia, drenaggio e marsupializzazione

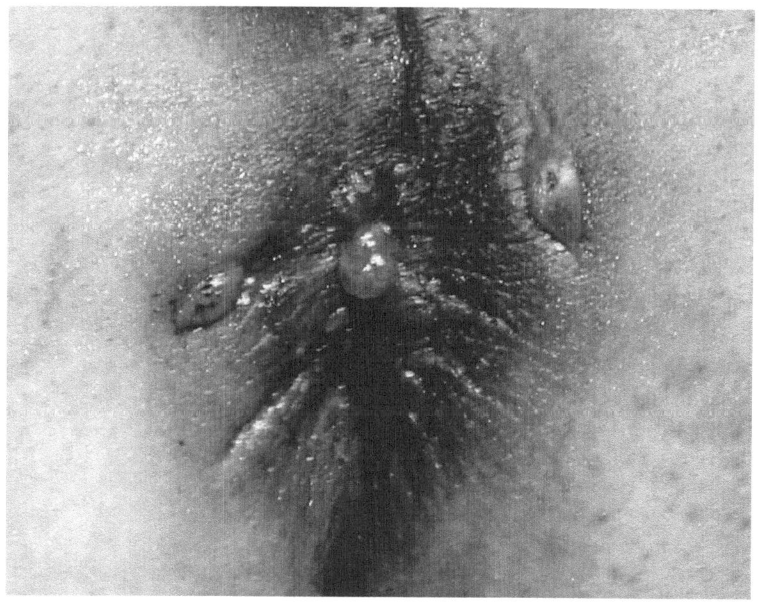

Figura 1 Paziente in posizione litotomica. All'inizio dell'intervento si osservano due orifizi fistolosi esterni perianali, uno laterale destro e uno antero-laterale sinistro, tipici di una fistola a ferro di cavallo

Ascessi, fistole anali e retto-vaginali. Mario Pescatori
© Springer-Verlag Italia 2011

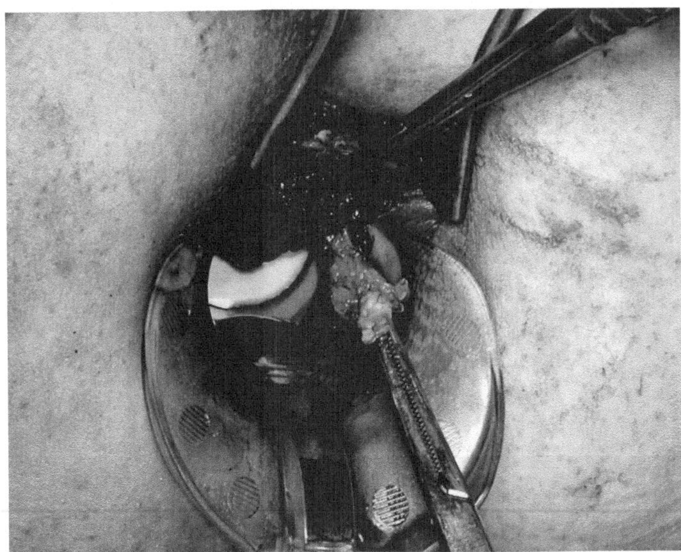

Figura 2 Il tramite antero-laterale sinistro viene aggredito per primo. Durante la fistulectomia ci si rende conto che si tratta effettivamente di una fistola intersfinterica. Appare chiaro infatti che essa si fa strada tra lo sfintere esterno, *in alto o anteriormente nella foto*, e lo sfintere interno, più in basso e molto vicino al lume del canale anale. L'orifizio esterno controlaterale è compresso contro la cute dalla plastica del divaricatore, che in questo caso è un "self-light", dotato cioè di luce che si dirige all'interno del lume per consentire una migliore visione

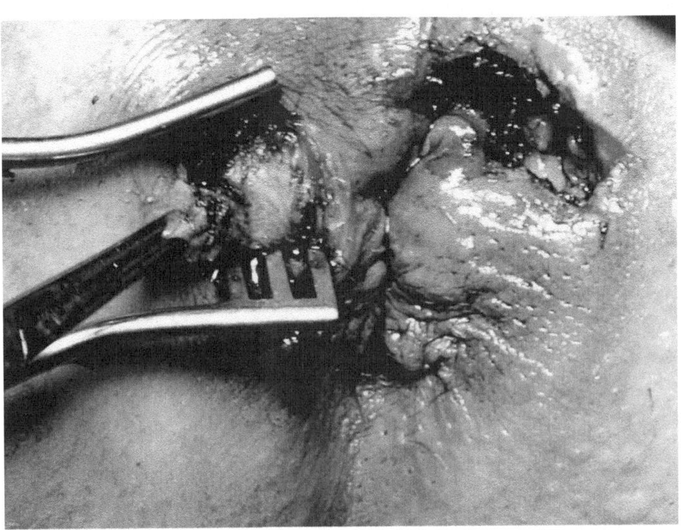

Figura 3 Viene ora asportata la fistola di destra trazionandone l'estremità distale. Si nota che il tramite attraversa lo sfintere esterno al di sopra della parte sottocutanea. Si tratta quindi di una fistola trans-sfinterica, in apparenza bassa

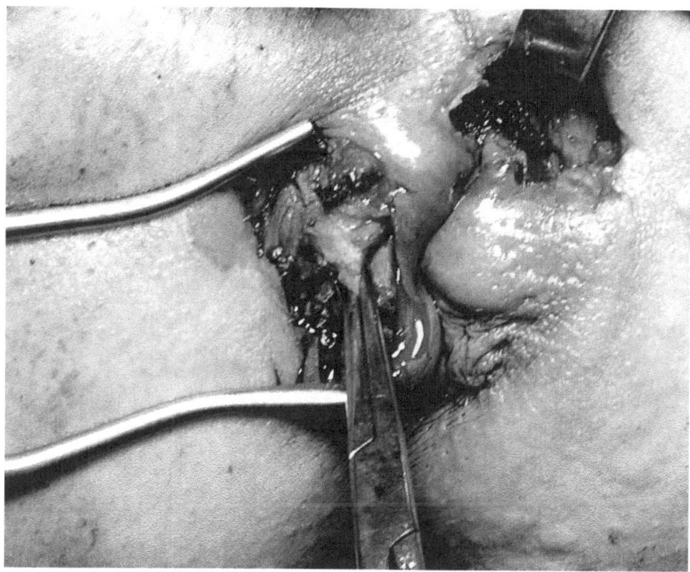

Figura 4 La parte sottocutanea dello sfintere esterno viene sezionata e la fistola si dirige in avanti e poi piega medialmente verso l'ano, a circondarlo in avanti, come un ferro di cavallo a concavità posteriore

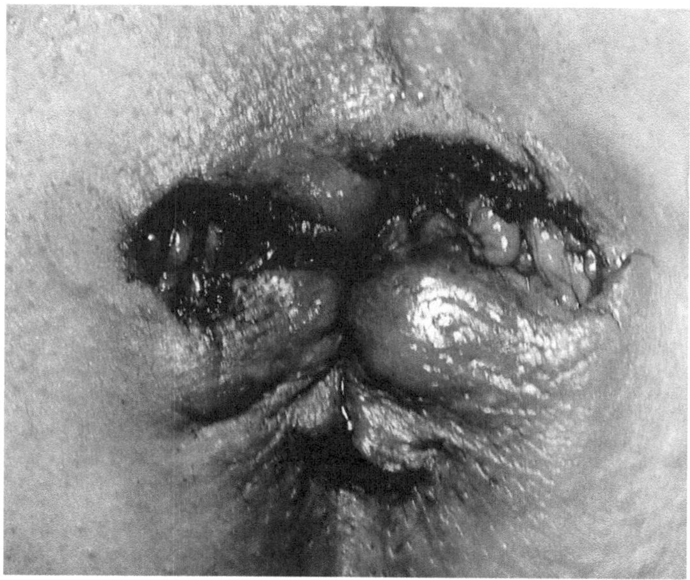

Figura 5 Le due ferite chirurgiche cutanee, laterale destra e antero-laterale sinistra

16

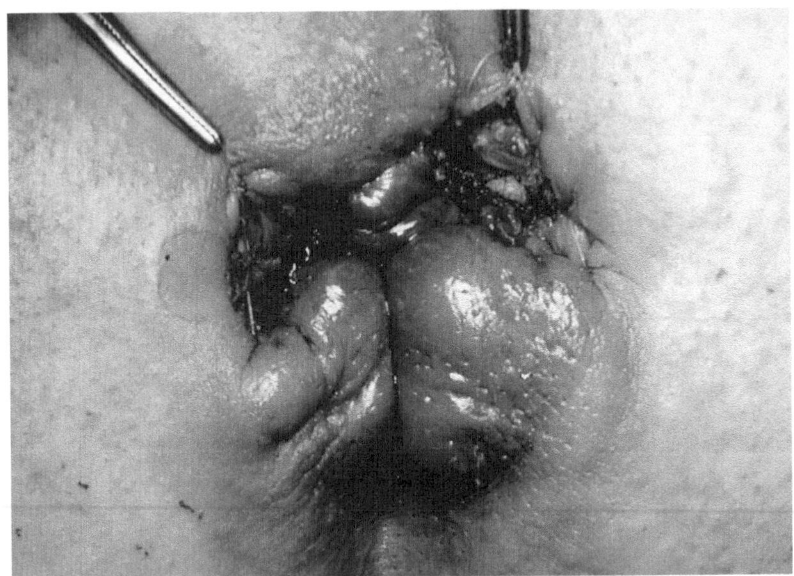

Figura 6 Marsupializzazione

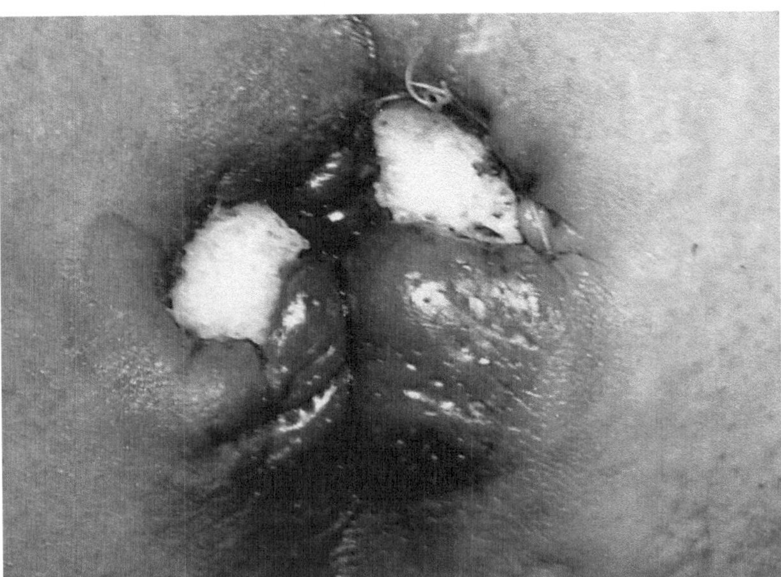

Figura 7 Zaffi nelle ferite

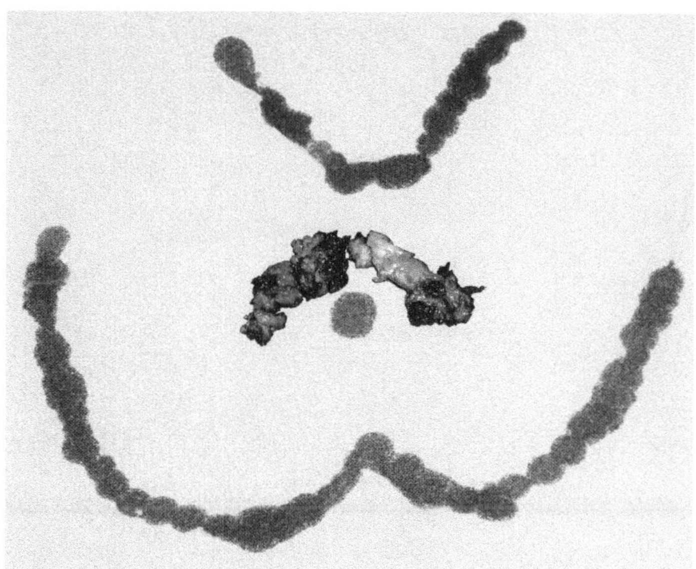

Figura 8 Le fistole asportate e il loro rapporto con l'ano. Al paziente è stata consigliata una revisione chirurgica dopo due settimane, che però ha rifiutato. Dopo un mese è stato necessario reintervenire per una recidiva o persistenza di ascesso ischio-rettale basso. A un anno dal drenaggio il paziente non presentava sepsi anale ed era continente. Successivamente però ha presentato una fistola e un ascesso recidivi. L'intervento verrà illustrato nelle prossime figure. Da notare che la semplice fistolografia metteva in mostra il passaggio di mdc nel canale anale, mentre la RMN non evidenziava alcun orifizio interno

Caso 17

Fistola soprasfinterica recidiva: fistulectomia, setone tagliente e sigmoidostomia escludente temporanea

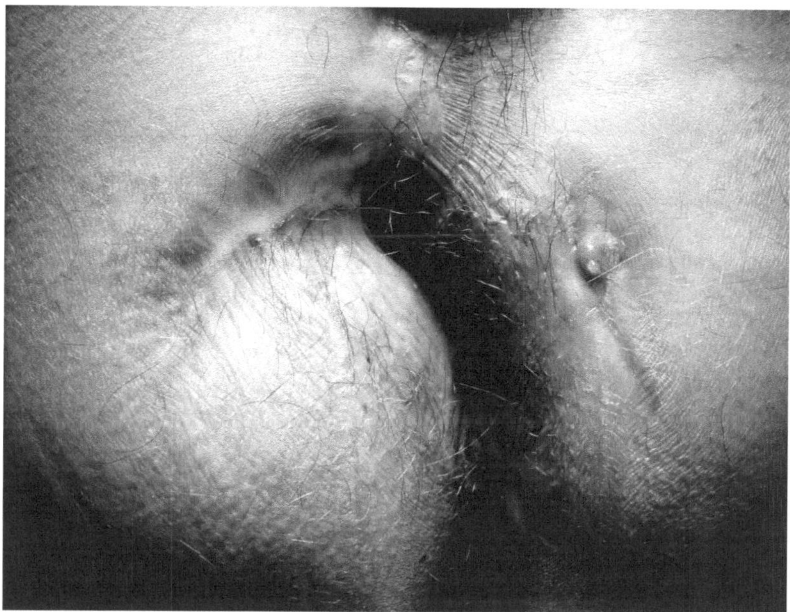

Figura 1 Orifizio esterno di fistola anale recidiva. È il paziente illustrato in precedenza, in posizione litotomica

Ascessi, fistole anali e retto-vaginali. Mario Pescatori
© Springer-Verlag Italia 2011

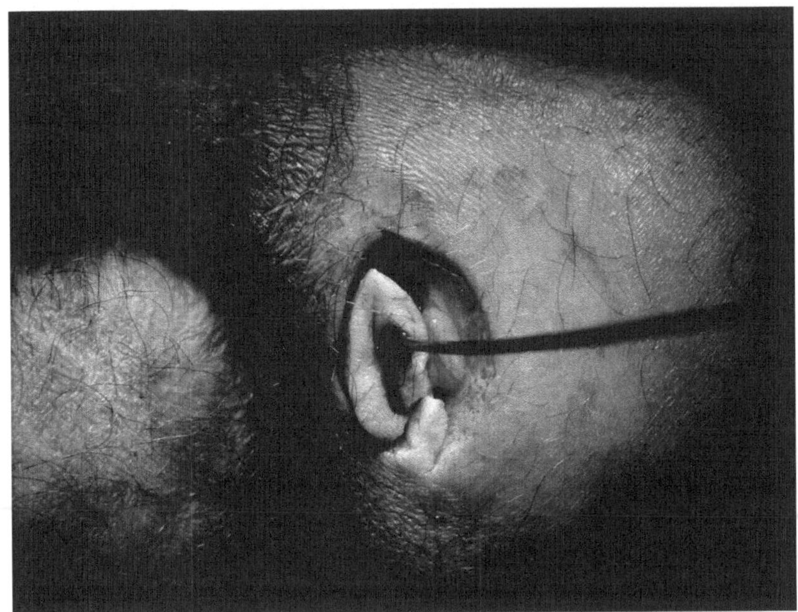

Figura 2 Inizio della fistulectomia

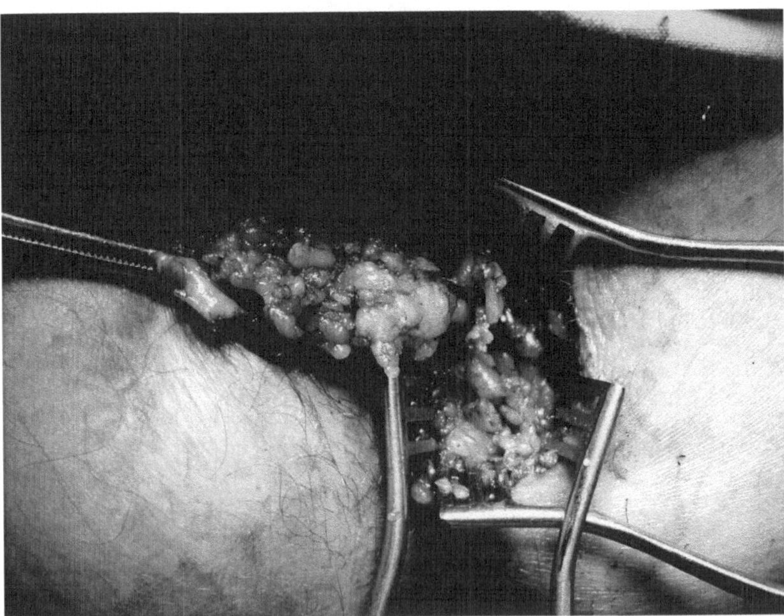

Figura 3 Il tramite viene asportato: si estende nella fossa ischiorettale

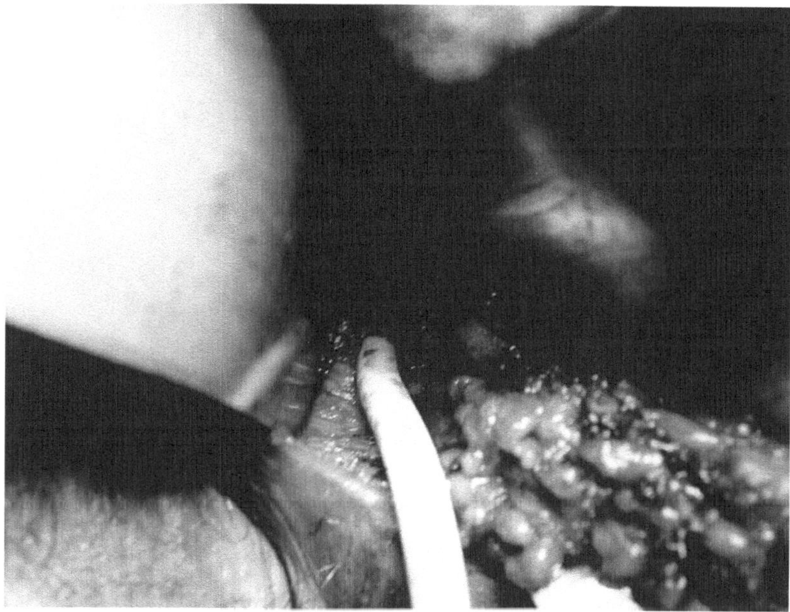

Figura 4 L'apice della fistola attraversa il piano dei muscoli elevatori e termina nello spazio pelvirettale, evidenziato dal palloncino di un catetere di Foley

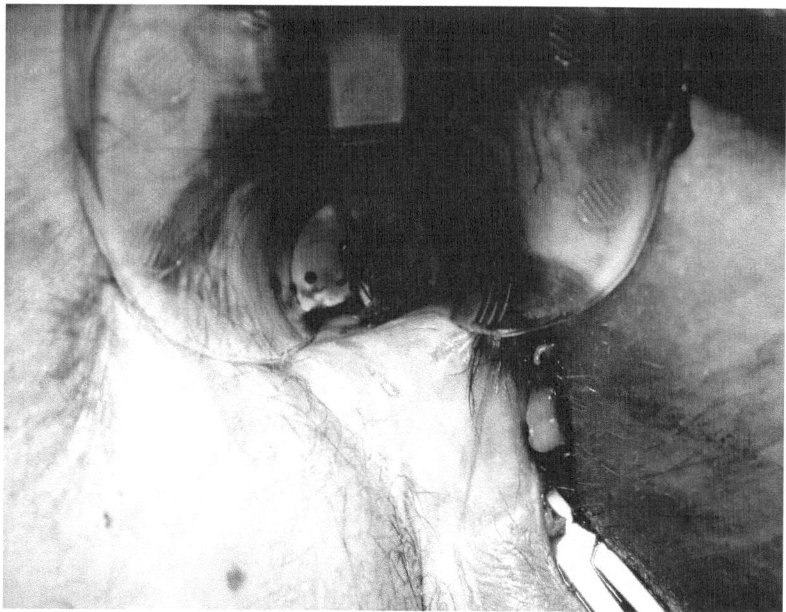

Figura 5 Individuato l'orifizio interno, nella porzione prossimale del canale anale, posteriormente, ben al di sopra della linea dentata

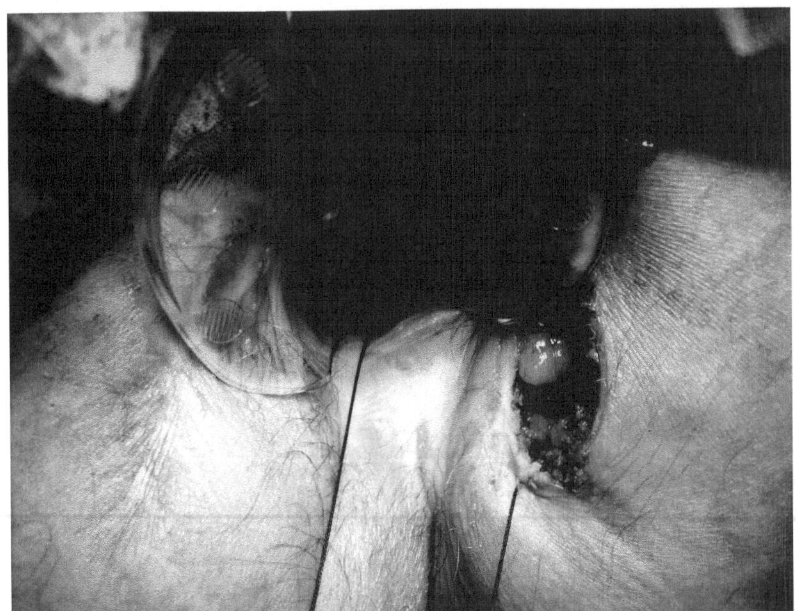

Figura 6 Si posiziona un setone nel tramite fistoloso

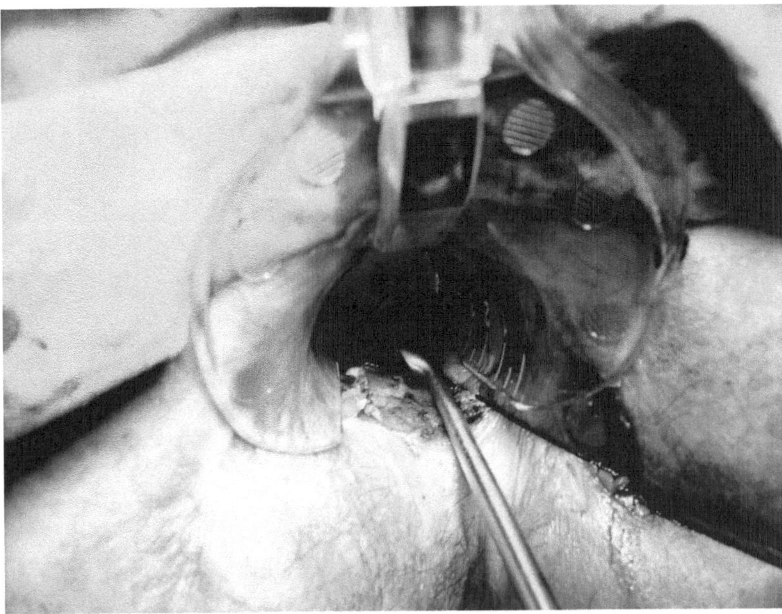

Figura 7 Curettage di un ascesso retrorettale superficiale

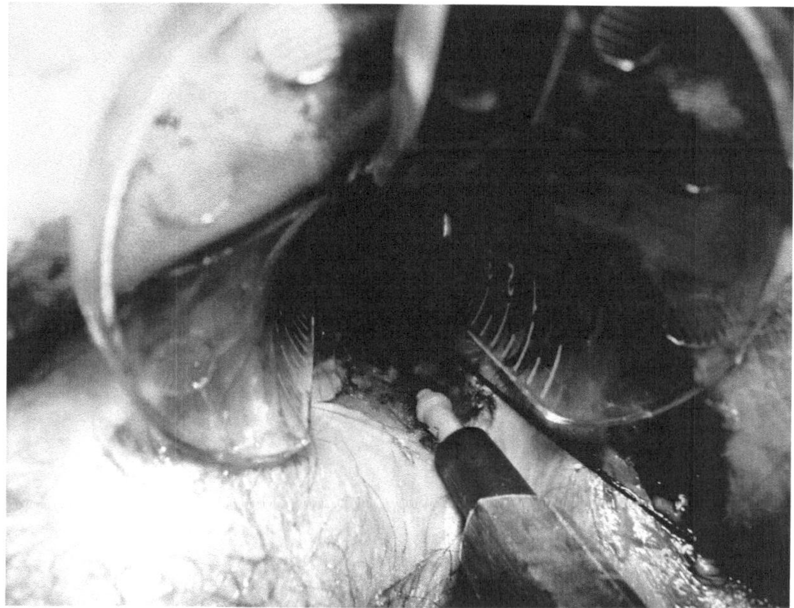

Figura 8 Messa a piatto della cavità ascessuale con sfinterotomia minima prossimale

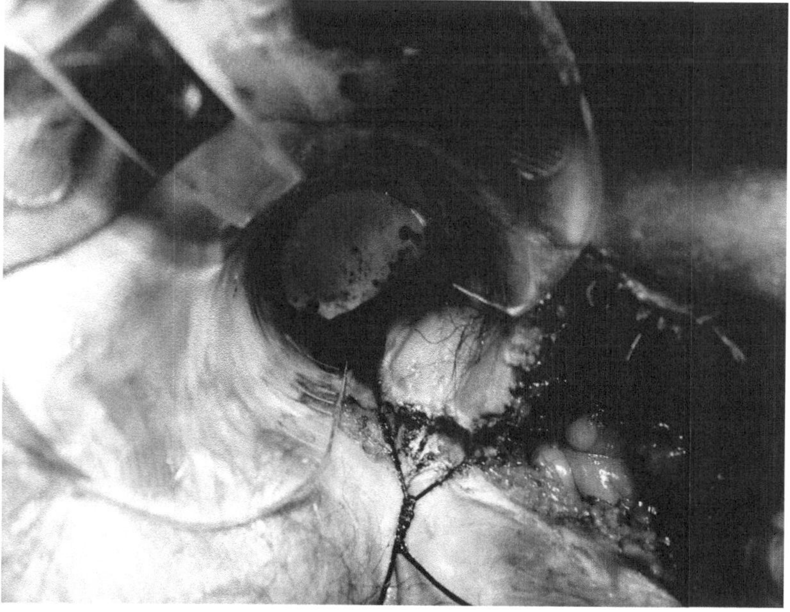

Figura 9 Si osservano il setone e la fossa ischiorettale ampiamente drenata

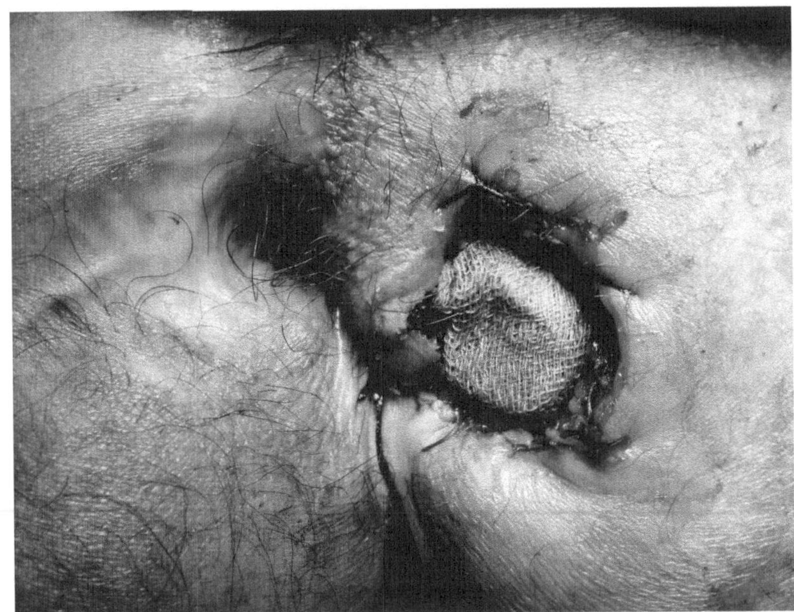

Figura 10 Marsupializzazione e zaffo della cavità esterna

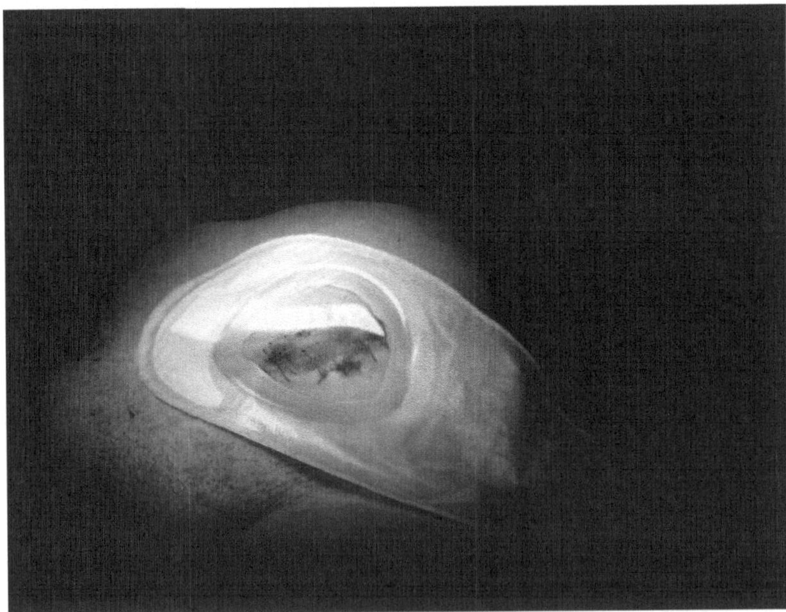

Figura 11 Sigmoidostomia escludente temporanea

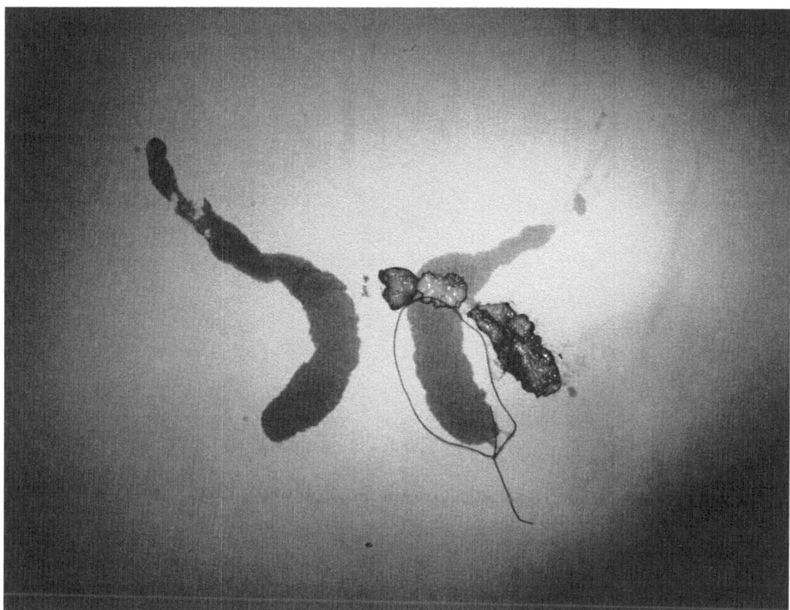

Figura 12 Schema dei tessuti patologici asportati e del setone

Fistole trans-sfinteriche: impiego della colla di fibrina

© Springer-Verlag Italia 2011

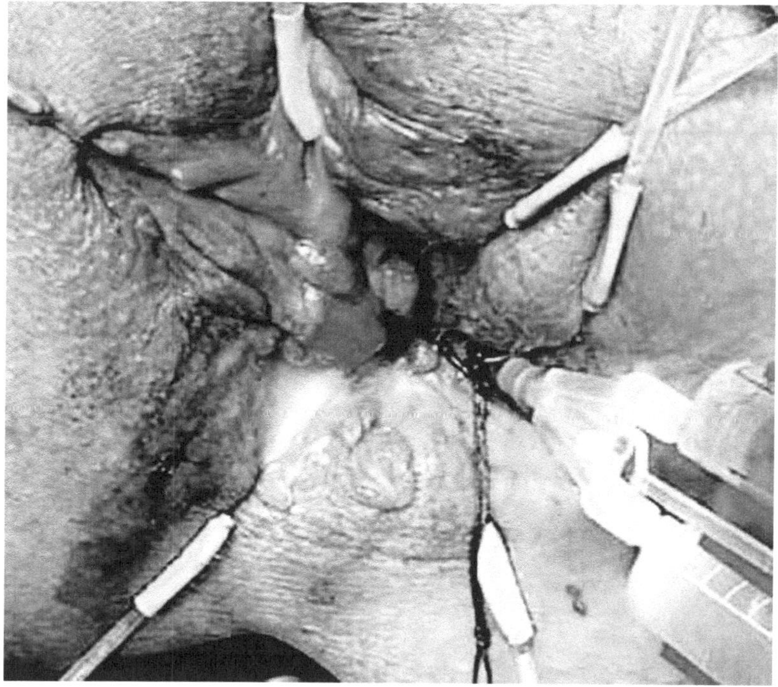

Figura 1 La paziente, in posizione litotomica, ha una fistola trans-sfinterica medio-alta recidiva già trattata senza successo con fistulectomia e setone tagliente. Qui si osserva l'iniezione del Tissucol nel tramite fistoloso. L'ano è dilatato con un divaricatore di Lone Star di cui si osservano i ganci di trazione

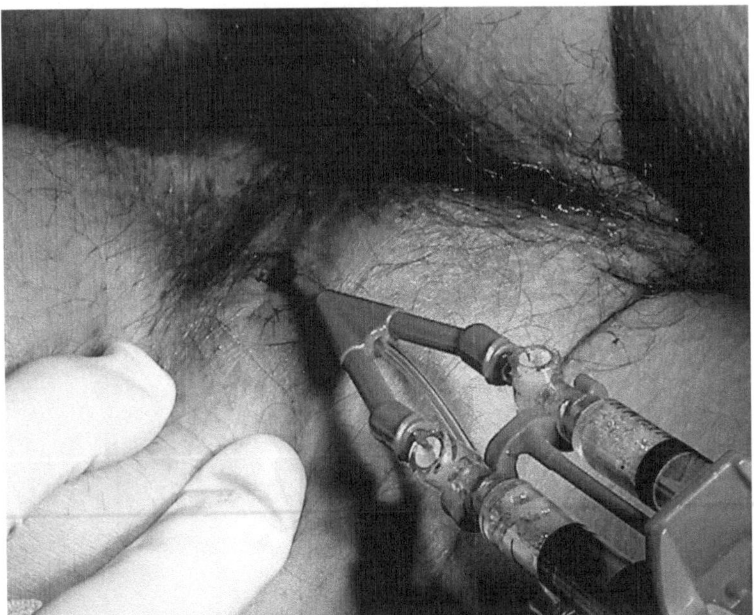

Figura 2 Iniezione di Tissucol nella fistola trans-sfinterica media della paziente, pluripara, nella quale una fistulotomia avrebbe fatto rischiare l'incontinenza anale

Caso 19
Fistola trans-sfinterica: uso del "plug"

Ascessi, fistole anali e retto-vaginali. Mario Pescatori
© Springer-Verlag Italia 2011

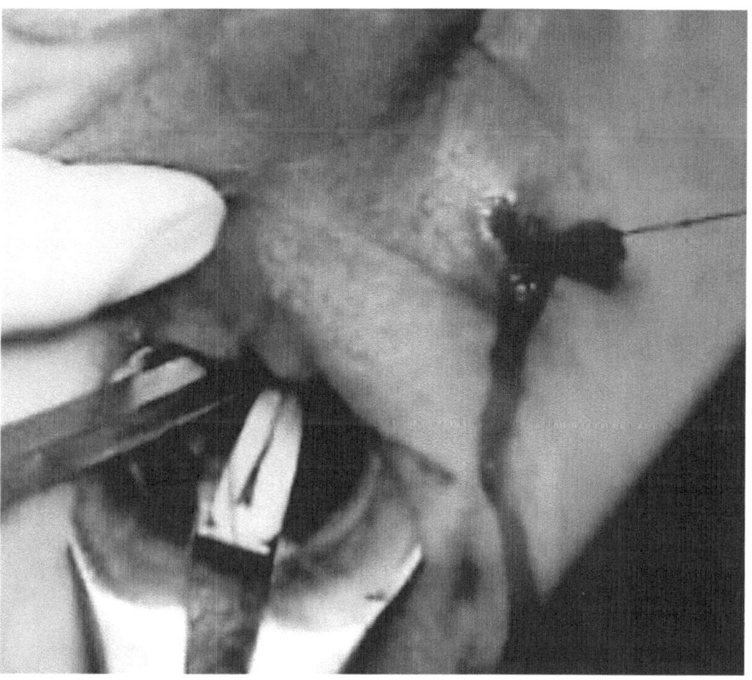

Figura 1 Paziente in posizione litotomica. Dopo un accurato curettage del tramite fistoloso, il "plug" GoreBioA viene inserito attraverso l'orifizio fistoloso interno, raggiungendo quello esterno

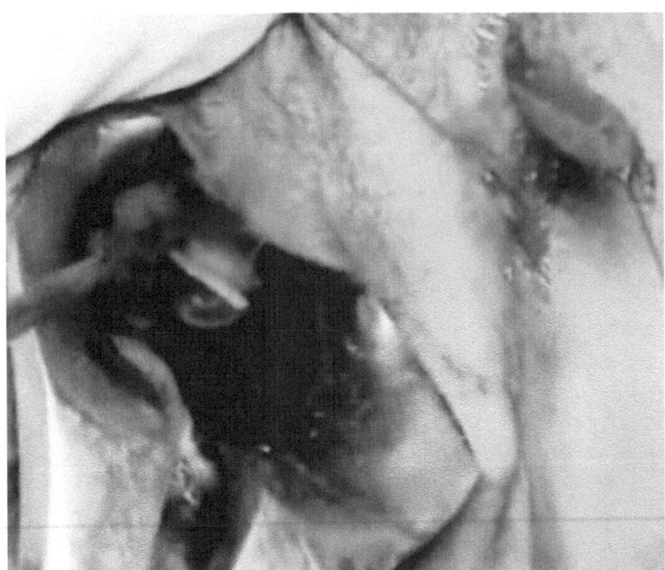

Figura 2 Il disco del "plug" viene posizionato in una piccola tasca sottocutanea

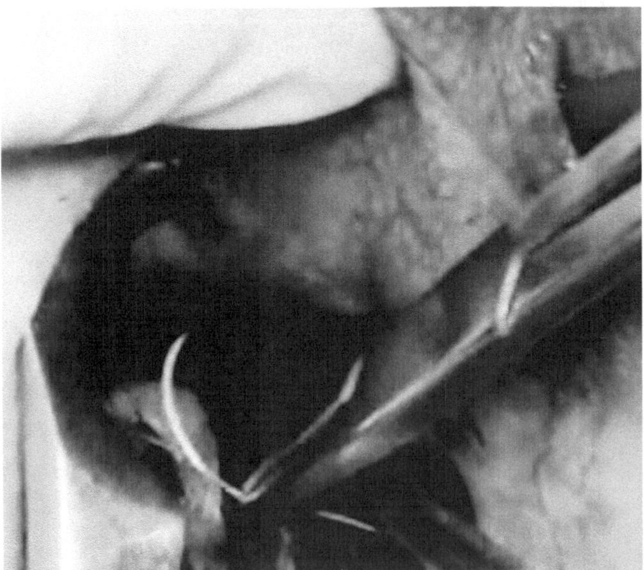

Figura 3 La sottomucosa anale viene suturata sopra il disco del "plug"

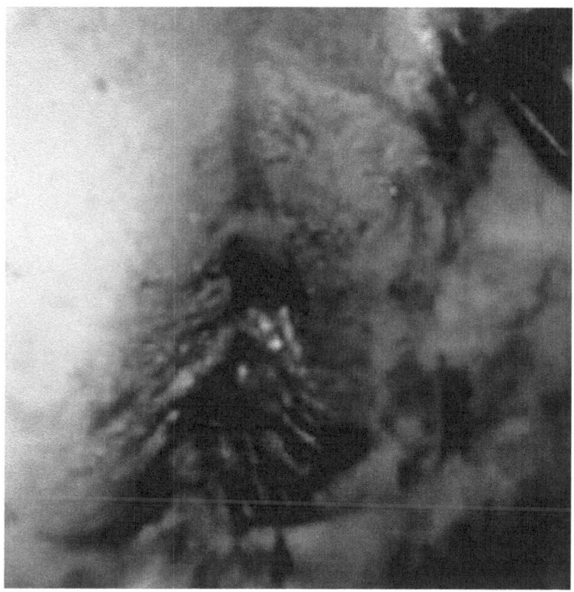

Figura 4 Al termine dell'impianto, la parte ridondante del "plug" viene rimossa

Caso 20
Fistola ano-vulvare post-ostetrica:
plastica transperineale

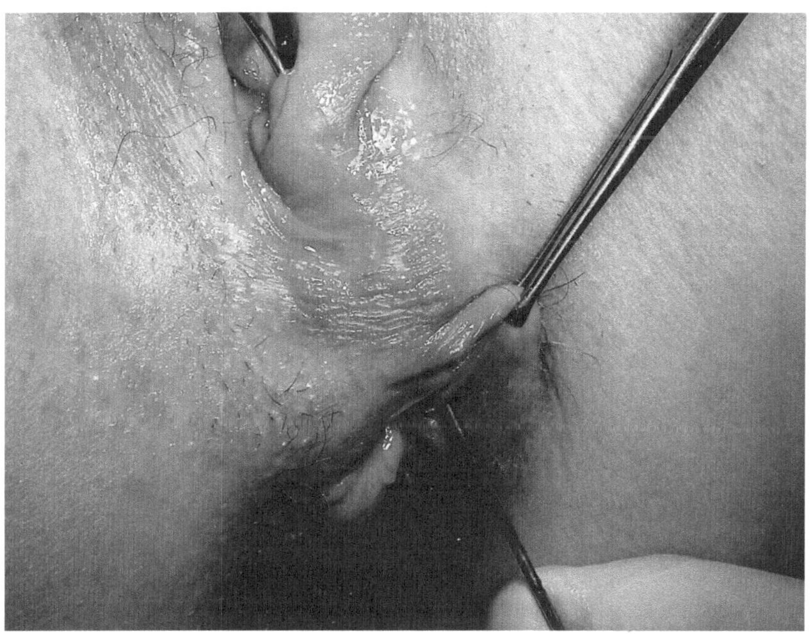

Figura 1 Paziente in posizione litotomica. Lo specillo evidenzia la fistola ano-vulvare

Ascessi, fistole anali e retto-vaginali. Mario Pescatori
© Springer-Verlag Italia 2011

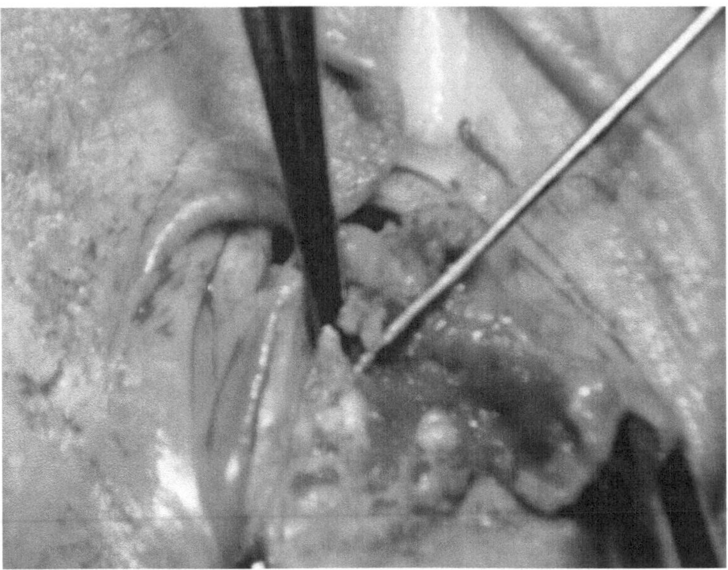

Figura 2 Dopo un'incisione transperineale si osserva che il tramite fistoloso, conseguenza di una episiotomia male eseguita, decorre anteriormente agli sfinteri anali

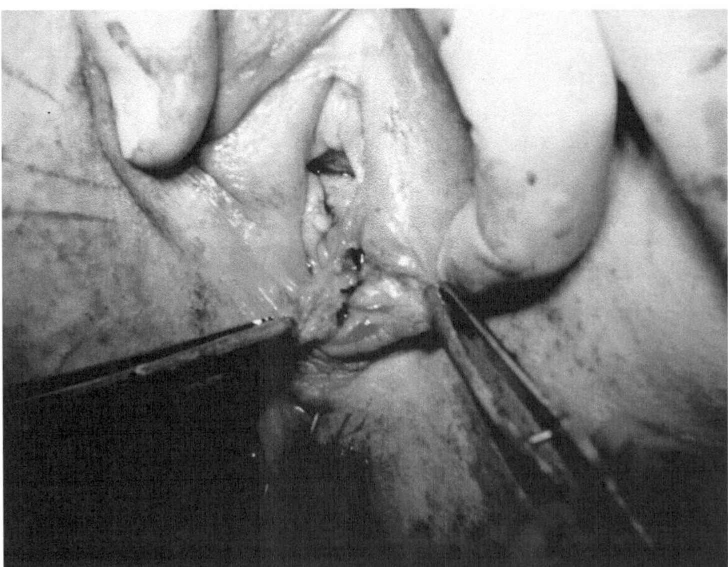

Figura 3 Curettage del tramite fistoloso e sutura. Il tratto residuo della fistola, più distale, evidenziato da un setone, verrà messo a piatto poiché la paziente è giovane, ha una buona funzionalità sfinterica alla manometria preoperatoria e la porzione trans-sfinterica della fistola è bassa

Caso 21

Fistola retto-vaginale post-chirurgica: approccio transperineale

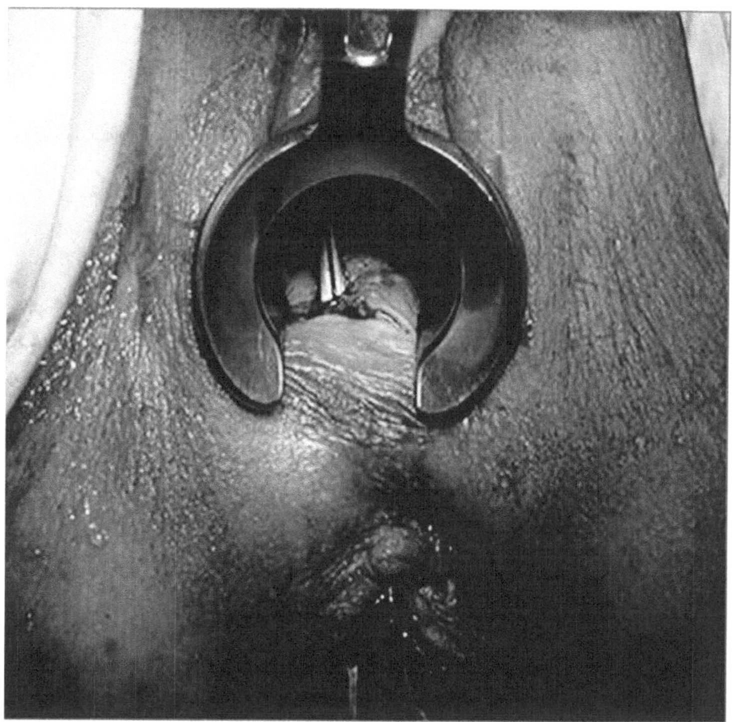

Figura 1 La paziente, che è in posizione litotomica, è stata in precedenza sottoposta ad intervento di STARR per ostruita defecazione in altra sede. Dopo alcuni mesi ha iniziato a riferire fuoriuscita di aria dalla vagina e recidiva della stipsi. Rioperata di prolassectomia sec. Delorme, ha avuto una deiscenza dell'anastomosi retto-anale, in seguito alla quale si è evidenziata la fistola retto-vaginale

Ascessi, fistole anali e retto-vaginali. Mario Pescatori
© Springer-Verlag Italia 2011

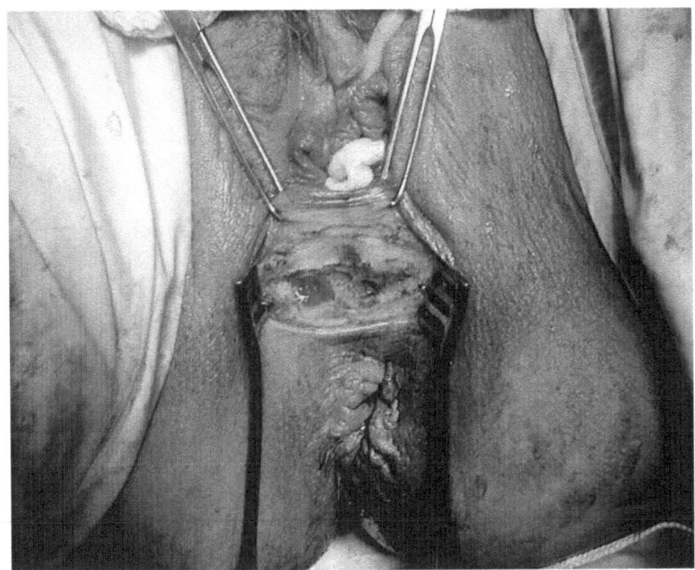

21

Figura 2 Incisione trasversale tra retto e vagina. Si osserva *in basso* la parte sottocutanea dello sfintere esterno e più *in alto*, color rosa pallido, i muscoli trasversi superficiali del perineo

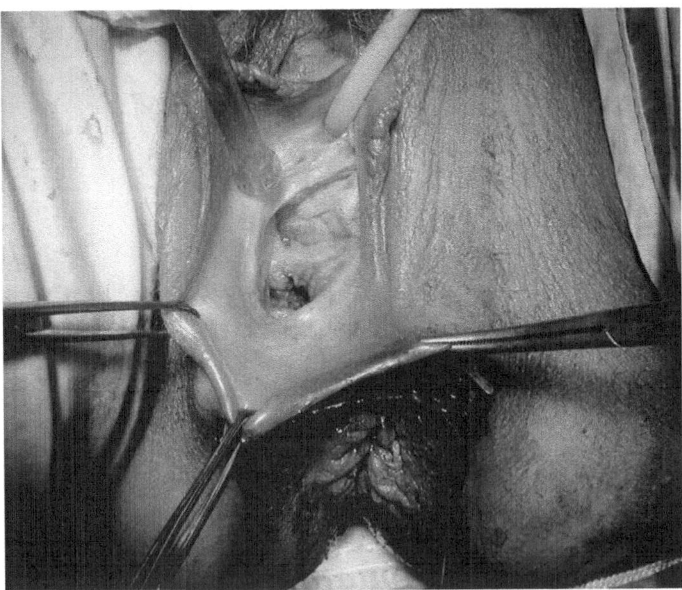

Figura 3 La porzione distale posteriore della vagina è integra e l'orifizio vaginale della fistola appare posizionato più alto

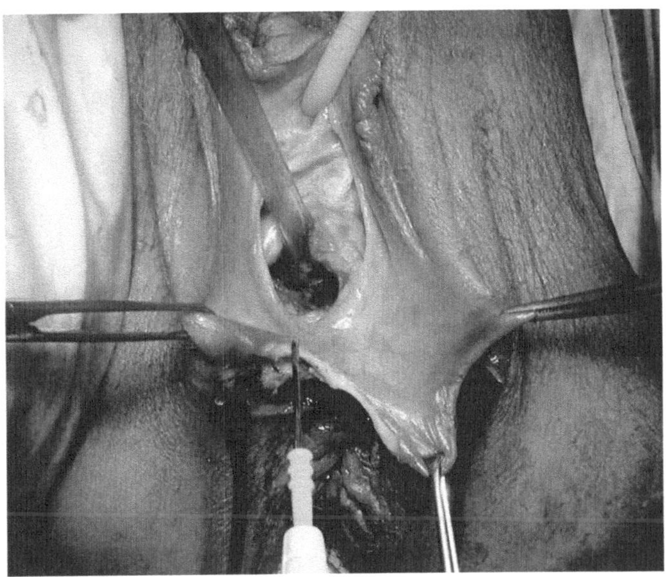

Figura 4 Incisione verticale sul versante vaginale

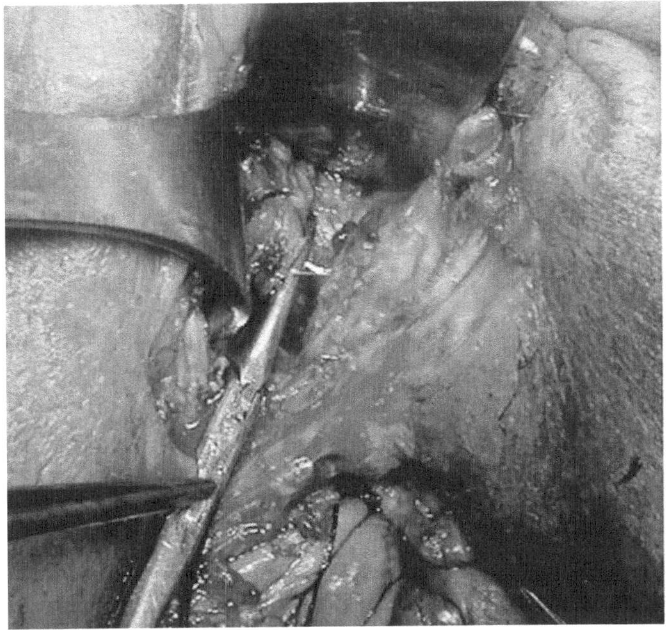

Figura 5 Sono posizionati dei punti di trazione per meglio visualizzare il campo operatorio. Dall'ano verso la vagina sono evidenti: la parte sottocutanea dello sfintere esterno, i muscoli trasversi superficiali e profondi del perineo e il muscolo bulbocavernoso

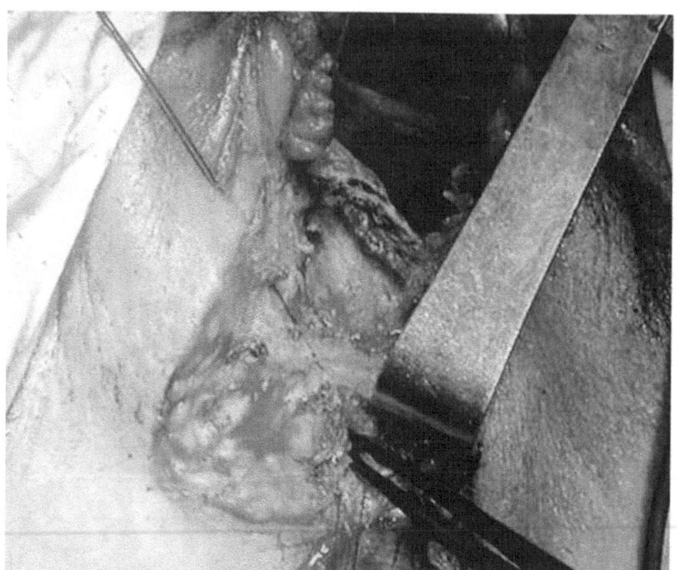

Figura 6 Le estremità della pinza sono introdotte nell'orifizio fistoloso

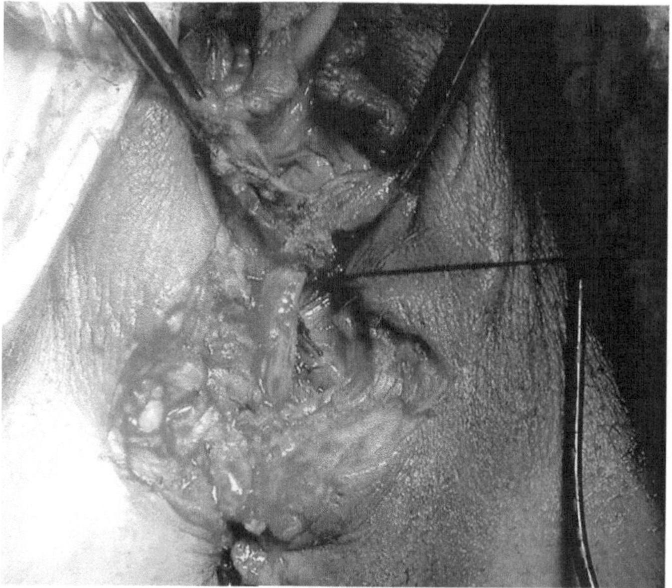

Figura 7 Le due branche laterali del muscolo puborettale sono state medializzate e suturate eseguendo una levatorplastica anteriore, in modo da interporre tessuto vitale integro e ben vascolarizzato tra retto e vagina

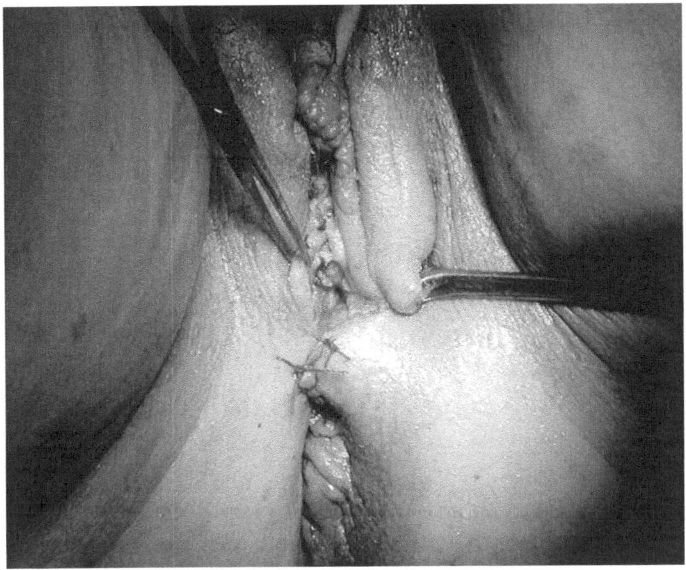

Figura 8 È stata eseguita una plastica cutanea distanziando l'ano dalla vulva

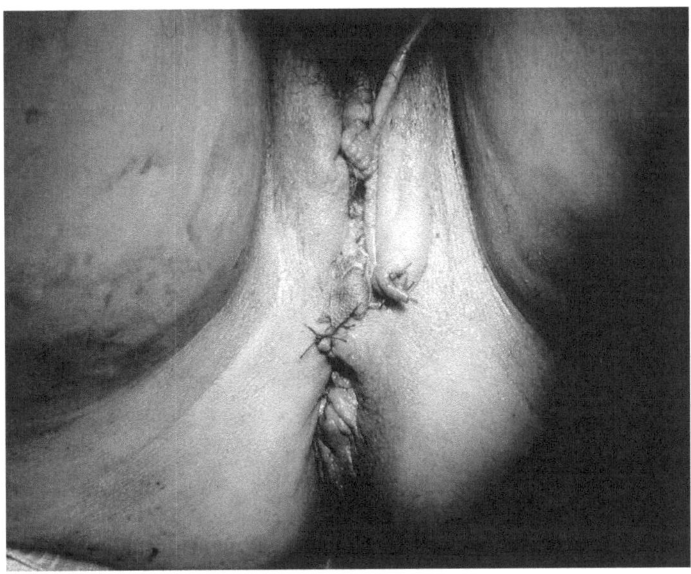

Figura 9 Si zaffa la ferita chirurgica che non viene completamente chiusa per prevenire la sepsi. La paziente ha rifiutato una stomia di protezione. In 7ª giornata postoperatoria si è verificato un sanguinamento dal fondo della ferita chirurgica e si è resa necessaria una sutura emostatica d'urgenza, seguita poi da una colostomia escludente, chiusa dopo alcuni mesi

Caso 22
Fistola retto-vaginale da trauma ostetrico: escissione e levatorplastica anteriore

© Springer Verlag Italia 2011

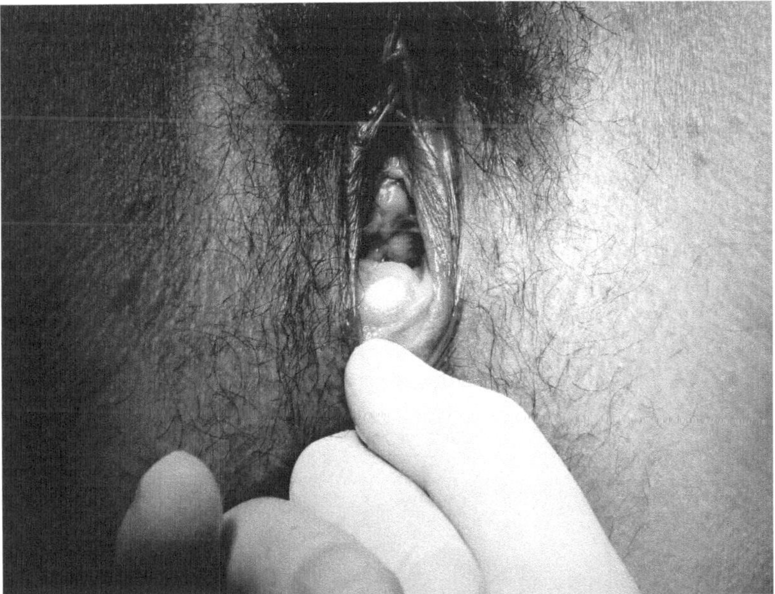

Figura 1 La paziente è giunta alla nostra osservazione con una colostomia escluden-te. È in posizione litotomica. Si evidenzia la fistola retto-vaginale bassa

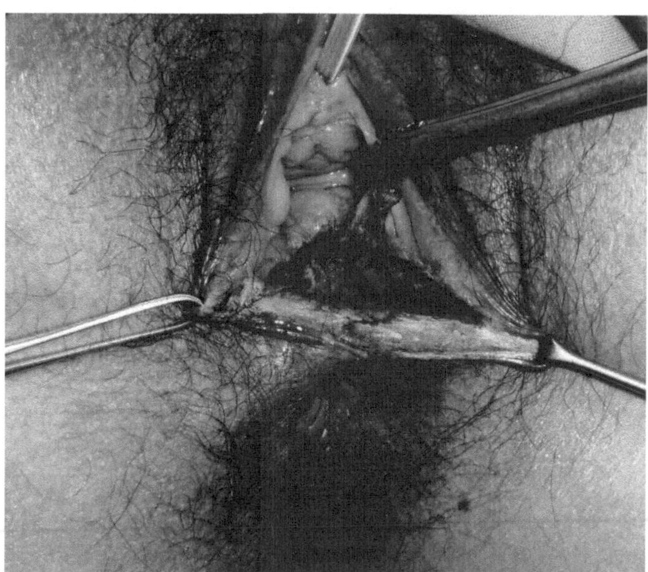

Figura 2 Incisione trans-vaginale bassa e asportazione del tratto vaginale della fistola

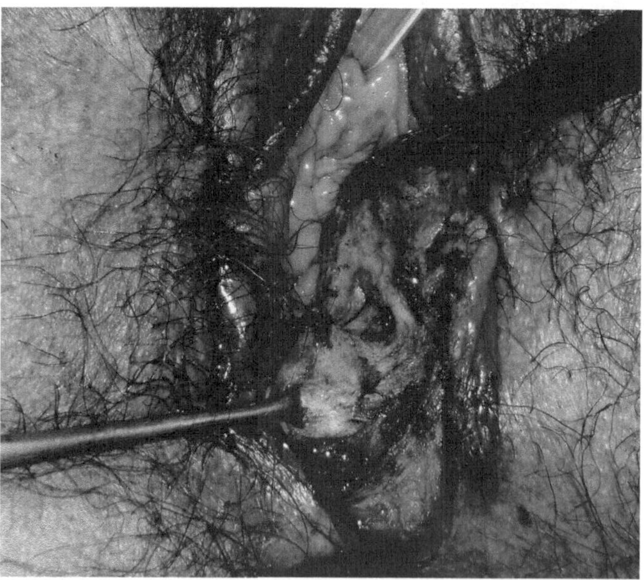

Figura 3 Asportazione del tratto rettale della fistola

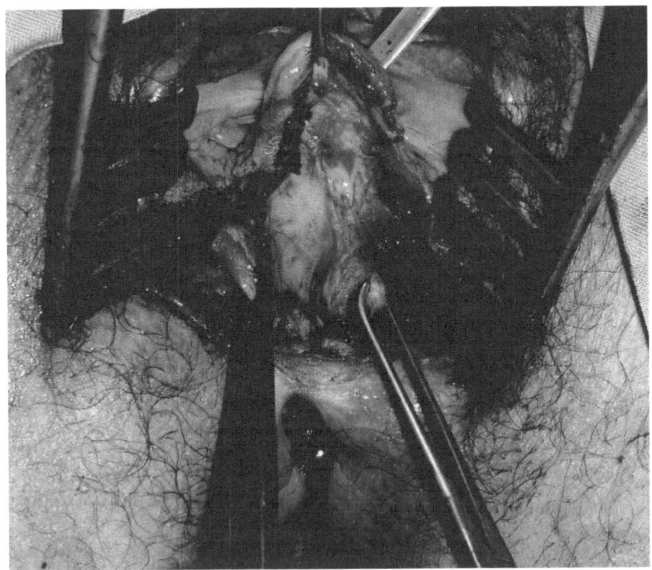

Figura 4 Si identificano le branche laterali del muscolo puborettale

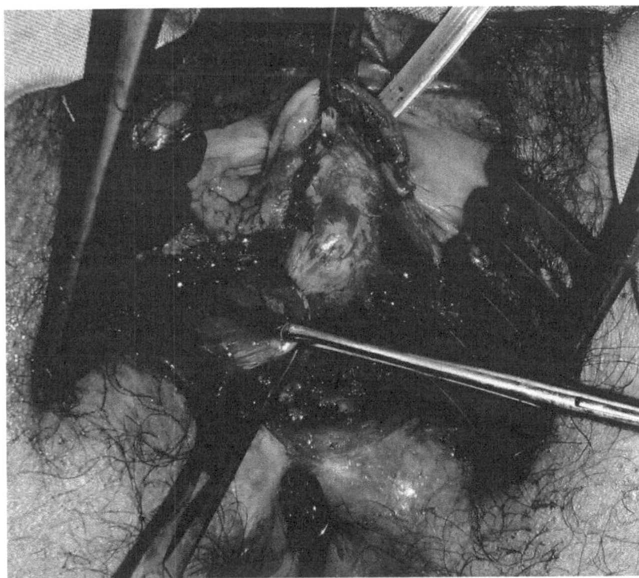

Figura 5 È ben visibile la branca laterale destra del muscolo

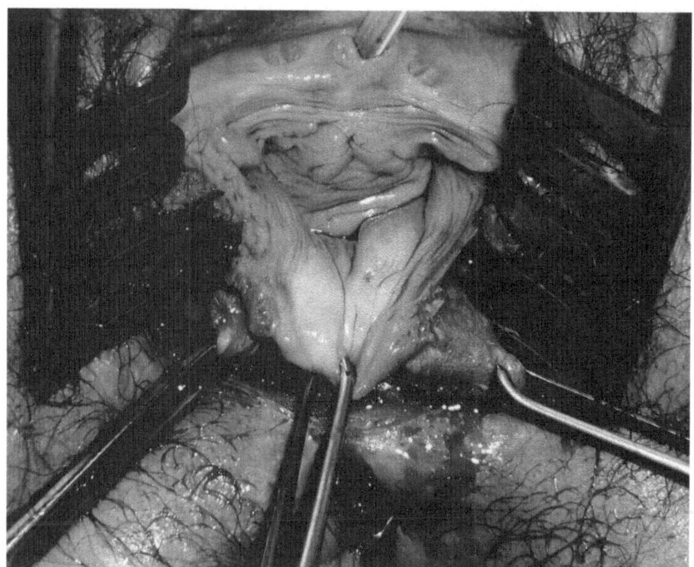

Figura 6 La parete posteriore della vagina e, ai lati, il muscolo puborettale che verrà usato per la plastica

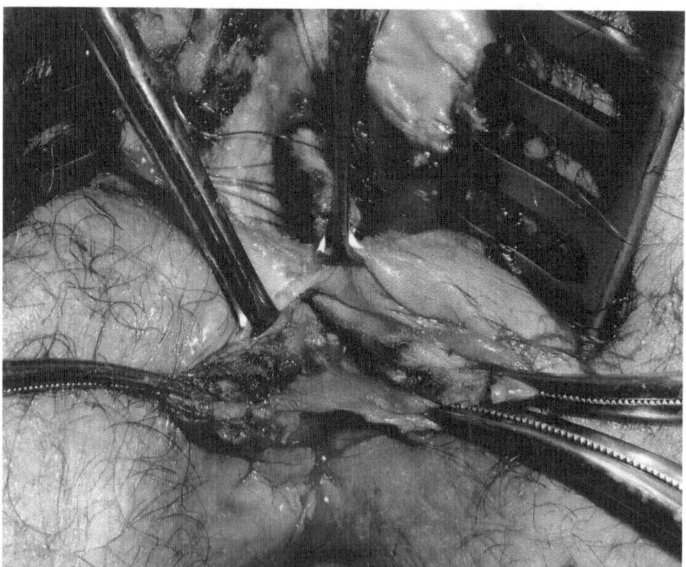

Figura 7 Si prepara il lembo di avanzamento rettale per "coprire" l'orifizio rettale della fistola

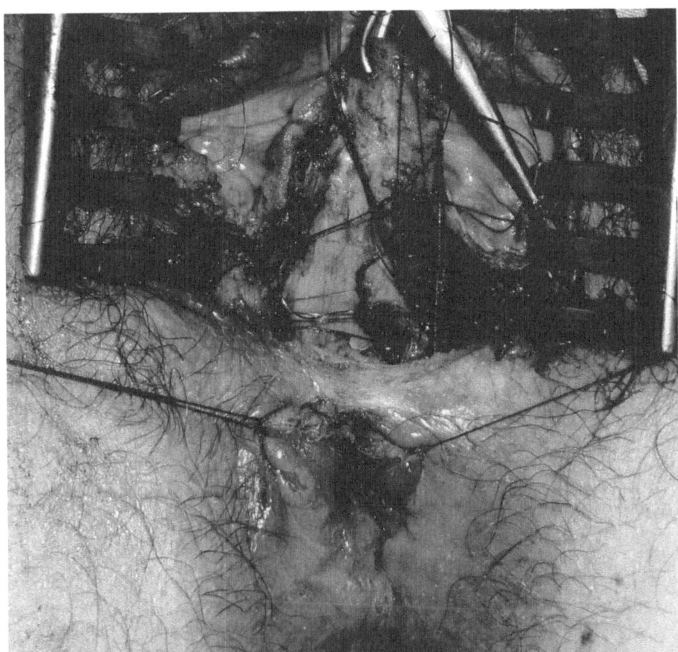

Figura 8 I punti di sutura in prolene a "U" della levatorplastica sono stati passati nel muscolo puborettale

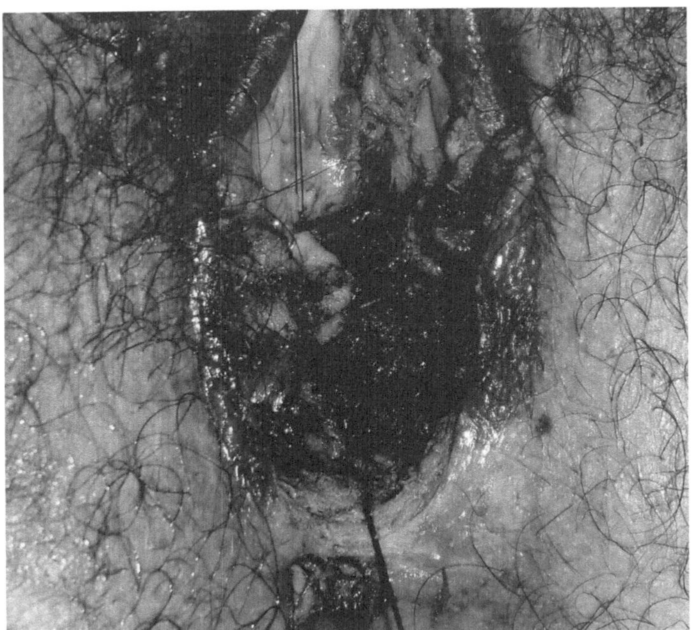

Figura 9 Dopo aver suturato il lembo rettale allo sfintere esterno per via endoanale, i punti della levatorplastica vengono annodati

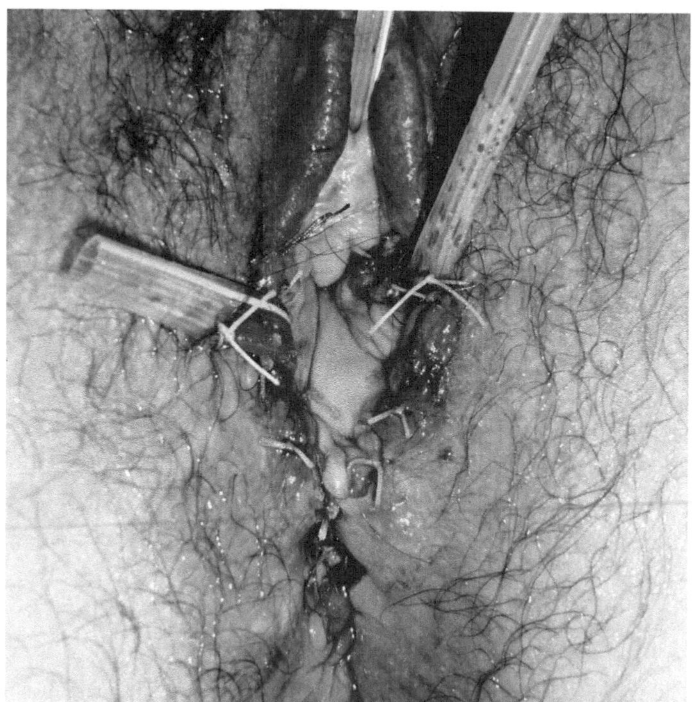

22

Figura 10 Vengono posizionati due drenaggi laminari e si esegue plastica cutanea ano-vulvare

Caso 23

Fistola retto-vaginale criptogenetica: approccio transanale-transvaginale e sigmoidostomia escludente temporanea

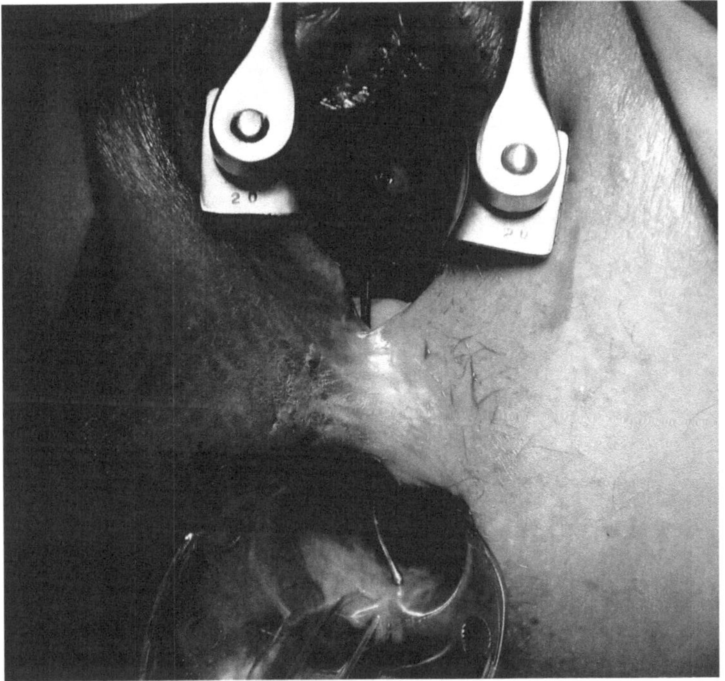

Figura 1 Uno specillo è stato inserito nella fistola. La paziente è in posizione litotomica

Ascessi, fistole anali e retto-vaginali. Mario Pescatori
© Springer-Verlag Italia 2011

23

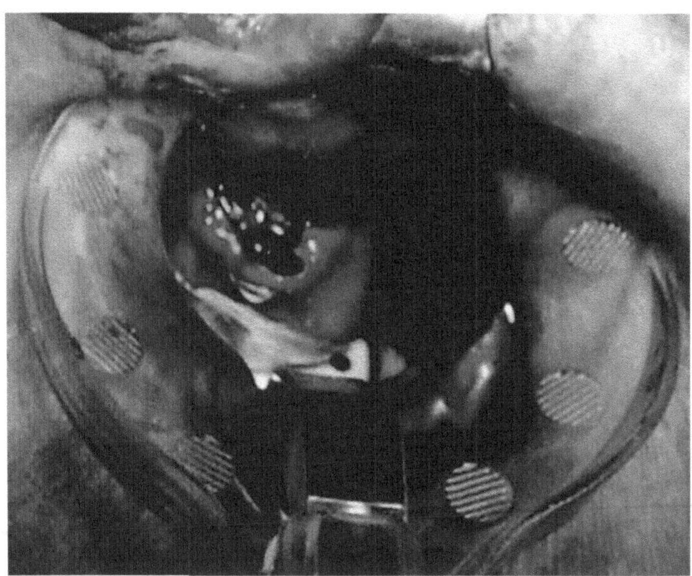

Figura 2 Il divaricatore è stato inserito nell'ano e mostra il lembo di scivolamento rettale preparato

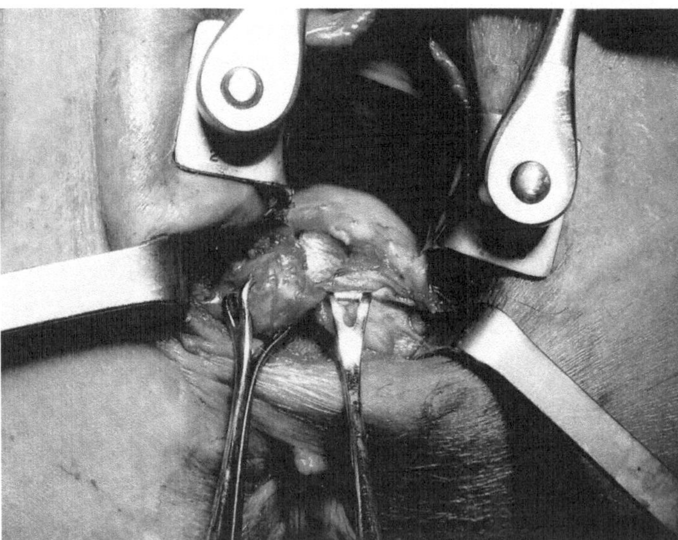

Figura 3 Dopo l'asportazione della fistola, il divaricatore di Parks è stato inserito in vagina e ne mostra la parete posteriore. Le due branche laterali del muscolo puborettale, medializzate dalle pinze di Babcock, saranno utilizzate nella levatorplastica anteriore

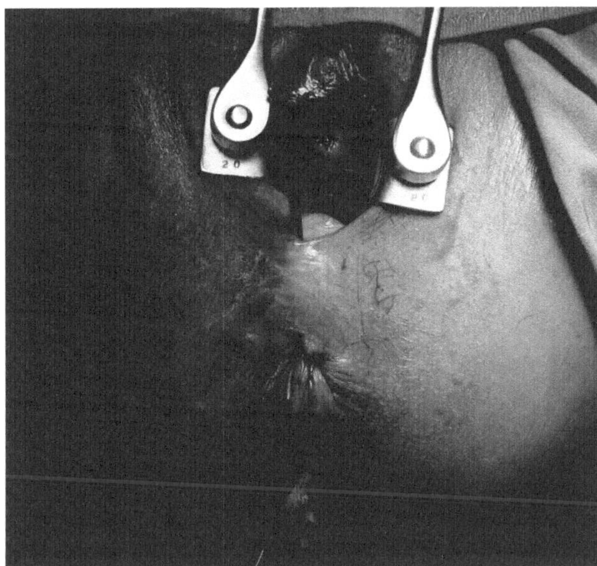

Figura 4 Il versante vaginale della fistola

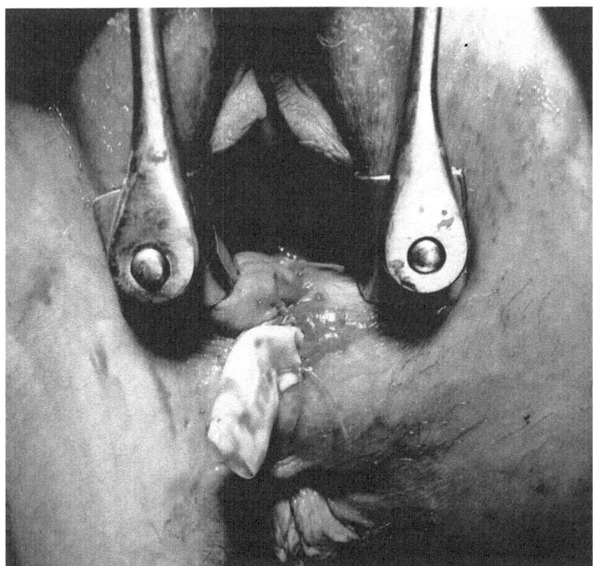

Figura 5 Terminati la fistulectomia, la sutura del lembo rettale e la levatorplastica, si posiziona un dito di guanto sotto la sutura vaginale come drenaggio vaginale della fistola

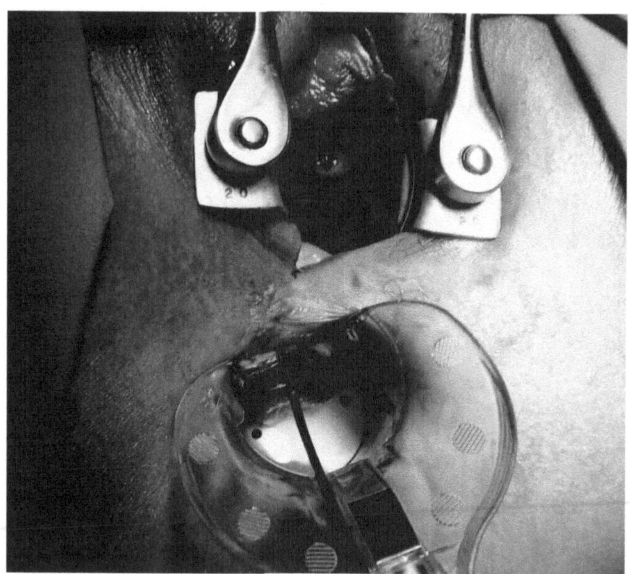

Figura 6 Si specilla il versante rettale della fistola. Da notare che nel canale anale è stato posizionato un divaricatore The Beak (Sapi Med), in vagina un divaricatore di Parks

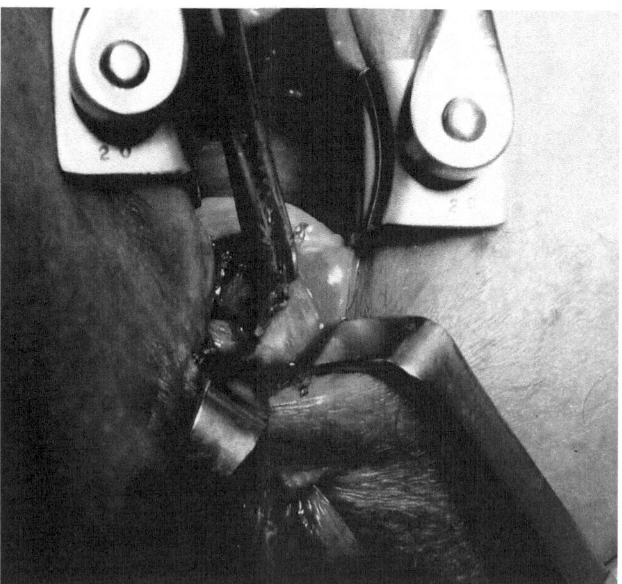

Figura 7 Asportazione transvaginale della fistola

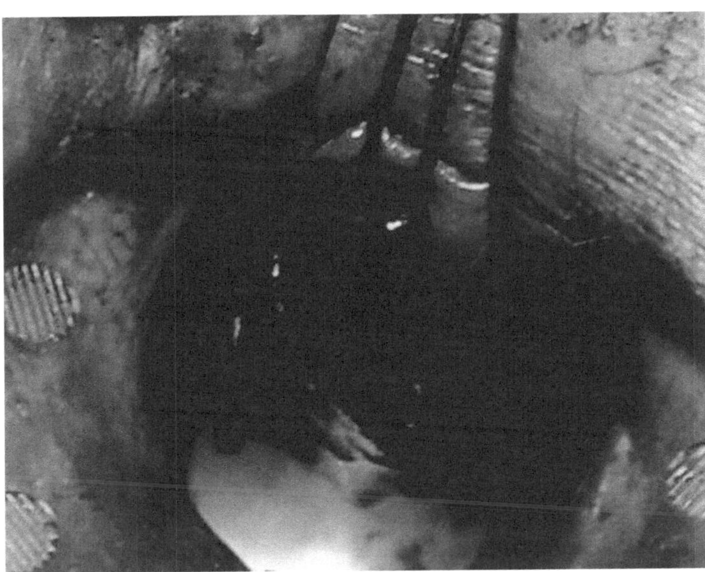

Figura 8 Il lembo rettale da scivolamento è stato completato e viene ancorato, senza tensione, alla parte sottocutanea dello sfintere esterno anteriormente

Letture consigliate

In elenco le riviste indexate, in modo che il lettore possa consultare gli abstracts attraverso Pubmed. Per brevità, in caso di più autori, sono stati indicati soltanto i primi tre per ogni voce bibliografica. Libri e altri articoli (compresi quelli pubblicati in riviste non indexate) sono indicati nel testo.

Abcarian H, Dodi G, Girona J et al (1987) Fistula-in-ano. Int J Colorectal Dis 2:51-71

Adams D, Kovalcik PJ (1981) Fistula in ano. Surg Gynecol Obstet 153:731-732

Adams T, Yang J, Kondylis LA et al (2008) Long-term outlook after successful fibrin glue ablation of cryptoglandular transsphincteric fistula-in-ano. Dis Colon Rectum 51:1488-1490

Aguilar PS, Plasencia G, Hardy TG Jr. et al (1985) Mucosal advancement in the treatment of anal fistula. Dis Colon Rectum 28:496-498

Ahlbäck S, Holmström B, Syk B (1974) Anal fistulography. Acta Radiol Diagn (Stockh) 15:281-287

Alexander SM, Mitalas LE, Gosselink MP et al (2008) Obliteration of the fistulous tract with BioGlue adversely affects the outcome of transanal advancement flap repair. Tech Coloproctol 12:225-228

Altomare DF, La Torre F, Rinaldi M et al (2008) Carbon-coated microbeads anal injection in outpatient treatment of minor fecal incontinence. Dis Colon Rectum 51:432-435

Atkin GK, Martins J, Tozer P et al (2010) For many high anal fistulas, lay open is still a good option. Tech Coloproctol

Bassi R, Rademacher J, Savoia A (2006) Rectovaginal fistula after STARR procedure complicated by haematoma of the posterior vaginal wall: report of a case. Tech Coloproctol 10:361-363

Beets-Tan RG, Beets GL, van der Hoop AG et al (2001) Preoperative MR imaging of anal fistulas: Does it really help the surgeon? Radiology 218:75-84

Belliveau P, Thomson JP, Parks AG (1983) Fistula-in-ano. A manometric study. Dis Colon Rectum 26:152-154

Bernardi C, Favetta U, Pescatori M (1998) Autologous fat injection for treatment of fecal incontinence: manometric and echographic assessment. Plast Reconstr Surg 102:1626-1628

Binda GA, Trizi F (2007) Treatment of unhealed wound after anal fistulotomy with full-thickness skin graft. Tech Coloproctol 11:294

Browder LK, Sweet S, Kaiser AM (2009) Modified Hanley procedure for management of complex horseshoe fistulae. Tech Coloproctol 13:301-306

Brown C, Poritz L, Stephen W (2010) Evidence Based Reviews in Surgery Group. Canadian Association of General Surgeons, the American College of Surgeons, the Canadian Society of Colorectal Surgeons, and the American Society of Colon and Rectal Surgeons: evidence

23

based reviews in surgery - colorectal surgery. Dis Colon Rectum 53:483-485

Byrne CM, Solomon MJ, Rex J et al (2005) Telephone vs. face-to-face biofeedback for fecal incontinence: comparison of two techniques in 239 patients. Dis Colon Rectum 48:2281-2288

Champagne BJ, O'Connor LM, Ferguson M et al (2006) Efficacy of anal fistula plug in closure of cryptoglandular fistulas: long-term follow-up. Dis Colon Rectum 49:1817-1821

Chan MK, Tjandra JJ (2006) Injectable silicone biomaterial (PTQ) to treat fecal incontinence after hemorrhoidectomy. Dis Colon Rectum 49:433-439

Chapple KS, Spencer JA, Windsor AC et al (2000) Prognostic value of magnetic resonance imaging in the management of fistula-in-ano. Dis Colon Rectum 43:511-516

Choen S, Burnett S, Bartram CI et al (1991) Comparison between anal endosonography and digital examination in the evaluation of anal fistulae. Br J Surg 78:445-447

Christoforidis D, Etzioni DA, Goldberg SM et al (2008) Treatment of complex anal fistulas with the collagen fistula plug. Dis Colon Rectum 51:1482-1487

Cintron JR, Park JJ, Orsay CP et al (2000) Repair of fistulas-in-ano using fibrin adhesive: long-term follow-up. Dis Colon Rectum 43:944-949

Cirocco WC, Reilly JC (1992) Challenging the predictive accuracy of Goodsall's rule for anal fistulas. Dis Colon Rectum 35:537-542

Culp CE (1984) Use of Penrose drains to treat certain anal fistulas: a primary operative seton. Mayo Clin Proc 59:613-617

deSouza AL, Prasad LM, Park JJ et al (2010) Robotic assistance in right hemicolectomy: is there a role? Dis Colon Rectum 53:1000-1006

Ellis CN (2010) Outcomes with the use of bioprosthetics grafts to reinforce the ligation of the intersphincteric fistula tract (BioLIFT procedure) for the management of complex anal fistulas. Dis Colon Rectum 53:1361-1364

Ellis CN, Rostas JW, Greiner FG (2010) Long-term outcomes with the use of bioprosthetic plugs for the management of complex anal fistulas. Dis Colon Rectum 53:798-802

El-Tawil AM (2010) Smoking and inflammatory bowel diseases: what in smoking alters the course? Int J Colorectal Dis 25:671-678

Epstein J, Giordano P (2005) Endoanal ultrasound-guided needle drainage of intersphincteric abscess. Tech Coloproctol 9:67-69

Eykyn SJ, Grace RH (1986) The relevance of microbiology in the management of anorectal sepsis. Ann R Coll Surg Engl 68:237-239

Favetta U, Amato A, Interisano A et al (1996) Clinical, manometric and sonographic assessment of the anal sphincters. A comparative prospective study. Int J Colorectal Dis 11:163-166

Fitzgerald RJ, Harding B, Ryan W (1985) Fistula-in-ano in childhood: a congenital etiology. J Pediatr Surg 20:80-81

Fucini C (1991) One stage treatment of anal abscesses and fistulas. A clinical appraisal on the basis of two different classifications. Int J Colorectal Dis 6:12-16

Ganio E, Marino F, Giani I et al (2008) Injectable synthetic calcium hydroxylapatite ceramic microspheres (Coaptite) for passive fecal incontinence. Tech Coloproctol 12:99-102

Garcia-Aguilar J, Belmonte C, Wong WD et al (1996) Anal fistula surgery. Factors associated with recurrence and incontinence. Dis Colon Rectum 39:723-729

Garcia-Olmo D, Herreros D, Pascual I et al (2009) Expanded adipose-derived stem cells for the treatment of complex perianal fistula: a phase II clinical trial. Dis Colon Rectum 52:79-86

Garg P, Song J, Bhatia A et al (2010) The efficacy of anal fistula plug in fistula-in-ano: a systematic review. Colorect Dis 12:965-970

Grace RH, Harper IA, Thompson RG (1982) Anorectal sepsis: microbiology in relation to fistula-in-ano. Br J Surg 69:401-403

Hanley PH (1978) Rubber band seton in the management of abscess-anal fistula. Ann Surg 187:435-437

Hanley PH (1979) Anorectal supralevator abscess-fistula in ano. Surg Gynecol Obstet 148:899-904

Heeney A, Mulsow J, O'Connell PR (2010) Vacuum-assisted closure of chronic anorectal fistula. Int J Colorectal Dis 25:1029-1030

Heidenreich A, Collarini HA, Paladino AM et al (1966) Cancer in anal fistulas: report of two cases. Dis Colon Rectum 9:371-376

Ho YH, Tan M, Leong AF et al (1998) Marsupialization of fistulotomy wounds improves healing: a randomized controlled trial. Br J Surg 85:105-107

Hyder SA, Travis SP, Jewell DP et al (2006) Fistulating anal Crohn's disease: results of combined surgical and infliximab treatment. Dis Colon Rectum 49:1837-1841

Iannuzzi J (2010) Anal fistula. Colorectal website review. Dis Colon Rectum 53:1454-1455

Jensen SL (1987) Maintenance therapy with unprocessed bran in the prevention of acute anal fissure recurrence. J R Soc Med 80:296-298

Johnson EK, Gaw JU, Armstrong DN (2006) Efficacy of anal fistula plug vs. fibrin glue in closure of anorectal fistulas. Dis Colon Rectum 49:371 376

Jones IT, Fazio VW, Jagelman DG (1987) The use of transanal rectal advancement flaps in the management of fistulas involving the anorectum. Dis Colon Rectum 30:919-923

Jorge JM, Wexner SD (1993) Etiology and management of fecal incontinence. Dis Colon Rectum 36:77-97

Kesarwani RC (1984) Fistula in ano. J Indian Med Assoc 82:113-115

Kleinübing H Jr, Jannini JF, Campos AC et al (2007) The role of transperineal ultrasonography in the assessment of the internal opening of cryptogenic anal fistula. Tech Coloproctol 11:327-331

Kronborg O (1985) To lay open or excise a fistula-in-ano: a randomized trial. Br J Surg 72:970

Kurihara H, Kanai T, Ishikawa T et al (2006) A new concept for the surgical anatomy of posterior deep complex fistulas: the posterior deep space and the septum of the ischiorectal fossa. Dis Colon Rectum 49:S37-S34

La Quaglia MP, Feins N, Eraklis A et al (1990) Rectal duplications. J Pediatr Surg 25:980-984

Lewis A (1986) Excision of fistula in ano. Int J Colorectal Dis 1:265-267

Loungnarath R, Dietz DW, Mutch MG et al (2004) Fibrin glue treatment of complex anal fistulas has low success rate. Dis Colon Rectum 47:432-436

Lunniss PJ (2009) LIFT procedure: a simplified technique for fistula-in-ano. Tech Coloproctol 13:241-242

Malik AI, Nelson RL (2008) Surgical management of anal fistulae: a systematic review. Colorectal Dis 10:420-430

Mann CV, Clifton MA (1985) Re-routing of the track for the treatment of high anal and anorectal fistulae. Br J Surg 72:134-137

Marks CG, Ritchie JK (1977) Anal fistulas at St Mark's Hospital. Br J Surg 64:84-91

Matos D, Lunniss PJ, Phillips RK (1993) Total sphincter conservation in high fistula in ano: results of a new approach. Br J Surg 80:802-804

Mazier WP (1971) The treatment and care of anal fistulas: a study of 1,000 patients. Dis Colon Rectum 14:134-144

McDonald PJ, Bona R, Cohen CR (2004) Rectovaginal fistula after stapled haemorrhoidopexy. Colorectal Dis 6:64-65

Mentes BB, Oktemer S, Tezcaner T et al (2004) Elastic one-stage cutting seton for the treatment of high anal fistulas: preliminary results. Tech Coloproctol 8:159-162

Mitalas LE, Gosselink MP, Oom DM et al (2009) Required length of follow-up after transanal advancement flap repair of high transsphincteric fistulas. Colorectal Dis 11:726-728

Nadal SR, Manzione CR, Horta SH et al (2010) Anal fistulas are associated with condyloma in HIV-infected patients. Int J Colorectal Dis 25:663-664

Nyström PO, Derwinger K, Gerjy R (2004) Local perianal block for anal surgery. Tech Coloproctol 8:23-26

O'Connor L, Champagne BJ, Ferguson MA et al (2006) Efficacy of anal fistula plug in closure of Crohn's anorectal fistulas. Dis Colon Rectum 49:1569-1573

Ozuner G, Hull TL, Cartmill J et al (1996) Long-term analysis of the use of transanal rectal advancement flaps for complicated anorectal/vaginal fistulas. Dis Colon Rectum 39:10-14

Parks AG, Gordon PH, Hardcastle JD. A classification of fistula-in-ano. Br J Surg. 1976;63:1-12.

Parks AG, Stitz RW (1976) The treatment of high fistula-in-ano. Dis Colon Rectum 19:487-499

Patrlj L, Kocman B, Martinac M et al (2000) Fibrin glue-antibiotic mixture in the treatment of anal fistulae: experience with 69 cases. Dig Surg 17:77-80

Perez F, Arroyo A, Candela F et al (2006) Stapled endorectal mucosectomy for high extrasphincteric fistula-in-ano: preliminary report. Dis Colon Rectum 49:519-523

Perez F, Arroyo A, Serrano P et al (2006) Randomized clinical and manometric study of advancement flap versus fistulotomy with sphincter reconstruction in the management of complex fistula-in-ano. Am J Surg 192:34-40

Pescatori M, Anastasio G, Bottini C et al (1992) New grading and scoring for anal incontinence. Evaluation of 335 patients. Dis Colon Rectum 35:482-487

Pescatori M, Ayabaca SM, Cafaro D et al (2006) Marsupialization of fistulotomy and fistulectomy wounds improves healing and decreases bleeding: a randomized controlled trial. Colorectal Dis 8:11-14

Pescatori M, Dodi G, Salafia C et al (2005) Rectovaginal fistula after double-stapled transanal rectotomy (STARR) for obstructed defaecation. Int J Colorectal Dis 20:83-85

Pescatori M, Interisano A, Basso L et al (1995) Management of perianal Crohn's disease. Results of a multicenter study in Italy. Dis Colon Rectum 38:121-124

Pescatori M, Maria G, Anastasio G et al (1989) Anal manometry improves the outcome of surgery for fistula-in-ano. Dis Colon Rectum 32:588-592

Pescatori M, Mungo M, Guarino E (2002) Combined seton-double flap procedure for complex high anal fistula. Tech Coloproctol 6:71

Pescatori M, Spyrou M, Cobellis L et al (2006) The rectal pocket syndrome after stapled mucosectomy. Colorectal Dis 8:808-811

Pinedo GM, Caselli GM, Urrejola GS et al (2010) Modified loose-seton technique for the treatment of complex anal fistulas. Colorect Dis 12:1065

Pinsk I, Seppala R, Friedlich MS (2010) Anography: a technique for determining the location of the internal opening in perianal fistula. Colorectal Dis 12:896-900

Pinto RA, TV Peterson, SW Shawki et al (2010) Are there predictors of outcome following rectovaginal fistula repair? Dis Colon Rectum 53:1240-1247

Poen AC, Felt-Bersma RJ, Eijsbouts QA (1998) Hydrogen peroxide-enhanced transanal ultrasound in the assessment of fistula-in-ano. Dis Colon Rectum 41:1147-1152

Pucciani F, Iozzi L, Masi A et al (2003) Multimodal rehabilitation for faecal incontinence: experience of an Italian centre devoted to faecal disorder rehabilitation. Tech Coloproctol 7:139-147

Quevedo-Bonilla G, Farkas AM, Abcarian H et al (1988) Septic complications of hemorrhoidal banding. Arch Surg 123:650-651

Rex JC Jr, Khubchandani IT (1992) Rectovaginal fistula: complication of low anterior resection. Dis Colon Rectum 35:354-356

Rojanasakul A (2009) LIFT procedure: a simplified technique for fistula-in-ano. Tech Coloproctol 13:237-240

Rosa G, Lolli P, Piccinelli D et al (2006) Fistula in ano: anatomoclinical aspects, surgical therapy and results in 844 patients. Tech Coloproctol 10:215-221

Sainio P (1985) A manometric study of anorectal function after surgery for anal fistula, with special reference to incontinence. Acta Chir Scand 151:695-700

Schouten WR, van Vroonhoven TJ (1991) Treatment of anorectal abscess with or without primary fistulectomy. Results of a prospective randomized trial. Dis Colon Rectum 34:60-63

Schouten WR, Zimmerman DD, Briel JW (1999) Transanal advancement flap repair of transsphincteric fistulas. Dis Colon Rectum 42:1419-1422

Schwartz DA, Wiersema MJ, Dudiak KM et al (2001) A comparison of endoscopic ultrasound, magnetic resonance imaging, and exam under anesthesia for evaluation of Crohn's perianal fistulas. Gastroenterology 121:1064-1072

Sentovich SM (2003) Fibrin glue for anal fistulas: long-term results. Dis Colon Rectum 46:498-502

Seow-Choen F, Nicholls RJ (1992) Anal fistula. Br J Surg 79:197-205

Shanwani A, Nor AM, Amri N (2010) Ligation of the intersphincteric fistula tract (LIFT): a sphincter-saving technique for fistula-in-ano. Dis Colon Rectum 53:39-42

Soltani A, Kaiser AM (2010) Endorectal advancement flap for cryptoglandular or Crohn's fistula-in-ano. Dis Colon Rectum 53:486-495

Swinscoe MT, Ventakasubramaniam AK, Jayne DG (2005) Fibrin glue for fistula-in-ano: the evidence reviewed. Tech Coloproctol 9:89-94

Takatsuki S (1976) An etiology of anal fistula in infants. Keio J Med 25:1-4

Torres Valadez F, Decanini Terán C, Belmonte Montes C et al (1992) Mechanical suturing apparatus. Its history, development and experience at the Central Military Hospital. Rev Gastroenterol Mex 57:132-135

Toyonaga T, Tanaka Y, Song JF et al (2008) Comparison of accuracy of physical examination and endoanal ultrasonography for preoperative assessment in patients with acute and chronic anal fistula. Tech Coloproctol 12:217-223

Tyler KM, Aarons CB, Sentovich SM (2007) Successful sphincter-sparing surgery for all anal fistulas. Dis Colon Rectum 50:1535-1539

Ustynoski K, Rosen L, Stasik J et al (1990) Horseshoe abscess fistula. Seton treatment. Dis Colon Rectum 33:602-605

Vaizey CJ, Kamm MA (2005) Injectable bulking agents for treating faecal incontinence. Br J Surg 92:521-527

Vial M, Parés D, Pera M et al (2010) Faecal incontinence after seton treatment for anal fistulae with and without surgical division of internal anal sphincter: a systematic review. Colorectal Dis 12:172-178

Wijekoon NS, Samarasekera DN (2010) The value of routine histopathological analysis in patients with fistula in-ano. Colorectal Dis 12:94-96

Zbar AP (2009) David Henry Goodsall: reassessment of the rule. Tech Coloproctol 13:185-188

Zbar AP, Armitage NC (2006) Complex perirectal sepsis: clinical classification and imaging. Tech Coloproctol 10:83-93

Zbar AP, Ramesh J, Beer-Gabel M et al (2003) Conventional cutting vs. internal anal sphincter-preserving seton for high trans-sphincteric fistula: a prospective randomized manometric and clinical trial. Tech Coloproctol 7:89-94

Zmora O, Neufeld D, Ziv Y et al (2005) Prospective, multicenter evaluation of highly concentrated fibrin glue in the treatment of complex cryptogenic perianal fistulas. Dis Colon Rectum 48:2167-2172

Siti web utili

Sito della Società Americana dei Chirurghi Colorettali, http://www.fascrs.org/physicians/education/core_subjects/2009/anal_fistula_abscess

Sito della Società Britannica, http://guidance.nice.org.uk/IPG221

Definito ottimo, sito a cinque stelle, il seguente, sempre da UK e Irlanda, http://www3.interscience.wiley.com/journal/119420257/abstract

E infine, consigliato anche un sito con dei video che mostrano il plug, sia pur nella fase iniziale della sua applicazione, operatore il dr Armstrong di Atlanta, http://www.cookmedical.com/sur/educationMedia.do?mediaId=6091